口腔诊所开业管理丛书

口腔诊所病人管理

PATIENT MANAGEMENT
OF DENTAL PRACTICES

第 2 版

编 著 李 刚

U0391885

人民卫生出版社

图书在版编目（CIP）数据

口腔诊所病人管理 / 李刚编著 . —2 版 . —北京：人民
卫生出版社，2013.2
（口腔诊所开业管理丛书）
ISBN 978-7-117-16668-3

Ⅰ. ①口… Ⅱ. ①李… Ⅲ. ①口腔科医院 – 病人 –
管理 Ⅳ. ①R197.5

中国版本图书馆 CIP 数据核字（2012）第 302623 号

人卫社官网	www.pmph.com	出版物查询，在线购书
人卫医学网	www.ipmph.com	医学考试辅导，医学数
		据库服务，医学教育资
		源，大众健康资讯

口腔诊所病人管理
第 2 版

编　　著：李　刚
出版发行：人民卫生出版社（中继线 010-59780011）
地　　址：北京市朝阳区潘家园南里 19 号
邮　　编：100021
E - mail：pmph @ pmph.com
购书热线：010-59787592　010-59787584　010-65264830
印　　刷：北京虎彩文化传播有限公司
经　　销：新华书店
开　　本：710×1000　1/16　印张：16
字　　数：305 千字
版　　次：2007 年 1 月第 1 版　　2021 年 7 月第 2 版第 10 次印刷
标准书号：ISBN 978-7-117-16668-3/R・16669
定　　价：36.00 元

打击盗版举报电话：010-59787491　E-mail：WQ @ pmph.com
（凡属印装质量问题请与本社市场营销中心联系退换）

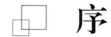

序

——写在《口腔诊所开业管理》丛书再版之际

改革开放 30 多年来,我国的口腔医学事业得到前所未有的大发展。口腔医疗机构和口腔医师队伍迅猛发展。口腔执业医师、助理执业医师的数量已从改革开放前的 5000 多名增加到将近 20 万。每年新增加的口腔医师数量接近 2 万名。民营口腔诊所、门诊部从无到有遍布全国城乡,各级各类口腔医疗机构都有了新的发展与提高。

但是随着中国口腔医学的迅速发展,我们还必须清醒地认识到,在很多方面我们与发达国家甚至一些发展中国家相比较,还存在较大差距。特别是口腔医生的执业服务理念和服务水平还亟待提高。随着我国医疗卫生体制改革的不断深入,各种类型口腔医疗机构的社会需求正在不断加大,民营的和社区口腔诊所经营管理尚存在很多问题。事实上口腔诊所的开业管理对口腔医师来说是一种挑战,国外诸多学者十分重视这一课题的研究探讨。在发达国家的牙医学教育中,口腔诊所开业管理是一门必修课,甚至在日本、加拿大等国的一些大学将口腔诊所开业管理作为一个专业。

十几年前,李刚博士就曾与我谈起对口腔医疗服务管理研究的兴趣和研究计划。他对我国众多的口腔诊所和欧美日口腔诊所的开业管理进行了长期的调查与研究。自 1993 年开始在口腔医学专业大专生、本科生和研究生的课程教学中增加病人管理、医疗安全、职业道德、健康教育、交叉感染、医患关系、诊所管理等相关教学内容,2006 年人民卫生出版社出版了由李刚博士编著的《口腔诊所开业管理》丛书,2008 年中华口腔医学会将李刚博士主讲的《口腔医疗机构管理高级培训》列为继续教育项目,2009 年第四军医大学正式将李刚博士设计的《口腔医疗服务管理学》课程列为 20 课时的口腔医学专业相关选修课教学计划,收到良好效果。

李刚博士的研究工作始终贯穿着一个主题——在科学飞速发展的今天,公共口腔卫生和口腔医疗服务管理如何改革、发展、与时俱进,这对于大众口腔健康是一至关重要的问题。从他的著作中可以清楚地看到,他始终坚持地投入公共口腔卫生和口腔医疗服务管理的研究,无论是成功还是挫折,无论是鼓励还是非议,他从不停下脚步。面对李刚博士的再版新著,更是油然起敬,值得击掌庆贺。

李刚博士编著并再版的《口腔诊所开业管理》丛书,包括了《口腔诊所感染控制》《口腔诊所健康教育》《口腔诊所病人管理》《口腔诊所开业准备》《口腔诊所空间设计》《口腔医疗人力资源》《口腔医疗设备管理》《口腔医疗市场拓展》《口腔医疗安全管理》《口腔医疗质量管理》共 10 册,以新颖的理论、大量的案例、调查报告等,反映了国内外口腔诊所开业管理的先进技术与方法,集中聚焦于模式、方法、工具、案例、问题及解决方案,务求使读者在有限时间里真正读有所获。综观全书的内容我们清晰地看到,一个世纪以来口腔诊所开业管理已经开辟了十分广阔的领域。《口腔诊所开业管理》丛书将把口腔医疗服务与服务管理学结合,使服务管理学的触角深入到口腔医疗服务的各个环节。本丛书打破了很多人认为顺理成章的"经验管理"模式,提供了一系列实用的参考方案或建议,将成为解决执业口腔医生和口腔医疗机构在日常工作中遇到的种种难题的实用工具书。现在,这部《口腔诊所开业管理》丛书的再版是李刚博士多年来勤奋钻研,勇于开拓,深入探讨的结果,也得益于我国口腔医疗服务体制多元化发展的生态环境。

我相信《口腔诊所开业管理》丛书的再版,对中国口腔医生执业服务和口腔医疗机构管理水平的提高不无裨益。最后,我衷心地希望读者会喜欢这套丛书,并在阅读后有所收获。

中华口腔医学会会长

2012 年 9 月 20 日

前 言

  在口腔医疗工作中，病人复诊率高，就诊时治疗操作时间长，尽管有效的治疗操作十分重要，但如果一个病人在就治疗期间对服务的方式不满意，就会形成消极的态度。没有病人的充分配合，治疗效果就会降低，因此有效的病人管理是成功地进行口腔医疗工作不可忽视的环节。

  对于任何一名口腔医师而言，口腔诊所病人管理是开业实践中非常重要的一步。病人资源是口腔诊所的最大资产，病人愿意来到口腔诊所，是对口腔诊所一种正面的肯定。到口腔诊所来就诊的病人都希望能与他们的口腔医师保持和谐的关系，并期望得到最佳的口腔医疗服务。但如果就诊病人不接受口腔诊所，那么即使是国内最高档的口腔诊所，具有一流的口腔医疗服务水平也不能改变这一现实，就诊病人仍然会流失。

  口腔诊所的规模小，地域性强，口腔医师应能熟知病人的背景和情况。鼓励口腔医师更多地关注口腔疾病的社会影响因素，对待任何事都要严谨认真，事无大小，不要因事小而马虎对待。仔细审视口腔医师和就诊病人的关系，许多口腔医疗技术出色的口腔医师不仅不会尝试同就诊病人建立良好的和谐关系，甚至不能同他们进行有效的沟通。许多有牙疼病史的人有一个共同的感受，那就是医治牙病的过程比牙病本身还痛苦，钳子、夹子、钻头、面无表情的医生，一次又一次地跑腿排队，还要为可能传染上其他病症而担忧。

  口腔医师必须认识到我们不仅仅是医师，也是管理人员。高明的口腔医师治人，平庸的口腔医师治牙。口腔医疗服务是一种病人至上的职业，但它同时也是一种商业服务行为。没有一个医疗行业能够像口腔医疗那样，让从业人员在行医类别、执业地点、从业理念和关护病人等方面有如此之多的选择。口腔诊所病人管理就是让病人知道自己需要些什么，向病人提供他们想要的。病人管理的意义是评估口腔医疗的性价比和帮助病人减少花费，目的是通过病人的满意获得利润,而不是通过增加病人数量获得利润。因此,必须认识到当就诊病人进入口腔诊所时,他们盼望什么,怎样才能满足他们的愿望,必须尽最大的努力使就诊病人满意。满意的病人通常会更为迅速地付账,遵从我们的建议和具有良好的依从性,更为重要的是,会将其他病人介绍到我们的口腔诊所来。通过良好的语言及非语言技巧,我们就能够对病人作出有效的反应,就有机会建立良好的关系环境。就诊病人的满意往往是有形的医疗效果与无形的服务效果的总和。

作者长期以来将我国口腔医疗服务管理作为其研究内容,对国内外众多的口腔诊所进行了调查与研究,累积了数以百计的口腔诊所病人管理成功案例。为推动我国口腔诊所病人管理的健康发展,编著了本书,内容包括病人管理价值作用、病人角色和角色行为、口腔诊所流程管理、口腔诊所医患关系、口腔诊所病人沟通、病人性格特征和心理变化、确定适宜治疗计划、知情同意有效管理、口腔诊所议价技巧、有效管理病人时间、老年口腔病人管理、儿童口腔病人管理、牙科畏惧症病人管理、病人的转诊和拒绝、病人满意度调查、建立稳固病人来源、口腔诊所病历管理、口腔诊所急救管理共十八章。内容系统、全面、规范、实用、可操作性强,对口腔诊所病人管理具有指导作用。

在本书编写和相关研究过程中,得到了第四军医大学口腔医学院和西安爱牙管理咨询有限公司的大力支持和帮助,得到了我国各地口腔医院、口腔门诊部、口腔诊所的大力合作和支持,借此出版机会,特此表示敬意和感谢。

李　刚

2012 年 10 月

作者联系方法:

单位: 第四军医大学口腔医学院口腔预防医学教研室
地址: 中国 西安 长乐西路 145 号　　邮编: 710032
电话: 029-84772650 (办公室)　　　E-mail: Chinaligang@21cn.com
欢迎来函来电咨询和提出宝贵的修改意见

目录

CONTENTS

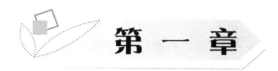

第 一 章

病人管理价值作用

　　建立稳定的服务人群是口腔诊所开业的基础,病人管理是口腔诊所能否成功发展的关键所在。营造口腔诊所的口腔医疗专业氛围,改善与病人的沟通技巧,提升口腔诊所的病人管理水平,能够有效地改变口腔诊所在社会大众心目中的形象,取得病人的认同。只要对病人有益的事情,我们都要尽量去做。现在病人的要求越来越多元化了,有很多时候技术好,但是服务不好,一样不被就诊病人认同。我们要站在病人的角度,时刻为病人着想,为病人提供高质量的口腔医疗服务。当我们能全心全意地照顾到病人的需求时,相信病人也会照顾到我们的需要。满足病人的需要,是我们医务工作者最崇高的目标。

　　而有一些口腔诊所的员工缺少相应的培训和督导,有的员工甚至认为做服务工作是低人一等的工作。而许多口腔诊所的优质服务仅仅是一个幌子,一旦打电话找服务人员,他们马上答复不清楚、不知道,这事情和我没关系。这样的心态和观念,导致口腔诊所大量的客户因服务不周而流失,营业额和利润下滑也就成为必然了。

第一节　病 人 需 求

　　随着医学模式的转化,口腔医疗服务正从"坐等病人"的被动方式转变为切实"以病人为中心"的主动方式,所以在口腔诊所管理中,必须形成"以病人为中心"的质量界面,坚持"以病人为中心"的服务理念,树立"病人第一、质量第一、服务第一"的观念,改变不方便群众就医的工作程序,重点抓"以病人需求为出发点",集中口腔诊所的一切资源,把满足病人需求放在第一位,主动地满足病人明确和隐含的各方面需求,千方百计地提高他们的满意度,培育忠诚度,既要巩固留住现有的每一位病人,同时不断扩展服务领域,吸引和培养潜在的客户群,建立一种服务与被服务的长期、连续的关系,获得长远与稳固的竞争优势。

1. 硬(技术)需求

口腔诊所应该集中精力考虑的问题是,如何在口腔医疗活动中全力以赴地为就诊病人和有可能成为就诊病人的人提供能使他们获得最大利益的口腔医疗服务。就诊病人最根本的愿望就是针对他们的问题制订或设计出一个效果最好、痛苦最轻、时间最短、花费最少的治疗方案。现在大多数就诊病人对看牙都存在恐惧心理,原因一般有三个:第一是看牙怕疼痛,第二是看牙排队要花很长的时间,第三是看牙的费用问题。

口腔诊所的工作环境对新的就诊病人来说是陌生的,而且常常会使就诊病人产生压迫感。就诊病人会担心口腔医疗方式和牙科操作带来的不适,还可能因为以前牙科治疗造成的负面影响和治疗费用而感到焦虑不安。虽然就诊病人很希望得到最好的治疗,然而,他们中的大多数人并无足够的知识知道自己得到的治疗是否适当和正确。有一些病人,他们在治疗中无痛和治疗后疼痛消除就会觉得满足,这就是他们对口腔医疗质量的理解。

2. 软(服务)需求

大部分病人的需求绝对不仅仅局限在口腔医疗技术方面。例如通过口腔医疗市场的调查发现,病人对口腔医疗的需求除了表现在口腔医疗技术方面外,还表现在服务质量、服务态度、医德医风等方面。他们评价口腔诊所的优劣包括:口腔诊所外观、员工是否友好、口腔诊所设备、提供者所谓的"椅边"态度,最后"评估"他们是否医有所值。

在社会进步、经济发展、生活质量提高的同时,病人对服务质量也提出了越来越高的要求,他们要求口腔医疗的环境整洁舒适,员工的服务态度积极热情,要求诊治牙病更加方便,更加个性化,更加高效率,要求在接受口腔医疗诊治的同时还应得到同情、关爱和尊重。如果你不去照顾你的病人,那么别的人就会去照顾。爱病人就等于爱自己。

很少有职业如口腔医学专业一样,要使大众相信作为一个专业,在口腔医疗的过程中,让病人了解而且认同我们努力地改善牙科治疗的方式,期望使病人每次都能带着愉悦的心情来就诊。为此,口腔医师已经走了很长的路,使用高科技的方法就是为了改善大众就诊的恐惧,希望病人觉得到牙科就诊会是无痛的治疗。

口腔诊所的定位是:基本口腔医疗、修复、保健、预防等,竞争的要素是方便、及时、周到、亲切、便宜、有效、安全、舒适、持久的优质服务。做到让患者对诊疗收费标准、药品价格、自己的病情、做何种检查项目、自己的经治医生"五个明白";对诊疗程序、诊治专家、手术应履行的手续、诊治项目和价格、服务承诺"五个知道";进而对检查、诊疗、用药、收费、服务"五个放心"。

3. 优质服务

优质服务包括技术的规范化和功能的多样化,能充分满足社区居民的口腔医疗需求,有优质的环境、设施、设备、礼仪、仪表,有方便、快捷、舒适、安全的就医流程,有高素质的医务人员,与社区居民建立良好、持久的医患关系,医务人员与就诊病人之间能进行有效的沟通、理解和合作,价格合理,有良好的技术服务质量。

这一追求被灌输到了口腔诊所病人管理的每一个程序——病人走进舒适宽敞的接待厅,会听到轻柔的背景音乐;从前台登记到治疗,到配药的整个过程,病人身边都有人接待,随时解答疑问和提供帮助;病人均在单独的治疗室治病,每一间治疗室都有一扇看得见街景的落地窗,以帮助病人消除紧张的情绪;治疗前后,口腔医师会和病人一起讨论治疗方案;治疗室旁边还设有专门的化妆间,供治疗完毕的女士们使用。

例如 台中市百杰牙科诊所的助理人员以五星级大饭店的专业服务人员为标准,个个温柔婉约,落落大方。在这里,就诊不再有心理的负担,病人可以安心地享受一场精心规划的健牙之旅。除了精湛的医术外,百杰牙科诊所更提供了全方位的贴心服务:①停车场;②育儿区;③看诊前后代叫电话出租车服务;④电话预约、候诊回电等节省时间的措施。这些贴心的措施,提高了病人的医疗服务品质,加上舒适干净的环境空间,显示出对病人的尊重与重视。优质服务是口腔诊所生存的法宝。

第二节 病人满意

口腔医疗服务是个特殊的行业,就诊病人需要口腔医师一对一地进行服务,因此就诊病人感觉的满意度最终将决定口腔诊所的市场走向。要尽可能地为病人提供最人性化的服务。一个口腔医师可以一天只为一个病人服务,病人嘴张累了,可以在休息室里休息一下,喝杯茶、看看报,中午病人饿了,口腔诊所还应提供面条或者面包等质地较软的食物。与国外口腔诊所不同的是,国内口腔诊所目前仍无法与各大医疗保险机构实施保险补偿,病人的治疗费得不到报销,唯一能吸引病人就诊的就是良好的服务。

一般而言,病人满意是病人对口腔诊所和口腔医师提供的医疗服务的直接性综合评价,是病人对口腔诊所和口腔医师的认可。病人根据他们的价值判断来评价口腔医疗服务,因此美国现代营销大师菲利浦·科特勒(Philip·Kotler)认为，"满意是一种人的感觉状态的水平，它来源于对一件产品所设想的绩效或产出与人们的期望所进行的比较。"

病人满意可以作为我们进行口腔医疗服务管理的最终目标。病人满意可以分为三个层面：一是对诊治结果的满意，这是最主要的，具体体现在口腔医生的医疗技术上；二是对服务过程的满意，例如前台迎接的态度，医生治疗中有没有急慢情绪，对病人的关心程度如何；三是社会环境层面上的，它可以通过口腔门诊的装修情况，阅读刊物的种类，以及付款时候收据或者发票的公正性等体现出来。

商业服务提倡热情和微笑服务的主要原因是使他们的顾客满意，得到满意服务的顾客会对该商业体从此忠诚，他们不仅自己会再次光临，还会推荐别人到这个商业体里来，这有助于增加收入和获得可观的利益。提倡热情服务和微笑的商业体也会有正面的形象、更高的声望和更好的名誉。口腔诊所病人管理的核心是热情服务，热情服务不仅仅是一种"促进商业"的方法，也是向我们的病人显示我们把他们当做"人"来关心，而不是把他们当做进入生产线的"机器人"。

根据现代营销学的理论，在向顾客推销产品的时候，必须注意改善和提高服务的质量，这就是产品的附加值。产品的附加值是一种无形的，可以满足顾客不断提高的期望价值，产品的附加值越高，产品就物超所值。现代的消费者对所购买产品或服务的要求和期望越来越高，他们除了考虑产品与服务的价格和质量外，更加注重产品和服务给他们的一种感觉，也就是说，必须让顾客真切地感受到信心、承诺、保障、沟通、交流和尊重。这样的感觉绝对不是单纯的微笑和礼貌。

病人是抱着"美化"的梦想才到口腔诊所来的，所以口腔诊所经营的基本目标就是要让病人满足这个梦想。例如从病人对口腔诊所的评价中可以发现，有80%以上来自于服务态度的好坏。不管技术有多好，如果待客方法不好，病人绝对不会给予优良口腔诊所的评价。相反的，即使在技术上略差一点，如果待客亲切热情，满足病人的一些要求，病人对其的评价是不会下降的。所以，对病人的服务也是决定固定病人增减的一个关键。病人对口腔诊所服务的满意，是口腔诊所成败的关键。

口腔诊所向病人提供超过其期望的"顾客价值"，使病人在每一次的口腔医疗服务过程中都能获得满意。每一次的满意都会增强病人对口腔诊所的信任，从而使口腔诊所能够获得长期的盈利与发展。

对于口腔诊所来说，如果对口腔医疗服务感到满意，病人也会将他们的消费感受通过口碑传播给其他的病人，从而扩大了口腔诊所的知名度，提高了口腔诊所的形象，为口腔诊所的长远发展不断地注入新的动力。

美籍华人陆薇家护士曾在不同国度、不同机制的医疗机构中工作过，谈起中外医护工作的不同，她的独特视角常会令人感到意外。陆薇家护士感觉，在中国无论是医生、护士，还是医院的行政、后勤人员，他们在工作时想的是，他们在为这家医院工作。而我们觉得自己是在为病人工作。比如说,保洁员打扫病房,中国的员工觉得她是在为医院打扫,而外国医院的清洁工会认为自己是为了让病人在清洁的环境中生活而打扫。看上去他们做的工作是一样的,可是出发点不一样,心情不一样,感情色彩不一样,效果也就不一样。相信病人是能感觉到的。

现在正是权利意识提升,患者选择口腔诊所的时代。处于这种医疗经营环境下瞬息万变且逐渐形成残酷竞争的时期,除了提供更专业的口腔医疗服务外,更要让病人感到满意,使口腔诊所持续且健康地经营发展。

【基本理论】 CS 营销战略

CS 是英语 customer satisfaction 的缩写,意为"顾客满意",是目前市场营销的新观念,根本出发点是要站在顾客的立场上考虑问题,与当前医疗质量管理年的主题以"病人为中心,提高医疗质量管理"是一致的,让病人满意是口腔诊所工作的核心。口腔诊所与病人之间应建立一种合作的关系,只有让病人满意才能使病人成为对口腔诊所忠诚的顾客,拥有忠诚的数量越多,可以提升口腔诊所的形象,口腔诊所的市场份额才能稳定。

实施 CS 营销战略,关键要彻底转变服务理念,让职工明白,在口腔医疗市场的竞争中要保持规模和技术的优势已不现实,必须将工作重点转移到病人身上,这是口腔诊所发展的长久之计。

【案例】 只有满意度非常高的客户才会成为忠实的客户

美国汽车制造业是最早开展顾客满意程度调查的行业,通过不断的努力一直致力于提高顾客满意的程度。现在,美国汽车制造厂的顾客满意率都超过 90%,但实际再次购买相同品牌汽车的顾客只有 30% ~40%。这使很多企业管理人员产生了疑惑,如果提高顾客满意程度,无助于培育顾客忠诚感,追求顾客满意又有何用呢?

公司发现,当客户满意度超过 50% 以后则到达无所谓区域的部分,这个区域的客户仍然有很大的游离性和不确定性。而在评分表上打 5 分(完全满意)的顾客在调查之后未来再次购买率是打 4 分(满意)的顾客的 6 倍。这意味着在高度竞争的商业社会中,只有满意度非常高的客户才会成为忠实的客户。这部分的客户会经常性地重复购买你的产品,同时他还会愿意接受你公司提供的其他产品和服务,而且还会为你做口碑宣传,对其他竞争对手的促销活动不屑一顾,他们也希望得到你公司更多的关怀。

第三节　病人信任与信心

我国有许多优秀的口腔医生,专业技术拿到国际上去比并不差,但是他们欠缺的是服务理念。现在病人的要求越来越多元化了,很多时候专业技术好,但是服务不好,一样不被患者认同。确实,像很多中国口腔医生说的那样,口腔医生的工作是很专业化的,可是他们应该弄清楚的是,专业技术归根到底是为了服务患者。当然,由于客观条件的限制,我国一些口腔医生可能不太容易有好心情服务患者。

从现代口腔医学观点来看,口腔医师不仅要解除病人身体上的疾患,还有责任和义务向病人提供情绪上和心理上的服务,也就是说,口腔医师的职责是为大众的身心健康服务。对病人进行分析,从而采取更加个性化的服务,让病人得到经常性的关怀,在长期的关系发展中获得价值,使医患关系成为朋友关系,从首诊开始就是由同一位口腔医师接诊的,医师和病人就是朋友。要让病人明白其中原委,并且学习和掌握口腔健康知识。与其说是为病人治疗,不如说是为病人提供帮助、教育和服务。

1. 信任

信任是指病人对口腔诊所环境,临床诊断以及口腔医师能力的忠实度。信任是一个非常个性化的,抽象并主观的感情,信任的建立需要很长时间,然而失去信任却可以在一瞬间内完成。除非现有的具有信任感的病人受其他病人的影响,否则建立信任感这一过程中的时间因素是很难控制的。良好的医患关系是取得病人信任的关键,对于初次就诊的病人,口腔医师应该用通俗的语言详细地解释治疗计划,并且征求病人的意见,权衡各种治疗方案之间的利弊,共同制订最终的治疗方案。在以后的每一步治疗过程中都会事先取得病人的知情同意。

当病人进入了正式疗程后,病人在定时预约就诊几次后,口腔医师会很容易忽略一个问题——应该持续不断地照顾病人的需要与感受。我们认为,整个口腔诊所的经营应该不止是外观让人看起来好看,而是能够感动到病人的内心,使病人由衷地感觉心情很好,能感受到被需要与被照顾。

一名患者信任一位口腔医师,是因为信任他的人,信任他的职业操守,信任他展现给患者的非技术的综合感受。比如是否真正关怀患者,是否对口腔诊所所在社区表现出强烈的社区责任感,是否尊重同事,是否值得长久信赖……属于人文方面的居多。

尝试成为病人的朋友和伙伴,通过倾听和提问了解他们的需要,和病人建立牢固的关系将会有助于进一步建立病人的信任。在信任的气氛中,病人会表达出他们对健康、牙齿和容貌的期望与企盼。用我们的贴心和真心换取患者的信任,然后患者才会放心地把牙齿交给我们,才有机会让我们展示我们的技术水准。

在很多国外有关口腔医师执业指导的文章里都强调:"你的病人首先接受的不是你的医术或者服务,而是你的人",当对方接受了我们的人也就建立了一种信任。这种信任可以让他(她)在我们面前放心地张开嘴,把自己最敏感的部分交给我们来处理;这种信任也可以让他(她)积极地配合我们的治疗,并在整个治疗过程中能够忍受巨大的痛苦;这种信任还能够使他(她)宽容地接受低于期望值的治疗效果。

2. 信心

信心(faith)指的是一个人对自身信仰的坚定,包括宗教与非宗教的信仰。信心是对于尚未见到事物的信念和凭据,它包括相信和敢于将自己完全委托两个层面。信心是指对行为必定成功的信念。信心的表现构成包括对行动实现难度的外在认知、情绪和外在意识三个方面的构成要素。激发信心中的任何一个表现要素,都会引发另外两个要素的相应反应,这也就是外在认知、情绪和外在意识这三个要素的协调一致性。

一旦激发起病人信心中的任何一个表现要素,口腔医师推荐的医疗方案就会被病人所接受。如果病人改变了主意,那么沟通的演示就是无效的。病人接受的沟通和信心,依赖于病人的信任程度,他们可能会(或不会)在将来再回来接受治疗。病人会感到所选择的口腔诊所是非常特别的。就诊病人所关心的是优质的服务,即方便、舒适、关怀备至,为此,他们将乐于支付所需的费用。继而他就会介绍其他的病人前来就诊。

当病人对口腔医师产生了信心后,他们会要求额外的治疗。而信心是通过接触产生的。聆听技巧,热忱与积极的态度都将使我们与众不同,应尽量避免诸如:"你最后一次看口腔医师是什么时候?"或"在没有给你做全面检查之前我什么都不能做"这类问题。做个乐于助人的人,把病人迎进门来,培养病人的信心,从鼓励开始,而不是给他们制造障碍。

3. 亲善和谐

和谐,可以是艺术的和谐美,人和自然的和谐美,还可以是一种哲学美,"和谐",在古希腊语中原意是将不同的事物连接或调和在一起。在中国传统文化里,"和"具有和谐、和平、和睦、和气等内涵。法国浪漫主义作家维克多·雨果(Victor·Hugo)说过这样的话:"亲善产生幸福,文明带来和谐。"这句话深深地道出了和谐的真谛。和谐来源于文明,文明来自于我们每个人的幸福感,我们的幸福又来源于人与人之间的相互亲善。

当面对更复杂的病人和选择时要有新的管理模式,口腔医师必须和就诊病人建立一种亲善和谐的相互关系,提出的问题有助于提升病人的口腔健康价值观和牙齿美白梦想。例如在初诊中,70%的时间要明确地花在拓展相互关系和提问上。不需要有压力的亲近,因为需求应该真正由病人来驱动,口腔医师应该能够实现病人的梦想。

与病人一同创造梦想需要制造一种使病人能陈述其价值观的最重要的气氛。口腔医师应当从一个教导者转换为资源的提供者,切实地向病人学习就会有这种机会。不要总是考虑如何去教导病人,我们应该更多地考虑去关心他们,而不是他们的牙齿。思考如何与他们一同学习并帮助他们,亲善和谐就是技巧所在。

随着中国经济的总体形势变化,如何应对复杂多变的经济形势,以及在发展中出现的问题与矛盾,党中央提出建设"和谐社会"的执政理念有着深刻的时代背景和重大的历史意义。"亲善力"是当代社会追求的社会润滑剂,特别在中国经济高速发展的时期,亲善与和谐相当重要。如今,和谐作为一种思想、观念和价值已经成为许多人追求的目标和方向。对口腔医疗行业来讲一是用良知和道德树立人生的第一根旗杆;二是用诚信与病人相处。只要各行各业人人做到这两点,社会就亲善、和谐、友爱了。

第二章

病人角色和角色行为

　　角色是在社会结构和社会制度中一个特定的位置,它具有特定的权利与义务。例如丈夫、妻子、儿子、女儿便是家庭结构(家庭制度)中一些特定的位置,每一个位置都有它特定的权利和义务。病人也是一种社会角色。病人角色又称病人身份,是指那些有疾病行为、求医行为以及治疗行为的社会人群。但在临床上,并非每个病人都按病人角色行事,而往往表现为角色行为的缺失、冲突、减退、强化及异常等——这无形中增加了临床口腔医生的工作难度。

　　广大口腔医生在临床工作中也应多给予就诊病人人文关怀,仔细了解就诊病人角色变化并努力应对,以促使就诊病人配合口腔医疗,早日恢复口腔健康,提高口腔医疗服务质量。只有让病人担当正确的角色行为,才能提高口腔医疗的依从性,才能有利于病人尽早地恢复口腔健康。本章通过对病人角色和角色行为的特点分析,探讨病人角色和角色行为的控制对策,旨在应对病人角色和角色行为的变化。

　第一节　病人角色和角色行为的特点

　　在日常生活中,人们习惯把那些自我感觉躯体上有痛苦、不适,或经医生发现躯体结构或功能或新陈代谢上有异常的人称为病人或患者,而不会把来医院做体检的人,或产妇称为病人。事实上,这不十分确切。如既怀疑有病却又不能发现病患的病人,又有身患疾病却不能或未来求医的人,既有自己否认却被医生确认的病人,又有自己"诈病"却他人否认者的存在。不管怎样,从临床医学和护理的角度来看,只有那些有求医行为,并被接受医疗诊治的人才能称为病人。

因为事实上只有这部分人才与医疗机构和医生、护理人员建立了互动的关系,医生、护理人员也才可能对他(她)们施加医疗影响和心理护理。所以,从这个意义上说,病人(patient)概念是一个社会学概念。

生病是针对个体而言,但对具体的病人来说,病人角色的进入与退出却受多方面因素的制约,远非简单的个人所能概括。病人角色是首先由美国著名社会学家帕森斯(Parsons T)在其所著《社会制度》一书中提出来的。当一个人被认定患了某种疾病时,他便成了病人角色。由于某种原因引起的生理或心理的病理变化;由于生理和心理的变化而导致个性行为的某些变化和阳性体征的出现,并且这些阳性体征具有临床诊断意义;由于个体生理或心理的病理变化,以及行为的改变和阳性体征的出现而引起一定社会关系的变化;社会对该个性患者事实的承认。病人角色又称病人身份,当一个人被认定患了某种疾病时,他便成为一个病人角色。一个人一旦进入病人角色,他原来角色的责任与权利都跟着发生了转变。病人角色是被认为适于患病的人的行为。

在病人角色转化的过程中使病人产生较明显、强烈的心理应激反应,出现紧张、恐惧等心理,引起生命体征及情绪变化,甚至影响口腔医疗的正常进行,患者最担心的问题有:①牙科治疗能否成功;②牙科治疗中有无疼痛;③牙科治疗费用是否太高;④牙科治后牙齿质量降低。其结果调查表明:就诊病人都有不同的心理问题,并且就诊病人的焦虑远远大于正常人的数值。

【基本理论】 病人角色的行为特点

美国著名社会学家帕森斯(Parsons T)在其所著《社会制度》一书中将病人角色的行为特点概括为四个方面:①病人可以从常态时的社会角色中解脱出来:即病人可从其正常时所扮演的社会角色中解脱出来。如不能期望病人做平常所做的工作,或履行他们做父母、丈夫或妻子的职责;免除的程度取决于疾病的性质和严重程度。医生的诊断是病人角色合法的证明。②病人对其陷入疾病状态是没有责任的:一般认为,患病是不以病人的意志为转移的事情,不是病人的过错,并且病人对生病状态是无能为力的,不能期望患病的人"控制自己"和仅依靠他们单方面的意志、决心恢复健康。他们需要受到照顾,也有资格获得帮助。③病人应该力求痊愈:疾病常使病人处于不适、痛苦甚至死亡的极度紧张状态中,因而大多数人患病后都期望早日恢复健康,并为之而努力。社会期望每一个成员都健康,承担应尽的责任,病人应当主动要求恢复健康。④病人应该寻求医疗上的帮助:通常是医护人员的帮助,并应在试图恢复健康的过程中与医护合作。

【基本理论】 病人角色的期望出现变化的原因

登顿(Denton)曾归纳了可使对病人角色的期望出现变化的八个方面的原因:①因人而异,因病而异,同样的龋齿出现在母亲身上,母亲可能觉得无所谓,但若出现在她的孩子身上,母亲可能会很重视。对于一种可治的病和不可治的病的期望是不一样的,对同一病在其不同严重程度、不同发展阶段的期望也是不一样的。②因治疗这一疾病的可能性而异,一个人患有牙结石,可能被要求去医院诊治,但若医院太远,或洁牙的费用太高,那么同样的牙结石情况则可能又不去医院诊治。③因对某种社会人口状态的看法不同而异,例如社会上经常存在着一种看法:病人总有病的,常常不论老年人是否真的有病,总把他们当成病人看待。④因期望者与被期望者的关系不同而不同,例如配偶常强调,有病的配偶有养活其他社会角色的义务,雇主常强调尽量减少对工作能力的丧失,医生则常强调要听从医务人员的劝告。⑤有关人员对某种病的信念不同态度也就不同,例如牙列缺损、牙𬌗畸形等,有人看成为病患,有人则不看成病患。⑥患病个体社会价值不同,人们的看法也就有别,例如下列情况下可能出现价值下降:老人、穷人、罪犯。⑦患者快些好还是长期卧病对有关人员有利,有关人员的期望也就不同。⑧有关人员离患者所在地的远近不同,期望也不一样,例如陪住在医院中的人员的期望和远处的人员对患者的期望不同。

第二节　病人角色和角色行为的需要

作为一个病人角色,其生活方式的许多方面会随之发生改变,病人的正常需要常常被口腔医护人员所忽视,而只是把病人当成被动接受诊治的生物。作为病人角色的正常需要主要有:

1. 解除生理和精神上痛苦的需要

求医的主要目的是为了解除生理和精神上的痛苦和威胁。因此,病人希望尽快得到口腔医生、牙科护士的接纳、诊断、治疗;希望缩短候诊时间和办理各种手续的时间。在治疗方面,病人希望疗效迅速出现,相对缺乏耐心。牙齿疼痛、牙龈出血等急性症状与体征最易引起患者的焦虑不安,病人及其陪同人员常常会有求治心切的行为,医护人员应充分理解这一点。病人来院就诊,口腔诊所空气味道、噪声、厕所环境等方面都可能出现不适应的现象,口腔医护人员应尽可能地作出努力,尽量满足病人的基本需要。满足这些需要有利于保证病人口腔医疗过程的顺利完成。

2. 安全、保障的需要

对于不少病人来说,走进口腔诊所就会有一种安全保障感。如果一个口腔诊所事故频发、设备陈旧、技术落后、消毒卫生差,那么病人就会失去安全保障感。出于对自己牙齿健康关心的需要,病人对补牙材料的性质、副作用,对拔牙手术的范围、方式、风险都十分关注,口腔医护人员应主动地提供有关信息,任何医治措施力争做到病人知情同意。由于保健制度的缘故,病人都隶属于一定的卫生资源分配与提供系统。那些参加了医疗保险的病人,卫生资源支持程度较好,安全保障需要基本得到保障。相比较而言,那些自费病人,其卫生资源支持程度较低,在诊治过程中常常因经费问题出现焦虑和悲伤。

3. 人格尊重与隐私保密的需要

在患病前,病人都扮演着一定的社会角色,或为管理人员、技术人员、老师、经理,或为人之父母、兄妹等,有自己的社会地位、荣誉和业绩,为人尊重。然而一旦转变成为一个病人,原来的那些角色都暂时地被免除或"忽视"了,变为一个普通的"病号"。在这样一个角色转变过程中,病人对他人、对自己的尊重情况较为敏感,牙科护士以排号来代称病人的姓名,其病人的自尊心容易受到损害,因此牙科护士应称呼病人的姓名。口腔医护人员不应在众人面前大声谈论其病情,也不能将其病况在其他病人中传播。

4. 了解信息与参入过程的需要

病人在口腔诊所,相对来说进入了一个陌生的环境,而自己又需要把患病的牙齿交给这个环境中的一群陌生的人来诊治,因此作为一种减轻心理压力的需要,病人迫切希望了解口腔诊所的各项规章制度和就诊、化验、治疗的地点,以及口腔医生对自己病情的诊断和医疗方案、所患口腔疾病的预后等。从伦理学原则和心理需要的角度来看,口腔医护人员应注意通过谈话、墙报、宣传手册等途径为病人提供信息,更好地帮助其适应环境,自觉主动地配合医疗和护理。

在旧的医护模式中,病人只是被动接受诊疗的"生物",而在新的医护模式中,病人与口腔医护人员的互动关系发生了变更,病人自己为维持生命和健康完好而进行活动的自理能力被得到强调,医疗只是一种助人的方式,而不是控制他(她)人的手段,以及是为了克服或预防病人自理缺陷发展的活动。尤其在口腔疾病等现代"文明病"的医疗中,病人参与不再是可有可无的,而是非常必要的环节。

从心理学上看,病人有参与口腔医疗过程,发挥自己克服困难的潜力,学习口腔健康护理知识的愿望,实质上就是自我实现的需要在口腔医疗过程中的表现。虽然病人的正常需要是普遍的,但满足的方式可因人、因地、因时而异,口腔医护人员应依据病人的具体情况采取不同的方式。

了解病人正常心理需要的一般规律,有助于口腔医护人员识别未满足的需要和预测病人尚未表达的需要,理解病人的行为,有助于根据需要的层次和问题的轻、重、缓、急,制订口腔医疗计划。

第三节　病人角色和角色行为的变异

占据了一个社会地位,扮演一种角色,就意味着要遵守一套社会期望的行为模式。然而患者成为一个病人角色,并不是绝大多数人所希望的。于是,从康复者变为病人角色,或从病人角色康复成健康者的过程中,常常会出现适应不良的心理变化,一般有如下角色行为:角色行为缺如、角色行为冲突,角色行为减退、角色行为强化以及角色行为异常等几种类型。

1. 角色行为缺如

有的患者未能进入病人角色,虽然口腔医生已作出正确的诊断,但其本人却否认自己有病或否认自己有病的严重程度,根本没有意识到或不愿承认自己是个病人。出现这种情况的原因,除病人本人真的对自己所患口腔疾病缺乏认识外,还与病人患病后觉得自我价值贬值,影响工作、学习、经费以及婚姻等原因有关。病人角色行为缺如对口腔医疗、康复非常不利。例如我国有很多口腔疾病的患者,不认为自己有口腔疾病。

2. 角色行为冲突

在现实生活中,人们总是承担着多种社会角色,如在家庭中可以是父母和儿女,在工作单位可以是上司或下属等。当病人从其他角色转变为病人角色时,其他角色则处于从属地位。如病人不能很好地从其他角色转变为病人角色,而继续操劳家务和坚持辛苦地工作,则对治疗、康复非常不利。此外,社会舆论对病人过度关注,也可导致病人角色行为冲突加剧。特别需要指出的是,有一些社会精英,常不自觉地以社会角色抵御病人角色,虽明知自己患有牙病,却以"工作太忙,抽不开身"为理由拒绝求医,贻误了治疗的最佳时机。

3. 角色行为减退

有些病人虽然进入了病人角色,但由于强烈的其他角色(如父母角色、子女角色、配偶角色以及领导或下属角色等)的需要,病人往往忽视自己目前占主要地位的病人角色,而偏重于其他角色,以至于影响了治疗,照常带病工作,或照常照顾家中的老人或年幼的子女,使病情加重。例如我国有很多牙列缺损的中老年病人,宁愿存钱为儿女买车买房,却不愿花钱为自己修复牙列缺损。

4. 角色行为强化

有些病人因为患病而导致自信心减弱,对家庭、工作单位以及社会的依赖性加强,安于"病人角色"的现状。例如拔错牙或出现医疗缺陷,从而导致病人小病当大病,大病当重病,重病当病危,病愈后不愿出院,而长期留在医院疗养或在家休养的一种不正常状态。病人这种角色变化,可因为病后体力和工作能力下降、原工作生活环境比医院差,以及因病无法享受到身体健康时的精神和经济利益所致。

5. 角色行为异常

还有的病人因受病痛折磨而感到精神沮丧、失落、烦恼、忧愁、悲观、失望或绝望等,从而自暴自弃,不愿配合口腔诊所的治疗;或谩骂攻击口腔医务人员;或破坏公物和自毁家具;极少数病人甚至可出现自虐、自残,甚至以自杀寻求解脱。例如口腔癌的病人感觉无望常有自杀行为,牙殆畸形的成年病人遭人讽刺常感到精神沮丧。还有的中年女性病人敏感、多疑,这样的病人初诊时就能表现出来,除了不断诉说就诊的原因与目的外,还说一些无关紧要的与就诊无关的事情,不仅担心义齿的修复效果,还对接诊口腔医师的年龄、着装、工作年限以及技术水平存在疑虑。这是较难沟通的一类病人,对义齿的试戴效果影响较大。

如果说一个人有躯体、心理和社会三个不同维度的话,那么,病人角色中出现的种种适应不良现象,实质上就是对躯体疾病或某种不适在心理和社会心理维度上的认同。在对病人角色转化过程中的心理护理也就是要使病人对三个维度上的认识与行为协调一致,减少冲突与矛盾,以保证病人与诊疗过程良好的配合。

第四节　病人角色和角色行为的控制

病人患病后可能出现一系列生理、病理和心理变化,导致生理、心理和言行异常。口腔医务人员应对病人的角色变化有足够的认识,让病人按“角色”行事;让病人做正确的角色行为,帮助其寻找对策,促使其配合口腔医疗,恢复口腔健康。要求口腔医务人员必须具备良好的职业素质,通过对就诊病人进行较完整、连续一贯的沟通,有针对性地进行心理干预,从而减少病人因角色转化而产生的负面影响。通过对科普知识的讲解,诊所的介绍及治疗效果的介绍使就诊病人消除对口腔医疗的恐惧,从而保持正常的心态去面对口腔医疗。

作为病人要从心理的角度接受这个角色,要和口腔医务人员,病友常常交流,结成一个新的集体,要了解有关自己疾病的一些知识,知道有关住院制度信息,诊断和治疗安排的信息,如何配合治疗的信息,疾病预后的信息等。这样才有助于转入病人的角色,对口腔诊所的信任也会提高。有信心就会很容易地与口腔医护人员合作,精神负担减少,心身会得到充分的休息,加上口腔医疗上的配合,口腔疾病一定能很快地得到康复。

1. 强有力的心理支持

对于角色行为缺如的病人,需要强有力的心理支持。口腔医务人员应给予详细的、通俗易懂的病情解释,使病人正确地认识自己所患的口腔疾病,配合口腔医疗;对于病人家属,口腔医务人员也应在向他们解释病情的基础上,要求他们给予病人强有力的心理支持;对于病人工作单位、学校或所在的组织团体,可请求其负责人根据实际情况和有关政策,尽可能地解决病人的后顾之忧。

2. 放下包袱,适度关注

对于角色行为冲突的病人,要让其放下包袱,进行适度的关注。口腔医务人员应劝说其放下包袱,轻松上阵,配合口腔医务人员治疗口腔疾病;对于病人父母和儿女,上司和下属等,可建议他们尽可能地分担病人的日常工作、事务或学习负担,使病人无后顾之忧,放心治病;应提倡以一颗平常心对待病人及其病情,不要过度关注,更不要为了其他目的而故意炒作。

3. 调整角度,治病为先

对于角色行为减退的病人,要以调整角度,治病为先。口腔医务人员应首先肯定其工作责任感、家庭责任感以及其"毫不利己,专门利人"的爱心,然后指出这种行为在自己患病时却有不好的一面,即影响了自己的口腔功能,不能很好地工作生活,无形中加重了家庭、工作单位和社会的负担。实际上是对家庭、工作单位和社会一种不负责任的表现。一定要为了家庭、工作、社会治好病。

4. 树立自信,加强心理治疗

对于角色行为强化的病人,要树立自信,加强心理治疗。口腔医务人员应首先帮助他们树立自信心;其次可将病人已经病愈,或病情不像病人想象中那么严重的实际情况告知病人家属、同事以及其他有关人员,使他们以一颗平常心来对待病人,以免病人继续从"病"中获得精神和(或)经济上的利益,从而促使他们走向社会,恢复正常或比较正常的工作、学习和生活。如果经上述处理效果不佳,可请心理医生给予病人心理咨询或治疗。

5. 晓之以理,提防自虐

对于角色行为异常的病人,要晓之以理,提防自虐。口腔医务人员应对他们加以教育,动之以情,晓之以理,向他们分析上述不理智行为对自己、对口腔医务人员、对家人以及对社会产生的不良后果,以促使他们醒悟,悬崖勒马。此外,还可动员其家人、亲友、同事对其进行劝导、感化、监护等。必要时,可与其家人、亲友、同事一起请有关部门介入,以保障有关人员的人身安全,并防止病人自虐、自残和自杀。

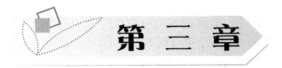

第 三 章

口腔诊所流程管理

病人到口腔诊所求治,从挂号,预诊,到口腔医生检查、治疗,再到化验、拍片等,直至最后取药离开诊所,在整个医疗过程中,由于程序复杂、环境生疏、患病的痛苦、专科医院的分科较细,常使病人产生较复杂的心理反应。首先把病人看成是"人",而不是没有生命的疾病。同样病人希望得到"人"的待遇,而不仅仅是口腔医疗技术操作的对象。

接诊不仅是口腔医生个人的事,而且与口腔诊所的总体氛围紧密相关。例如为什么不少病人到口腔诊所就心跳加快,血压升高? 能不能使他们一进入口腔诊所就能得到关心照顾,感到有人关怀,可以安心看病呢? 要做到这一点,整个口腔诊所都得做大量的工作。

从病人进门到治疗完成,甚至到出门的全部流程都是我们必须了解和思考的。例如如何在每一个流程提供完善的服务医疗品质? 我们必须注意整体的流程管理。例如病人一进口腔诊所,平均要花多少时间等候,在等候时间内,病人只是在看电视还是在进一步了解口腔诊所本身。

对于初诊病人如何在短时间内建立可靠的专业形象,病人是否要继续就诊,往往取决于初次就诊的第一印象,这第一印象除了口腔医师的专业素养外,另一个重要因素是病人是否被尊重,很多的细节都可以提出来讨论,每个口腔诊所都有其特有的经营形态,针对自己的诊所提出问题、思考问题、解决问题,只要愿意提升口腔诊所流程管理水平,很快就可掌握得当,并于短时间内看出业绩效果。

任何一种服务都是由人来执行的,而只要是人就会犯错误,所以一个有效并不断自我修正的管理服务流程是确保诊所运营顺畅高效、客户满意度高、医疗风险降低的核心。

口腔诊所病人流程管理,大致如下(图 3-1、图 3-2)所示:

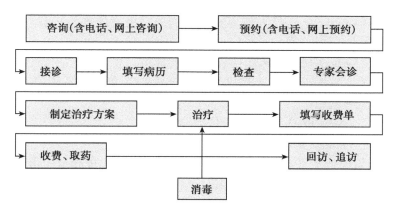

图 3-1　口腔治疗和服务过程流程图（来源：厦门亚欧齿科中心供稿）

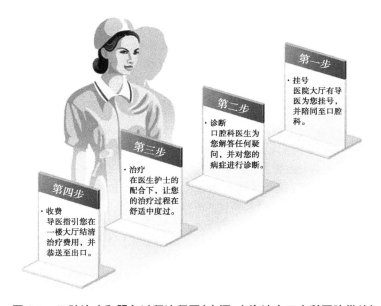

图 3-2　口腔治疗和服务过程流程图（来源：上海沪申五官科医院供稿）

口腔诊所病人管理，相当于企业组织中的顾客管理。口腔诊所如何获得病人的信赖度及依属感？答案不外乎是提供良好的口腔医疗品质及服务品质，充分关心病人的需求，进而建立起良好的医患关系。传统上，口腔医师只知道如何提高口腔医疗技术，因而呈现口腔医疗业局限于口腔诊疗圈的现象，殊不知口腔诊所也需要做营销，借由病人的口碑传播，才能有效且迅速地扩展口腔诊所的服务业务。

病人从进入口腔诊所到接受完治疗，可以大致分为五个步骤：

(1) 市场(marketing):病人如何知道我们的口腔诊所并走进我们的口腔诊所,这又可分为 internal 及 external marketing。

(2) 营销(sales):口腔医师诊视病人状况,提出一套合理的治疗计划。

(3) 计划(scheduling):病人经过约诊以接受治疗,如果是不能接受治疗计划的病人则不需要约诊。

(4) 产品(production):完成治疗计划。

(5) 收费(collection)。

所有的就诊病人皆经历这五个步骤,因此如何让此步骤运作得有效率,是口腔诊所执业者和所有员工应时时谨记在心的。

【案例】 亚非齿科的服务管理
[来源:成都亚非齿科集团供稿]

亚非口腔全面引进国际上先进的设备、治疗技术、管理系统及操作规范,贯彻亚非口腔"以病人为中心"的服务理念,为患者提供满意的口腔服务。

(1) 预约服务:完善的预约制度是提高效率、节省时间的关键。在亚非口腔,您只要拨通电话,一切就会迎刃而解。前台接待人员接到电话会向您介绍诊所的服务项目、各位医生的专长以及诊所的环境情况。如果患者需要当时预约,接待人员会推荐医生并且根据病人方便的时间来预约日期及具体时间。在即将就诊的前一天,前台会以电话的方式与患者再一次确认时间来保证工作的效率。对于复诊的病人,我们会在前一次治疗结束时医生和患者共同商量复诊的时间,并且送给患者一张附上时间的预约卡,就诊的前一天仍会电话跟您确认。

(2) 医患沟通:良好的医患关系是您治疗成功的关键。亚非口腔的医生非常重视与患者之间的交流沟通。对于初次就诊的患者,医生会用通俗的语言向您详细地解释治疗计划,并且征求患者的意见,权衡各种治疗方案之间的利弊,共同制订最终的治疗方案。在以后的每一步治疗过程中都会事先取得您的知情同意。

(3) 无痛操作:怡人的就诊环境、优质的进口麻药,加上医生过硬的专业技术会保证您轻松地完成齿科治疗。

(4) 严格消毒:遵循美国口腔协会的标准,我们的医疗器械每次使用前都经过消毒液浸泡和高温高压双重消毒,不能高温高压消毒的物品均为一次性使用,同时还配备消毒室、无菌室和紫外线灭菌灯进行空气消毒,完全杜绝了交叉感染。

(5) 合理收费:方便周到和高效的优质服务,洁净幽雅的就诊环境、舒适安全的治疗过程,加上合理的收费令您享受到了超值服务。

第一节 接待管理

除了通常的口腔健康检查外,凡是到口腔诊所来就诊的人都至少是主观上感到有些问题的人。换句话说,即使是坐在候诊室里的人,都是一个已经过自动筛选的人群。接待"新病人"的一些原则如下：

1. 电话约诊

在与"新病人"的第一次通话中，我们应先表示我们的感激，感谢他的来电，并亲切地询问"他"听到有关我们口腔诊所的评价如何？是从哪里听说我们诊所的？

我们可以建立新病人就诊卡，其内容除了基本资料外，还包括了病人的爱好，喜欢什么，不喜欢什么。假设我们的"new patient chart"是明显的蓝色，每当导医护士拿出这张"蓝色的就诊卡"时，其他的医疗人员马上了解到此时"导医护士正与新病人交谈"，所有人员均需了解，此时需要"噤声"，而且不能干扰到与新病人交谈中的人员。

如果病人第一次打电话准备约诊，然而因故无法在短时间(四天)内帮他预约安排来口腔诊所就诊的话，应给她(他)寄发一封口腔诊所印刷精美的信，信的内容首先是"诚心欢迎他来就诊"，然后是口腔诊所医疗团队的简历。

口腔诊所无人时，使用录音电话，可以将口腔诊所地点、门诊项目、门诊时间告知患者，宣传一下口腔诊所的形象，可以将患者说话录音下来，上班后回复。遇到医疗纠纷，你可以留下有利于自己的语音证据。

2. 导诊服务

最先与患者打交道的就是导诊护士，导诊护士工作的好与坏，直接影响了门诊形象，并由于先入为主的原因，而影响了患者下一步的就诊。导诊护士的一言一行，言谈举止都代表着整个口腔诊所的形象，导诊护士要通过自己的热情，诚恳的态度，让每位患者都能感受到口腔诊所优质的服务和过硬的技术。每天开始工作前，导诊护士应对着镜子检查一下自己的着装是否整齐，按照护士的着装、化妆标准，严格要求自己，一个整洁的形象会给患者带来好感。

在接待患者时，要面带微笑，因为我们的一个微笑，会减轻患者的病痛，会使患者更信赖我们。在与患者的接触中，要先最敏锐地了解患者，以最快的速度知道患者的需求，了解病人的需要，通过亲切的话语，明白病人的病情，认真如实地介绍我们的治疗项目，以及耐心回答病人所提出的问题，因为我们面对的是不同层次的消费者，这就要求我们在与患者的交谈中，了解病人的需求，使不同层次的客人都能得到满意优质的服务。

例如济南市口腔医院实施了每周不定期地安排一天作为领导行风接待日，院级领导轮流在门诊大厅接待群众咨询上访(图3-3)。该院通过实施领导接待日，认真收集群众反映的意见，进一步加强了医院同患者的联系，密切了

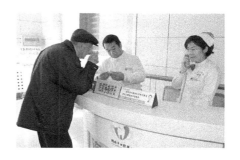

图3-3　接待管理(来源:济南市口腔医院)

干群关系、医患关系,受到医院职工和患者的好评。该院根据群众意见和自查自纠中发现的问题和不足,强力地推出整改措施,不断地推进医院行风建设的深入开展。

3. 初诊接触

第一次与病人的接触,最好在一间独立的诊室,由一位助理陪伴,详细地检查病人的一般病史、与病人谈论家常、询问病人希望如何诊疗其牙齿。然后进行详细的口腔检查,告知病人的病情。我们的愿望与目标是让病人的口腔完全恢复健康,并能长久地使用一辈子。最后应询问病人在同一次的疗程中是否希望我们帮他做其他治疗,或者下一次约诊时再治疗。

先用数码相机帮病人照口内、口外照片以及拍全口 X 线片,告知病人有哪些问题,然后帮病人约诊,第一次约诊的时间最好与初诊的时间越接近越好,最好不超过一个星期。

4. 预诊

大型口腔诊所常分为牙髓、牙周、黏膜、修复、正畸、种植及颌面外科等多个临床专业,口腔医生的技术水平和工作能力也有差异,口腔疾病的治疗方法和程序也有其复杂性,因此对于大型口腔诊所而言,仅仅采取传统的导医台服务模式远远不能达到正确指导病人就医的目的。必须在大型口腔诊所设立专门的预诊咨询室,由专门的口腔医生或牙科护士担任预诊分诊工作,对所有来诊所的初诊患者进行系统的口腔检查,告知口腔健康状况,提供治疗设计,根据就诊病人的口腔疾病特点,指导病人到相应的科室就诊,安排口腔医生接诊,引导其科学就医,节省口腔医生和就诊病人的时间。这样可以避免病人排错队、挂错号,有效地减少病人不必要的就诊时间,防止医患之间由于就诊信息不对称造成的纠纷。预诊分诊工作是口腔医疗工作的一部分,预诊分诊的水平直接影响着医疗工作的质量。因此,如何做好预诊分诊工作,提高口腔医疗质量就显得愈来愈重要了。要努力使初诊病人、病情并不复杂的病人选择年轻的口腔医生,形成合理的就诊病人分流。

5. 挂号与收费

如果是高档诊所,带卡消费的病人会较多,刷卡时每笔手续费也不菲,达5%,中低档诊所无形中增加了成本,要掂量掂量,只要你开口,银行是非常乐意给你安装 POS 机的。

当病人约诊回来后,应将治疗计划向病人解释,试着将治疗计划制订得符合病人的期待与性格。如果病人有财务上的困扰,希望能延迟治疗,应尽职地告知延误病情的结果通常会导致更多的金钱支出。

我们希望有这样的初诊原则,即能满足病人的需求(不管是身体上或是心理上的)。不论何时,只要病人在口腔诊所,所有的医务人员皆能尽心尽力地对待病人。

6. 咨询服务

任何涉及请教、询问、商议等意思的双方问答事件,对于问方来讲,都可作为咨询服务。初诊病人在接诊台进行初步询问以便分诊,然后请病人填写完整的病历封面,告知前面候诊人数及可能需要等候的时间,并耐心地解答病人的咨询。

第二节　候 诊 管 理

口腔诊所病人等候时间过长,医患之间相互不理解,极易发生矛盾。我们已摸索出一些比较成熟的候诊管理经验。随着口腔医疗服务的不断进步、全民口腔健康意识的不断提高,我们将继续努力,进一步完善候诊管理。

1. 病人在候诊室的心态

病人在候诊室的心态如何,我们可以思考以下几个问题:

(1)病人等了多久? 非要等这么久吗?

(2)病人候诊时的心情如何? 有不悦吗?

(3)病人候诊时在想什么? 做什么事?

(4)病人候诊时所感受的一切,是我们期望他们感受的吗?

2. 候诊室管理的目标

(1)准时看诊:约诊来的病人应按照约定时间准时看诊。

(2)尽快看诊:未约诊的,尽快安排好适当的口腔医师看诊;已约诊的,即使不得已需要等候,更要排除困难尽快看诊。原则上所有的病人以候诊时间不超过 5 分钟为目标。

(3)候诊病人舒适、心安,有事做:部分就诊病人需要候诊是免不了的事,但要做到让候诊的病人能够心平气和地等待,等的时候还能有事做,不会感到无聊。

(4)开展口腔健康教育:良好的医疗效果除了要有口腔医师精湛的专业知识和技术外,还必须要求病人本身的保健能力和配合,才能确实提高口腔医疗品质。可以提供适当的资料使病人对口腔诊所的优点与特色有更深入的了解。

利用候诊时段强化病人对口腔医师的信心与忠诚,不仅有助于口腔诊所形象的提升,而且更能创造经营上的效益。

3. 候诊病人的管理

(1)进行初步分诊,使病人尽快进入诊室或经过初诊检查后尽快拍取牙科 X 线片、做一些必要的化验检查,如高血压病人给予血压测量,糖尿病病人给予必要的血糖检测等,以稳定病人的情绪。病人如能得到护士的指引和关怀,便会有宾至如归的愉快感和安全感,焦虑心理就会减轻。候诊区里的宣传画和口腔健康咨询,也会减少病人候诊时的焦躁不安心理。

(2) 维持就诊秩序,使口腔医生有一个安静的诊治环境,保证口腔医生集中精力,提高诊治效率。对于复诊病人,要尽量安排原诊治医生诊治,使治疗具有连续性。对曾在多处就诊的病人,要细心询问在其他医院的诊治过程,必要时要经过拍 X 线片检查,以便缩短病人的诊治时间。

(3) 护士要注意观察候诊病人的病情变化,特别是那些患有全身疾病的老年人。对年老体弱,病情较重的老年患者,要给予优先照顾和及时诊治。

第三节　就诊管理

口腔医师要与病人交谈,为病人做口腔检查。这两件工作是病人建立起对口腔医师信任的重要环节,是信任程度的决定性步骤,这种信任是建立在坦诚友好的谈话和全面认真的检查基础之上的。谈话的时候必须抛弃"我是为你好"的父子式心态,应该站在病人的立场上,从病人的角度考虑问题。谈话必须真诚、平等、耐心,要达到目的,不仅要满足病人的需求,还要满足病人的"感受"。口腔检查应该全面、认真、细致,要综合考虑"解除痛苦、恢复功能、改善外貌",还要注意口腔与全身健康的关系,不要"头疼医头,脚疼医脚"式地只检查病人的主诉症状(图 3-4)。

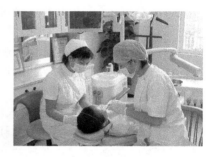

图 3-4　就诊管理(来源:艾林口腔门诊部)

(1) 提供适当的治疗计划(treatment plan,T/P):口腔医师为病人制订治疗计划是权利也是义务。积极性的预防观念,可以防止病情的恶化,减轻疼痛,并节省医疗资源,提高口腔医疗的效果。

(2) 病人流量控制(patient flow control,P/F/C):即"预约制度"的落实,包括各项治疗标准作业时间的设定,单一或全部治疗计划的控制。设法将高峰时段过多的病人疏导至非高峰时段,节省了病人的候诊时间,口腔诊所亦不至于流失病源,不但做到了"病人管理",也达到了"时间管理"的目标。

(3) 转诊制度的落实(refer system,R/F):口腔医学是高度分工且专业性极强的工作。一般口腔医师、家庭口腔医师与其他各专科医师的相互合作,不仅可提升口腔医疗品质,而且还可减少医疗纠纷的发生。

有相当一部分人群有牙科恐惧症,需要医患之间进行大量的心理交流方能勉强克服。看诊时不要被外界打扰,不要忙于接电话、应付杂务,这样除了工作有效率外,病人也会感到我们对他用心,而乐于将他被尊重的经验介绍给更多的朋友。

　　在给病人治疗中不接电话,这好像不太可能。不过口腔医师在接电话前应形式上请病人允许,一般来说病人也会大度地说没问题。但病人在心底里泛起"好像电话里的人比我更重要,为什么他会讲那么久"之类的想法,所以口腔医师在给病人治疗时,应不接电话。如来电是很重要的人物,也要接了后迅速挂断,等治疗结束后再打过去。

第四节　随访管理和就诊介绍

　　在口腔诊所随访是一种要求病人回到诊所的行为,其目的是保持或继续某些过程以监控其成功或失败。随访是病人口腔健康的保持以及常规基础上家庭关怀的依从性的监控。另外,就诊介绍是指新的病人被引导到口腔诊所求助或咨询有关口腔健康的机制。随访和就诊介绍间存在这样一种密切的关系,即随访率高的口腔诊所很可能吸引较多的新病人前来就诊。一般来说,较高的随访率和较多的就诊介绍意味着口腔诊所的良好成长。随访和就诊介绍是口腔诊所的重要方面,尤其对于接受一次付医疗费的口腔诊所。强调在随访时对病人宣教预防知识,使病人得益,同时也令诊所得益,因为良好的随访系统通常与更多的就诊介绍和口腔诊所的快速发展有关。病人的随访开始于教育和宣传。诊所环境、病人舒适度、工作人员的态度、设备和技术优劣,治疗结果和病人的满意度都导致了它的成败。最后,为了口腔诊所的成功,整个团队投入到随访系统的执行中是至关重要的。

1. 随访管理

　　病人宣教在首诊即可开始,有时甚至在首诊之前。例如一本明确介绍口腔诊所宗旨的欢迎小册子,在新病人就诊之前通过邮寄或电子邮件给他,介绍我们的宗旨和随访的重要性,这些宗旨应在病人首诊时口头重申。在随访预约过程中或在完成一项非常复杂的治疗后,对于定期随访的重要性以及与预防有关系的善意提醒,虽然只需一两分钟,但对病人的再次就诊是很有效的。

　　从病人第一次治疗开始,就进行登记,全方位的掌握治疗方案和次数,并不断跟踪建档,定期回访,指导病人保护好自己的牙齿。如每隔半年,应通知病人必须回口腔诊所做定期检查,它可以让我们知道病人对口腔诊所的满意度如何。良好的回诊工作,除可提高病人对口腔诊所的信赖感、忠诚度及经营绩效以外,更可让病人感受到口腔诊所的责任感与关怀。

随访系统,在建立随访系统之前,必须首先确定每个病人随访的频率。因为每个病人情况不同,我们必须向病人解释其原因。例如某病人有糖尿病病史,接受多重固定桥修复,需要每3个月随访一次,而他的朋友牙周健康仅做小修复,只需6个月随访一次。当病人理解了他们的情况就很可能遵守规定的计划。我们必须在病人离开口腔诊所之前确定其随访的时间表,而且当病人寻找借口不来随访时,可以通过卡片或电子邮件善意地提醒。电话提醒则更加针对个人,但采用这一方法的人应有比较友好和平易近人的个性,当病人回答"不"时不能感到被冒犯。如果口腔诊所实现了计算机管理,大多数管理软件都能定期自动产生随访名单。

强调随访向病人传达预防意识,口腔科专业有责任从预防的角度教育病人。我们必须用不可争辩的事实使病人信服,定期的随访有助于保持口腔健康和预防口腔疾病。另外,一旦在随访中发现问题,可以立即治疗,从而防止并发症的出现,这些并发症可能使疾病复杂化,增加不适并导致更高的费用。因此可以确实地讲,随访主要为了病人的利益。同时,随访为口腔诊所提供了一批固定的患者群,从而提供了稳定的收入,使口腔诊所从中受益。但随访过程中也带来了一些问题,如增加了更多的工作量。

2. 就诊介绍

来到口腔诊所随访的病人很可能介绍他们有口腔健康问题的朋友或亲戚一同前来。随着近年来牙周维护、美容牙科和种植牙科的兴起,定期拜访口腔医师已成为社会活动的时尚话题。较多的就诊介绍意味着口腔诊所的较快发展。由定期复诊的病人介绍来的病人是我们最好的病人,因为他们在来之前对口腔诊所的服务宗旨、椅旁操作、牙科设备、医疗技术甚至个人专业性需求已经有所了解。大多数情况下,他们对我们的收费结构和标准已经非常熟悉。换句话说,他们的朋友和亲戚已经对我们建立了信心,除非他们不满意他们就诊的经历,否则是不会介绍其他人来的。

最后,建立完善的病人报告有助于增加随访和新就诊的病人数。当病人对我们的工作表示满意时,我们不必羞于提出要求病人介绍新的病人。我们应让他们知道我们的口腔诊所是建立在就诊介绍基础上的,当他们介绍了病人后我们应向他们表示感谢。

随访病人和就诊介绍的工作对任何口腔诊所都是很具挑战性的,很少发现一个人主动寻找口腔医师。当然,作为专业人员,我们知道对病人所做的治疗可能会引起他们的不适和厌恶,但在今天,已经有许多方法可以最小化这些不适。用不同的方法接待我们的病人,使他们保持好心情,我们做的许多小事都可以使病人留下印象并一次又一次地光临。但必须强调,不管采用什么方法,宗旨都是为了提高口腔诊所的随访率和获得更多人的就诊,这需要全体员工的努力。

我们对每一位新病人的口腔健康检查,都应该是充满爱心,由"发现病人需要什么"开始,到"了解病人真正要什么"而结束。

第五节　优质服务的理念

优质服务指在符合行业标准或部门规章的前提下,所提供的服务能够满足服务对象的合理需求,保证一定的满意度。优质服务是从就诊病人的利益诉求出发,完善服务理念、提高服务质量、规范服务操作、科学简化服务流程,力求实现合规、高效、人性化。优质服务不但体现在医疗技术上,也体现在对就诊病人的沟通态度上,即能够尊重影响就诊病人主观感受的因素,如性别、性格、社会地位、教育背景、身份职业、文化习俗等。

优质服务的理念是"病人(或顾客)第一"、"病人(或顾客)至上"。在服务过程中,真正做到以病人为中心,把病人看成一个整体的人,平等地交流,全面评价病人的健康问题,全面满足病人的需要。病人是"衣食父母",是朋友。因为找亲戚、朋友看病是病人就医的普遍心理,所以医务人员应主动与病人交朋友,把病人看成亲人,应该树立主动服务、全员服务、全面服务、全程服务、全人服务的观念。如果一位口腔医师解决不了问题,可以组织相关的口腔医师进行会诊。如果口腔诊所内的医务人员解决不了问题,就组织口腔诊所外的专家进行会诊。如果本口腔诊所的设备条件有限,不能满足诊断的需要,就全程陪同病人去其他医院做必要的检查和诊断。不管怎样,对病人负责到底,肯定能得到病人的信任。

例如华美牙科优质服务近来实施的新举措:一是改善就医环境。明晰的导医标志、漂亮的喷泉和假山、宽敞明亮的候诊大厅、悦耳的背景音乐,让患者有种"宾至如归"的感觉。二是华西专家长期坐诊。华美牙科现有老专家6名,专家经验丰富、技术精湛、服务周到,让患者得到超值服务。三是引进四手操作。医生和护士配合操作,有利于节约就诊时间,确保服务质量。四是保护患者隐私,每个治疗室都区隔开来,病历资料由专人保管,这有利于保护患者的隐私,受到了患者的一致好评。五是延长应诊时间。把应诊时间从原来的8:30~18:00改为8:30~21:30,节假日不休息。安排医护人员中午和晚上值班,方便患者就诊。六是完善回访机制。治疗完成后,患者都将得到一张复诊卡,提醒按时就诊。护士会及时电话回访,了解患者的治疗效果,并定期提示患者进行口腔保健检查。这些措施实现了由被动服务向主动服务的转变,赢得了广大患者及家属的青睐。

例如双鸭山市口腔医院2011年围绕推动"争先创优"及"三好一满意"活动,强化"珍重病人生命、健康和尊严"的理念,开展"123456"活动,落实医疗服务的人文关怀措施,进一步促进了医患关系的融洽与和谐。"123456"活动的内容包括:一个要求——医务人员要有同情心和耐心,尊重病人或家属。两个技巧——多听病人的询问,多向病人介绍病情,治疗效果、用药和检查日,关心病人就医过程的生活或不便。三个掌握——及时掌握病人的病情及发展变化,医疗费用和病人的心理。四个留意——留意沟通对象的情绪,受教育程度和对沟通的感受,沟通对象对疾病的认知度和对沟通的期望值。五个避免——避免强求病人即时接受,避免使用刺激语言或词语,避免使用病人不懂的医学专业词汇,避免强求改变病人观点,避免压抑病人情绪。六种方式——预防为主地针对性沟通,互换对象沟通,集体沟通,书面沟通,协调同意沟通和实物对照形象比喻沟通。

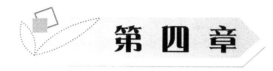

第四章

口腔诊所医患关系

医生与病人的关系,通常流行的提法是"为病人服务"、"待病人如亲人",实际上不少医生并不赞成这种提法,认为它带着太多的感情色彩,反而淡化了职责问题。医患之间首先是一种契约关系、合同关系或法律关系。病人及家属对医护人员既有信任的一面,又有戒备的一面。即使医生想对病人如亲人,对方还未必接受呢。

医生应该带着深厚的感情,千方百计地为病人治病,接诊是诊疗的第一步,也是最重要的一步。很明显,患者对医生的初步印象可以很大地影响患者对医生的信任和接受程度。一旦流失了患者,那么技术,优点,专家建议都不能挽救医患之间的关系。口腔诊所牙医与患者的相互关系涉及复杂的心理学问题。在牙科行为方面进一步的研究可以获得更好的患者处理策略,从而促进牙科的临床工作。

口腔医生的职责,既应自觉遵守,同时又带着强制性。客观上,医患之间就是这种关系。而医务工作者又需要在工作中倾注感情,使病人感到温暖。这就是医生和病人的基本关系。医务人员势必兼顾这两个方面,才能做好工作。

第一节　建立良好的医患关系

在法律和认识程度上,患者应该是医生在诊疗过程中的搭档。口腔医师与病人的平等关系可以增进口腔医疗的有效性,病人和口腔医师对口腔医疗的理解程度不同会导致两者间的不平等。例如口腔医师用医学术语对口腔科病人的症状作出诊断,而病人则会从自己的心理、社会情况出发来考虑自身的症状。这样的差异常会导致令人失望的治疗结果,不能达到治疗目的,口腔医师与病人的相互关系涉及复杂的心理学问题。

目前,口腔诊所经营正在发生大变革,口腔医师与就诊病人的关系也应该随之改变,需要淘汰陈旧过时的医患关系。

现代市场经济学告诉我们,要让顾客购买产品和服务,首先要与顾客建立起友好信任的关系,要让顾客对他们将要购买的产品和服务有信心。据调查,将近70%的顾客是因其他人的介绍而购买产品和服务的。所以,在他们来到口腔诊所的时候,他们对口腔诊所已经有了一定的了解,对口腔诊所的诊治服务已经有了一定的信心和信任。但这并不意味着口腔诊所可以稍有松懈。

研究结果表明,病人对口腔医师和口腔诊所的信赖程度与口腔医师和口腔诊所对病人的尊重和关爱成正比。这种尊重和关爱是通过具体的行动,通过每一个细节体现出来的。如果口腔诊所没有精心地为每一位病人,尤其是新病人,提供热情周到的服务,病人照样会作出其他的选择。口腔诊所团队的每一位成员都随时面临着建立或破坏信任关系的挑战,必须对此保持着高度的清醒状态,迎接这样的挑战。最后是口腔医师需要确保给病人留下一个良好的第一印象。因为当病人结束治疗回家后,人们往往会问他:"那个口腔医师和蔼吗?"而很少会有人问口腔医师治疗的技术或者治疗的细节。

医患关系是医务人员与病人在医疗过程中产生的特定的医治关系,是医疗人际关系中的关键。著名医史学家亨利·西格里斯(Henry Ernest Sigerist)曾经说过:"每一个医学行动始终涉及两类当事人:医师和病人,或者更广泛地说,医学团体的社会,医学无非是这两群人之间多方面的关系。"这段话精确地阐明了整个医学最本质的东西是医师与病人的关系(图4-1)。

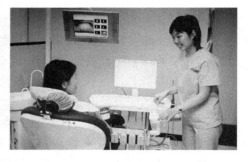

图4-1 提升病人满意度(来源:台湾 ABC 牙科联盟供稿)

现代医学的高度发展更加扩充了这一概念,"医"已由单纯医学团体扩展为参与医疗活动的全体员工;"患"也由单纯求医病人扩展为与之相关的每一种社会关系。医患关系在医疗活动中由技术性关系和非技术性关系两大部分组成。非技术性关系是指求医过程中医务人员与病人的社会、心理等方面的关系,在医疗过程中对医疗效果有着无形的作用。

一、医患关系基本模式

1. 理想模式

医生和病人要在长期的口腔医疗活动中建立起良好的医患关系,病人长期找自己信赖的医生看牙,这个口腔医生走到哪里,就跟到哪里,类似追星族,医生像病人的私人牙医,病人十分迷信崇拜这名口腔医生,并且介绍自己的家人及亲朋好友找这名口腔医生看牙,始终不渝地追随他。医者有仁心,人文关怀,能换位思考,视病人当亲人,千方百计地解除病人的病痛,并尽可能地减轻他的经济负担;病人通情达理,容易沟通,百分之百地信任医生,将医生当做自己的老朋友、自己的亲人,将治病的决定权交给医生,由医生决定怎么治疗,"你办事,我放心"。长期的就诊交往,满意的医患沟通,完善的治疗效果,成就了这种医患关系的理想模式。

2. 三种基本模式

主动被动型:口腔医师完全主动,病人完全被动;口腔医师的权威性不受任何怀疑,病人不会提出任何异议。

引导合作型:口腔医师和病人都具有主动性。口腔医师的意见受到尊重,但病人可有疑问和寻求解释。

共同参与型:口腔医师与病人的主动性等同,共同参与医疗的决定与实施。口腔医师此时的意见常常涉及病人的生活习惯、方式及人际关系调整,病人的配合和自行完成治疗显得尤为重要(表 4-1)。

表 4-1　医患关系的三种基本模式

模式	来源	口腔医师角色	病人角色	临床应用
主动 - 被动型	父母对子女	要求病人服从	服从安排	临床操作
指导 - 合作型	父母对子女	要求病人合作	予以合作	临床检查
共同参与型	成人对成人	调动病人积极性	主动配合	制订措施

医患关系在医疗过程中以病人的诊治利益为准则,对医疗效果起着重要的作用。

二、病人在医患关系中的义务

1. 病人有诚实说出病史的义务

病人有义务诚实地说出他为什么来找口腔医师诊治,尽可能地提供病史,告诉口腔医师治疗后的情况(包括药物的副作用),不说谎话,不要隐瞒有关信息,否则会影响病人疾病的治疗。这方面的义务首先有利于病人自身恢复健康,也有利于口腔医师履行职责。病人履行了这些义务,口腔医师才能针对病人的病情进行有效的诊断和治疗。因为好的口腔医师真正关心病人的健康,会不断地研究和复查疾病和治疗过程,为此花费了许多精力和时间,病人对于口腔医师的牺牲精神应该理解,并积极配合。

2. 病人有责任作出决定的义务

病人有义务在口腔医师指导下对自己的治疗作出负责任的决定,在疾病的性质明确以后,有义务积极关心病情对自己健康以及其他人的影响。这个义务是在治疗中病人积极参与的重要条件,没有病人的积极参与,口腔医师就会事倍功半。

3. 病人有共同进行合作的义务

病人有义务在与口腔医师共同的目标上进行合作。如果病人同意口腔医师的意见,必须改变口腔卫生习惯,才能有利于控制牙周病,那么病人就有义务以适当的方式改变自己的口腔卫生习惯。这是有利于病人的义务,也是对口腔医师应尽的义务。因为口腔医师对病人健康的关心,已经超越了个人的兴趣,病人应该用合作来报答。

4. 病人有遵循治疗医嘱的义务

病人在同意治疗后有义务遵循医嘱。不能遵循医嘱的应该有充分的理由,但不能遵循医嘱的理由并不都能成立。例如病人嫌麻烦就不能成为不遵循医嘱的理由。口腔医师治好病人,需要病人的积极合作。当然病人没有义务遵循不必要的或有害的治疗。

5. 病人有避免成为病人的义务

病人(patient)的原来意义是"接受某一行为的人"。病人在概念上与"动因"(agent,动作者)相对,"动因"是对他的行动负有责任的人。病人不是一个负有责任的动因,而是他人行动的对象,这是医学家长主义的基础,也是现代病人观的失误。在现代社会,病人有义务改变不安全的、不健康的、危险的行为(例如吸烟、贪食、不锻炼等),使他们不再成为病人,尤其是不成为"不治之症"的病人。

6. 病人有尊重口腔医师的义务

病人有义务尊重口腔医师以及尊重他们的劳动。口腔疾病是病人和口腔医师的共同敌人,口腔医师和病人有着战胜口腔疾病的共同目标。口腔医师掌握诊治疾病、护理病人的专业知识,他们之中的许多人为了解除他人疾苦,不辞辛苦,甚至牺牲自己的利益。病人及其家属对口腔医师表示应有的尊重,是完全应该的。

三、口腔医师在医患关系中的义务

在 21 世纪,口腔医学专业的实施可能比以往任何时候都更注重对病人的关爱。口腔医师的义务指的是口腔医师对病人、社会所负的道德职责。具体来说,医生必须承担诊治的义务、解除痛苦的义务、解释说明的义务、保密的义务。此外,口腔医师还必须对社会尽义务,如宣传、普及医学科学知识,发展口腔医学科学等。为病人治病是医生履行社会责任的一个方面。

1. 口腔医生有承担诊治的义务

随着基础科学的进步和技术的改进,病人对口腔医学专业服务的期望值也在提升,未来口腔诊所的设置将采纳更多的技术进步成果,以便改进口腔医疗服务。互联网加速了这种倾向的发展,病人有机会通过互联网直接获取有关口腔医疗新技术和治疗方法的信息,随之在就诊时提出有关新治疗方法的问题。因而口腔医疗专业服务的实施需要更加经得起对其质量的推敲,同时也比以往任何时候都需要就诊断和治疗与病人进行交流。

2. 口腔医生有为病人解除痛苦的义务

从病人的角度去考虑,想想病人到底需要什么样的服务。"我们的目标是使社区的人群免受牙病之苦"、"我们以优质的服务求得生存和发展"或"我们坚持优良的技术水平,我们的目标是让病人满意"等执业理念作为口腔诊所的目标。在具体工作中,我们就会主动关心病人的情况,包括他们的职业和家庭,耐心认真地倾听病人的心声,努力学习专业知识,尽量满足病人的要求。

3. 口腔医生有解释说明的义务

首先是口腔医师对病人的态度,有时良好的声誉反而影响口腔医师的服务态度,由于无竞争感及病人的无选择需要,使得口腔医师对病人出现应付和怠慢现象,对病人的意见置之不理或很少作出中肯的答复,更谈不上长期的跟踪服务。作为开业口腔医师,高超的临床技艺是吸引病人的根本,但必须建立良好的服务态度,以病人为核心是成功的关键。要善于处理病人的意见及做好善后工作,经常邀请病人参与以他们为核心的专题讨论,以便进一步改善服务,同时提供使病人满意的额外服务。其次应善于与病人交流,包括言语和情感的交流,通过初次的言语交谈,让病人了解我们,了解我们对他的治疗方案,建立彼此的相互信任,随后通过不断的接触和沟通,让病人成为我们的朋友,融入我们的社交圈子,使之成为牢固的群体。病人愿意找熟悉的口腔医师看病,是为了寻求一种安全感。在要求口腔医师热情服务的同时,应鼓励口腔医师与病人建立良好的个人友谊与相互信任关系。例如国外口腔诊所很重视医患之间的沟通,整个治疗过程都是医患双方商量着确定的,口腔医师要用大量的时间来给病人做解释和说明,进行口腔健康教育,所以看一个病人要用很长的时间。

4. 口腔医生有保密隐私的义务

《侵权责任法》第六十二条规定:"医疗机构及其医务人员应当对患者的隐私保密。泄露患者隐私或者未经患者同意公开其病历资料,造成患者损害的,应当承担侵权责任。"由于隐私权是人格权,其性质是绝对权。任何人相对于他人的隐私权都是义务人,都负有不得侵害的义务。著名的医学伦理学文献《日内瓦宣言》指出:"我将用我的良心和尊严来行使我的职业。我的病人的健康将是我首先考虑的。我将尊重我的病人所交给我的秘密。"世界医学会《赫尔辛基宣言》也明确:"保护人类受试者的生命、健康、隐私和尊严是从事医学研究的医生的义务。"

5. 口腔医生有普及医学的义务

世界卫生组织认为,个人健康寿命的 60% 取决于自己。大量事实证明,通过养成良好的生活习惯,可以达到延年益寿的目的。中华预防医学会会长王陇德教授等专家呼吁,把健康知识交给群众,是卫生工作应当坚持的一条重要原则。作为口腔医生应该以身作则,加强健康教育,普及口腔医学,实施健康促进。

医患间的对立统一性是医患关系的哲学反映。医患关系统一性增强有赖于双方的理解和信任、情感的交融和医治过程的配合,有赖于整体社会的文明进步,有赖于医疗市场规律与社会经济规律相一致,并以社会医疗保障发展和有序性增强作为其大背景。要正确地把握矛盾双方在此基础上的运动与变化,增强与巩固统一性,缩小与消除对立性,杜绝对抗性。医患关系是非对抗性的矛盾,处理得当其受益者是医患双方,而最终受益是整个社会。

因此,我们必须用理性、公正、科学和建设性的观点和方法来解决医患间的矛盾。

【案例】 牙医的"粉丝"

[来源:作者:汪圣东.安庆市汪圣东口腔门诊]

A 某某,女,67 岁,1995 年,上牙左 67,右 467 余留,左上 1234,右上 12 残根,左下 3,右下 4 余留,左下 12,右下 123 残根,极度恐惧拔牙,跑了很多家医疗单位都要求她拔掉残根,才能镶牙,她不能接受,最后来看我的门诊。对她的特殊要求,我只能开动脑筋,另辟途径,科学分析,有足够的耐心,花两个月的时间,将余留残根逐一根管治疗,有的牙齿缺损较多,根管治疗后,做冠套修复,然后上下颌做覆盖义齿,恢复了她的咀嚼功能,从 1995 年到现在,期间换了两副牙,从此我走到哪里,她找到哪里,并且介绍她的儿子、女儿、孙子、家里亲戚来看牙,她曾开玩笑地说:"她家给我们门诊送了不少钱,为门诊建设作出了贡献。"这就是我们牙医用心善待患者所得到的回报,这是一个典型的"粉丝"。

B 某某:女青年,1997 年 9 月 10 日晚上 8 点钟,骑自行车不慎将左上 1,右上 1,右上 2,三个牙摔断,来我的门诊求治,当时身无分文,对这位素不相识的过路人,我们心生怜悯之心,雷锋精神涌上心头,将其特事特办,为其冠折牙局部清创,麻醉后做牙髓治疗,忙碌了一个小时,处理完病人后已是饥肠辘辘,夜幕深沉。几天后病人复诊送钱时谢声不断。有趣的是去年年底该患者带着她的女儿来看牙,过去多少年了,诊所换了不少人,已是物是人非了,我已经认不出来她了,她还记得这件事情,说出来令我们感动。患者心中是有一杆秤的,你对她好,她会记得你。

C 某某:女士,带着女儿来矫正牙齿,一年后矫正结束,效果满意,每次交费她都按时交清,不还价,不拖欠,对这样的患者,我们以心换心,总想把她女儿的牙齿矫正得更满意一点,可她说行了,差不多就行了,不要下太大工夫了。这种类型的顾客信赖医生,好沟通,易满足,非常配合,我们反而觉得对她有亏欠。一次,我到超市买背包,不经意走到她的柜台,听了她的导购介绍,我就毫不犹豫地在她那里买下了,连价都没还。后来不但她自己,连她爱人牙病治疗都来我的门诊,成了我们的常客,这种类型的患者要大力开发,多多益善,这时医患关系已成为一种朋友的关系,这正是我们牙医所期待的。

[分析]

安庆牙医汪圣东,原系部队医院正营职少校军医,主治医师,1995年从军队复员,创办安庆市汪圣东口腔门诊。他是军队干部放弃国家安排,为国家分忧解难,自谋职业的成功典型。本案中医者有仁心,视病人当亲人,能换位思考,能人文关怀,能千方百计地解除病人的病痛,并尽可能地减轻病人的经济负担,值得效法。

第二节 病人的权利和选择

从世界范围来说,病人权利问题是在民权运动、女权运动和消费者权益运动中提出的。病人可以作为一种特殊意义上的消费者。谁都可能患病,而一旦生病,就应该有医疗的权利,病人有权得到被尊重的、公正的口腔医疗服务;病人有权获得与病情相关的重要信息。

消费者协会的调查告诉我们,病人需要了解接受口腔医疗服务的途径,自由选择服务的权利,了解关于口腔医疗服务的资讯,口腔医疗服务的安全情况和出现问题后的赔偿问题,当然还需要好的口腔医疗服务质量和合适的服务价格。调查还显示,影响病人对口腔诊所执业者信任程度中重要的因素是服务水准和是否满足了病人的要求,以及口腔医疗质量。

一、病人的基本权利

1. 医疗权

公民首先享有健康权与生命权,医疗权是公民健康权的延伸。病人进入医患关系后,有权获得治病所必需的、尊重人的、公正的医疗服务;有权获得节省费用的口腔医疗服务;在一定条件下有拒绝治疗的权利。公民患疾病或受到其他损伤时,享有从口腔医疗机构获得口腔医疗服务的权利。

2. 自主权

即病人拥有就有关自己的问题作出决定的权利。在口腔医疗决策的个人价值方面,口腔医师并不比病人懂得更多。例如临终病人是否愿意用带来极大痛苦的手术换取延长几天甚至几周的生命,只有病人自己才知道,包括生命权和健康权。公民的生命非经司法程序,任何人不得随意剥夺,公民有权维护自己身体组织的完整和器官的正常功能。

3. 知情同意权

口腔医师有义务把诊断和治疗的各种可供选择办法的利弊,包括不利的后果,告诉给病人,从病人那里获得对口腔医师选择的治疗方案的同意,包括了解权、被告知权、选择权、拒绝权和同意权等。病人对自己的病情、医疗费用、医师诊断、即将接受的口腔医疗及其效果有权知道,也有权表达是否同意口腔医师提出的治疗计划、特殊检查和其他特殊治疗方案。

4. 保密权

保密有一定的范围,保密权并不是绝对的不可剥夺的权利。在医患关系中病人的病情以及与此有关的个人信息应当保密。但如果保密对家庭和社会造成的危害大于解密对病人造成的危害,则应该解密。病人自主将个人信息传递给口腔医生时,事实上也意味着病人已经失去了部分隐私权。但是隐私权依然包含着将信息透露给谁的权力。所以,当病人已经把个人信息透露给口腔医生时并不意味着他失去了是否愿意将信息传递给其他人的权力。因而,口腔医生不可以在没有征得病人同意的情况下将病人个人信息透露给其他人。只有当病人要求(同意)或其他道德允许的场合下,才可以解除信息的保密性,这包括:紧急救护、保护第三方、法律要求公开(性传播性疾病或儿童老人虐待)、精神病病人的委托者请求,以及无自主行为能力病人监护者的请求。

所谓紧急救护,例如在口腔医疗过程中病人突然感到胸痛,口腔医生立即叫救护,口腔医生记得病人曾经告诉过他滥用可卡因来减轻牙痛,也记录在病史中。当救护人员到达现场时,口腔医生可以将此信息告诉给救护人员,因为过多地服用可卡因,会潜在地患致命性心脏病。正常情况下,则需要病人签名同意后才能把病史信息传递给其他人。

所谓保护第三方,例如病人牙齿磨耗很严重,他告诉你是因为他与妻子离婚后始终非常生气,常常咬牙切齿,并告诉你他总有一天要杀了前妻以报仇恨。此时,你有责任联系他的前妻或警方,因为存在或潜藏着第三方的危险因素。

5. 隐私权

隐私权包括未经本人同意不得透露有关他的信息以及不得透露不准确或歪曲的信息。信息的持有人,如掌握口腔医疗记录的人,未获得信息主体——病人的同意,不得透露出去,更不得作歪曲的透露。病人具有不公开自己病情、家庭史、接触史、身体隐蔽部位、异常生理特征等个人生活秘密的权利,口腔诊所工作人员不得非法泄露。

【案例】 美国私人医生借议员牙齿为自己做广告

[来源:华盛顿邮报,2005-01-26]

明尼苏达州共和党参议员科尔曼,以其一口整齐光洁的"珍珠白"牙齿赢得无数民众的好感。但日前,科尔曼的私人牙医为给自己做广告,竟将他当年一组"绝密烂牙照片"公开,科尔曼也迅速在国会内成为"头号笑柄"。据报道,多年来,科尔曼一直以其一口整齐光洁的

"珍珠白"牙齿和"灿烂迷人的笑容"赢得无数民众的好感。科尔曼的私人牙医名叫米尔纳。1999年,当科尔曼在明尼阿波利斯市担任市长时,慕名找到他为自己的一口烂牙"美容"。在治疗之前,米尔纳曾为科尔曼的烂牙拍了一组照片进行研究。6年来,这些照片一直被作为"绝密资料"保存着。但1月初,米尔纳为了给自己的口腔诊所做广告,将科尔曼当年牙齿治疗前后的照片张贴在了其网站上。

2005年1月24日,当明尼阿波利斯市《星先驱报》报道此事后,该广告竟立刻引起巨大的轰动。据悉,这些照片实在惨不忍睹,尤其是几颗稀稀拉拉的门牙,只能用"犬牙交错"来形容,和他如今的一口白牙判若两人。以至于《星先驱报》要"预先警告"读者:"如无一定的心理承受能力,最好不要观赏。"突如其来的"烂牙风波"令科尔曼怒不可遏。据悉,科尔曼的办公室已经迅速作出反应,要求米尔纳立刻撤除这些照片,否则将以侵犯"肖像权"和"隐私权"为由,将其告上法庭。

6. 受尊重权

病人在接受口腔医疗服务时,不得因年龄、病种、社会地位、经济状况等因素受到歧视或不公正的待遇,病人享有受到尊重的权利。由于口腔诊所及其工作人员不当行为而造成身体损害后果的,病人有获得赔偿的权利。

二、病人的知情和选择

病人对口腔医师的不信任是针对口腔医师的专业知识以及操作技术的,在交流病史的过程中口腔医师对病人整个过去情况不能理解、对病人提出问题含糊其辞的解答会直接使病人怀疑我们是否真正了解如何治疗这种疾病;在医疗方案设计阶段,选择医疗方法的摇摆不定也会使病人怀疑我们的专业能力和权威性;在医疗和操作过程中,对某一个操作步骤导致结果的疑惑也会大大降低正在接受治疗的病人对我们的信任度;治疗结束后,如果我们对未来几小时或者几天病情的估计与病人的实际情况完全不符,往往会使病人彻底丧失对我们的信心。

例如听见一位口腔医师这样回答病人要求解释病情的问题:"我从大学到研究生学了10年的专业,怎么可能今天都给你解释清楚呢?"口腔医疗活动本身是一个信息不对称的交互行为,在这个行为当中,如果信息弱势方对信息强势方失去信任,就会经常出现医患纠纷、过度保护性口腔医疗,以及上面提到的尴尬局面。

在病人的治疗开始前,口腔医师首先要问明病人的主诉,并详细介绍病人所患疾病的类型和可行的常用的几种治疗方法,在病人知情同意后,口腔医师才开始治疗。目前,部分现代口腔诊所已将这一服务理念扩展至数字化领域。首先,通过口腔内镜,病人可以清楚地看到自己口腔内病变的情况;然后口腔医师详细地向病人讲述病情,并通过多媒体液晶显示器电脑向病人描述病人所患疾病的临床危害和临床常用的几种可行的治疗方法；在病人充分知情并最终选定了治疗方案之后，口腔医师才开始为病人治疗。

病人的知情和选择直接关系到病人情绪的好坏，不是单纯的技术问题。向病人询问时，提出一些与病人的愿望和知情有关的问题，例如"我想通过治疗一定会改善现在的情况的"，"您付出的只是少量的时间，我们可以根据您的时间表安排就诊"，"我想我能够使您的笑容更加动人"，"这个治疗结果保持 20 年是没有什么问题的"。 在治疗以前要向病人详细介绍治疗的过程和可能出现的问题，以及预后的情况。例如"您可能需要至少 3 次就诊，时间间隔大约是一周"，"您在麻醉剂药效失去后可能有轻微的疼痛"，"您的假牙需要及时的护理和保养"。我们鼓励病人说出自己的疑惑，他的疑惑越少，就越信任你。

不同的口腔疾病和同一口腔疾病的不同阶段，治疗方式是有差异的，即使同一口腔疾病或同一阶段也有多种治疗方法。一般而言，治疗方式要根据病情决定，但由于不同的治疗方式其治疗效果和所需费用不一样，在向病人提出治疗方案和解释后，由病人根据个人的要求与经济状况进行选择。 口腔医疗应用材料品种多、频率高，应将不同材料的外观效果、舒适感、耐用性、费用等以实物和文字形式向病人展示和说明，其修复效果有差异和所需费用不一样，让他们进行选择。

这样的说明是非常必要的，让病人带着疑惑离开口腔诊所是不明智的作法。病人来口腔诊所不仅仅是想治好病，肯定还想获取关于这种疾病更多的信息。我们讲得越明白，病人听得越清楚，他就会越信任我们。病人喜欢找自己信赖的口腔医师就是因为他曾经在这里接受过很好的帮助，他熟悉你的工作步骤后，一般不会轻易更换别的口腔医师。

口腔医师必须对一种理念充满热情，即他的病人认为值得的选择。通过掌握提问的新技巧，并且成为病人逐步实现其梦想的合作伙伴，这会使我们的工作变得与众不同。与病人的关系绝不是一种普通的商品，当与病人达到一定程度的合作关系时，就会产生差别。把候诊室变成一个有灿烂笑容的使人鼓舞的地方，使在此就诊的病人能真实地感受到口腔医师的出类拔萃，这是一个使我们的口腔诊所独树一帜的好方法。

第五章

口腔诊所病人沟通

近年来随着医疗行为市场化,举证倒置的实施,医疗纠纷呈上升趋势,并成为社会关注的热点。在众多的投诉中,主要的原因之一是医患缺乏沟通。口腔医疗服务管理不仅要求各口腔医疗机构开发出优秀的服务产品和个人口腔健康解决方案,为其设计富有竞争性的产品/服务策略和产品/服务概念去占领市场;制定有竞争力的价格,并针对消费者需求和行为的改变以及竞争者的动向管理价格,还必须与该产品/服务现有的和潜在的消费者进行有效沟通。

从学校的学生到临床的口腔医师,知识有了,材料有了,经过初步实践,技术也有了。可是这个时候,口腔医师可能会发现:他仍然无法有效地抓住客户,他给病人提供的方案,被认同的还是不多。不是说方案不好,或者说口腔医师的技术不好,但是就是很难赢得病人的信任与支持。这个时候,口腔医师可能就需要反思了,出了什么问题呢?为什么?为什么技术、知识都有了,病人还是无法接受我们?

口腔诊所与就诊病人的沟通是人际关系的一门艺术,也是口腔医疗过程中一个重要的组成部分,检讨我国多年来的口腔医疗服务实践,缺乏全面良好的沟通不能不说是个突出的问题。许多医疗纠纷就是因为没有良好的沟通导致的,很有必要确立全面沟通的管理理念。在口腔诊所,全面沟通有三个层面:一是口腔医师与病人之间的沟通;二是全体医护人员与病人之间的沟通;三是全体工作人员之间的沟通。

口腔医师不但要掌握口腔医学科学技术,而且要注意与病人沟通的技巧,从而使病人及其家属达到更好的合作。良好的沟通技巧对于病人是否接受治疗往往是很关键的。这有助于提高口腔医疗效果,也是口腔医师必须具有的执业能力。口腔诊所在对员工进行专业教育的同时,应该加强"沟通技巧"的培训。

将良好的技巧和方式结合自己的性格特点和自己的独特气质,形成自己一种独特的风格。

给予自己成功的暗示,树立成功的信心,提高自己与病人的交流技巧和能力,找到能帮助自己完成这一切的合作伙伴,共同使病人建立正确的口腔医疗观念,使他们共同分享高水平的口腔医疗所带来的乐趣。

例如正确的诊断离不开 X 线片,所以你必须加强对病人的教育。要让病人知道拍摄 X 线片的必要性,这是专业的标准,是行业管理上级部门的要求。病人拒绝的时候,必须保持耐心,坚持原则,但不要发生冲突,"强卖"只会使顾客产生逆反心态。

例如郑州市口腔医院成立了患者服务中心,开展电话预约服务,开通了网上口腔疑难病咨询解答,实行全年无假日医院,此举大大增加了口腔医生和病人之间的沟通,也使医院及时了解到患者的需要,为患者提供个性化的服务奠定了坚实的基础,也让患者对医疗工作的理解增多了,并减少了投诉率,受到了广大患者的好评。

对接诊医师、护士、导医进行了专业的沟通培训,为的是加强对病人的沟通交流,消除患者的紧张心理或者焦虑心理。从而让患者对口腔诊所服务品质的认可,提高对医院的忠诚度。提高口腔医生的医疗和服务水平,促进医生在沟通中更好地展示自己。口腔医生做适当的包装无可厚非,但必须有明确的原则性,不能像江湖游医故弄玄虚骗取信任。绝对不是锻炼宰杀能力,忽悠能力。我们只主张四个字:"诚信医疗",因为这关乎口腔诊所能走多远。

第一节　与病人沟通的特殊性

口腔医师与病人关系的特殊性是由口腔医疗的特点决定的,概括起来有以下几个方面。

1. 口腔医师的特殊性

20 世纪以来,随着口腔医学科学的发展,口腔诊疗器械和修复材料的不断出现,口腔医疗服务具有良好的效果,使得口腔医务人员成为一种很有声望的职业。口腔医师掌握并运用的科学技术手段关系到人的口腔健康和生活质量。对于任何一个人,口腔医疗服务是不可缺少的,随着现代生活质量的不断提高,人们对口腔健康的需求大大提高,使口腔医师职业更受到尊重。而口腔医学技术本身又极复杂,既需要生物学和医学科学知识,又需要理工科科学技术,这些是由口腔医学的性质决定的。口腔医学院校培养学生的时间比其他理工院校要长,也说明了口腔医学技术的复杂性和重要性。口腔医疗服务独立性很强,依赖治疗设备,常为单人操作,口腔医师在医疗过程中主导作用十分明显。

口腔医师是以自己的口腔医疗技术为病人服务的,在服务过程中自然需要沟通,而沟通的主导权掌握在口腔医师手上,在沟通中对病人要给予更多的关心与保护。造成口腔医疗效果不佳和引起纠纷的原因之一是口腔医师与病人之间缺乏有效的沟通。从口腔医师方面来说,有些对病人讲的话可能已不知讲了多少遍,不过对一个新病人和他的家属,却可能是完全不了解的,需要耐心地从头讲起,直到他们明白为止。一位口腔医师追求价值的体现很大程度上是由做出漂亮的"作品"来决定的,所以沟通再好也只能说明只是成功了一半,另一半还是要由技术实力来决定的。

与病人维持良好的关系,必须由口腔医生开始做起。如果你与别人相处时会感到羞怯,应进修人际关系基本课程,或者成为人际关系学会的活跃会员,还应积极参与社区公益活动。当然,还可以参加所属卫生工作者协会的活动,等等。

2. 口腔病人的特殊性

龋病、牙周疾病、牙𬌗畸形、牙列缺损等口腔疾病是人类的多发病、常见病,其择医行为的主要特点是需要长期的治疗和定期的保健。有一定的口腔医学知识,对口腔医疗技术和口腔医疗质量要求较高的病人,如一些慢性牙周病,择期修复的病人等,其主要特点是小心、谨慎,了解口腔医师技术水平与口腔医疗服务质量,有初步印象后再与其他口腔诊所的治疗方法、费用进行比较,权衡后再就医,病人存在的顾虑内容丰富、具体,观念也更执著。病人一般有两个心理,怕痛和怕过度治疗,多花费。

例如有一位女性患者,一坐在牙椅上就说:"医生,我看见牙钻就发抖!",你怎么办? 如果还有一位女性患者10年没看牙医了,她对你说:"我以前拔牙,打针时晕过去了。"现在她又要拔牙了,你该如何解除她的顾虑呢? 临床上每天都会碰到这样的患者,他(她)们的不安和焦虑显而易见。这时你应该脱下手套,摘掉口罩,耐心地倾听他们的陈诉,理解他们的忧虑,和患者进行有效的沟通,使他们意识到配合治疗是件很容易的事。

经常碰到病人向我们提出这样具有挑战性的问题:"你们小诊所的收费怎么比大医院都贵?""为什么我的牙没治疗前不痛,治疗后反而痛了呢?""你说拍片子时辐射量是安全的,为什么你却跑得远远地?"当我们面对这些问题时,回答的内容和方式很可能会影响到医患沟通是否能成功地进行下去。

口腔医师给病人看病可不是修理钟表或其他机器,在可能的情况下,口腔医师应该把自己正在做什么和将要做什么随时告诉病人,因为病人既看不见口腔医师在做什么,又张着嘴没法问话,病人和家属常对口腔医师怀有戒备心理,希望口腔医师能特别理解病人的苦衷。

还有很重要的一点,病人来就医的时候,大部分都是带着痛苦来的。人身体不舒服的时候,心情难免急躁。这时我们要站在病人的角度考虑问题,痛病人之所痛,谅病人之所难,以静制噪,以稳制躁。让病人感觉到我们的爱心,这样诊疗和遵医行为也会更加顺畅。

第二节　沟通的基本方式

口腔医学语言的作用,远远超过了普通职业者用语的作用。运用语言符号进行信息交往是医患之间最多见也是最常用的交往方式。可以说,医患关系首先是一种语言的关系,是一种双向语言交流。患者的性格千差万别,患者的牙齿千奇百怪,患者的经济高低悬殊。不同的患者,不同的口腔健康状况,不同的职业,不同的经济条件,以及不同的身份,不同的就医环境,有不一样的沟通方法。把想法转化成语言,传达、接收并最终被理解的过程是复杂的。不需要过深的理论,我们要考虑的是作为口腔医师如何处理医患交流的基本环节。

沟通是使用语言和非语言手段以及特定的方式表达某种需要,建立或调整说者和听者之间某种关系,使听者的行动或理解有助于满足说者的需要,口腔医师可从病人传递的信息中判定其需求。

一、言语性沟通类型

医学语言的作用,远远超过了普通职业者用语的作用。运用语言符号进行信息交往是医患之间最多见,也是最常用的交往方式。可以说,医患关系首先是一种语言的关系,是一种双向语言交流。信息的传递,无论是说或者是写,都必须运用语言。

牙医和许多的专业人士一样,喜欢说专业术语,而且通常是病人不容易理解的。例如牙医用医学术语来诊断牙科的症状,而患者则会从自己的心理、社会情况出发来考虑自身的症状。这样的差异常会导致令人失望的治疗结果,不能达到治疗目的。患者和医生对牙科治疗的理解程度不同会导致两者间的不平等。而牙医与患者的平等关系可以增进牙科治疗的有效性。

语言必须选用清楚、准确和易懂的。不要使病人疑惑,激动或者反感。交流的大意,就像海报、小册子、宣传片一样需要用通俗易懂的语言,而不是过于专业的语言。口腔医师既要善于与病人交谈,又要注意交谈的方式方法,这对提高医疗成效大有帮助。按照口腔医师与病人在诊疗活动中各自活动态势的主动性不同,可将医患言语性沟通分为三种类型:

1. 主动型语言

口腔医务人员由于其职业的特殊性,决定了口腔医务人员在医患关系中始终起着主导作用,由此决定了口腔医务人员在医患交谈中也始终处于主导地位。口腔医务人员既要善于与病人交谈,又要注意交谈的方式方法,这对提高口腔医疗效果大有帮助。主动型语言是一种传统式的医患关系所表现的语言。医患交往中口腔医师为病人治病,把自己完全置于主动地位,要求病人绝对服从安排,这种医学语言的特点是口腔医师的语言绝对权威。病人请求口腔医师给予诊治,自然而然地把自己置于被动的地位。这种交谈方式淡化了病人的地位,不能适应现代医学模式的转变及健康观的变化,仅适用于全依赖型的病人,如幼儿等。

2. 指导型语言

在这种交谈方式中,口腔医师与病人同处于主动位置,口腔医师仍具有权威性。这种医学语言特点是口腔医师从病人的口腔健康利益出发,对病人讲明病情,要求病人在服从口腔医师的治疗下予以合作,配合治疗。病人虽说有一定的主动性,但必须以执行口腔医师的意志为前提。

3. 共同参与型语言

在这种交谈方式中,口腔医师与病人有近似相等的权利与地位,医患之间相互作用,彼此依存,医患双方有着治好口腔疾病的共同愿望和积极性。口腔医师注意调动病人的积极性,病人不仅主动配合,而且有一定的自我口腔保健能力。我们要善于让病人说话,让病人把自己的意思尽可能地表达出来。这种类型的特点是病人和口腔医师共同参与诊治措施的制定和实施。这种交谈方式对于提高可选择性的口腔医疗诊疗和修复效果十分有利。

二、沟通的不同阶段

在口腔医师与病人的沟通中,医患双方都是围绕着病人的口腔健康这个主题展开的,在不同沟通阶段应把握不同的沟通方式。

1. 沟通初期

美国牙科医生除了在学术上一丝不苟之外,日常工作中点点滴滴的小事都体现了他们对病人隐私权的尊重。比如不管时间多紧,牙科医生与医学生都要向病人自我介绍,如果要旁观,也一定要先征求病人的同意。在给病人查体时,要求绝对不许另一位病人在场。

牙医收集关于患者的信息,不仅包括临床牙齿和口腔的状况,而且包括个人特点,这将影响到患者的口腔健康和治疗的过程及结果。在牙医观察患者的时候,患者也在观察医生,建立(或者没有建立)允许牙医开始治疗的信心和信任。双方注意力往往集中在某些表现信息方面,如双方的表情、年龄、仪表、言语谈吐等,一旦印象形成对双方态度有持久的影响。

这一阶段在询问病史的方式上,应该采用"开放式"的提问,这是指一种不能用"是"或"否"这样封闭式的答案来回答的问题。让病人回答时有一定的范围,促使病人用自己的语言来表达问题,从而建立起一种鼓励交往的气氛和有效的持续沟通的环境条件,取得有关口腔疾病和病人需求的信息。

倾听患者所说时必须弄清楚患者为什么来就诊,为什么来找你诊治。可能是牙齿或者是关节问题,比如一个年轻人的问题是"我的犬齿总是咬到颊黏膜"。或者患者根本不知道自己为什么来看医生,这主要取决于教育水平和文化程度。无论何种情况,弄清患者为什么来就诊,这是我们开始着手建立医患关系的开端。我们必须靠近患者,站在患者的立场上,开始医患沟通。

例如江苏省口腔医院于2002年在全国率先提出"诊前3分钟"制度,要求口腔医生在给病人做治疗前,先进行自我介绍、业务专长介绍,告知病人的病情、治疗措施、治疗风险、治疗费用和预期效果。在与患者及其家属沟通时,使用规范的语言,耐心地回答病人想要了解的有关诊疗问题,消除病人诊疗中的顾虑。

2. 沟通中期

沟通过程中有时病人对某一个问题感到不知如何叙述,此时口腔医师应采取"启发式"的言语进行启发、诱导。口腔医师不要单方面扮演交谈的主角,使双方交谈变成"一言堂",从而使病人产生反感或厌恶,而是应该采取讨论的方式,既认真听取对方的意见,又充分发表自己的看法。

沟通过程中,病人常常使用较多的非医学术语词汇和地方性词汇,表达也不一定确切,这就需要口腔医师适当地加以分析整理,转换成一定的口腔医学术语,便于记录、诊断。口腔医师必须将临床检查状况告知患者,使患者可以理解,患者必须被告知可能引起问题的影响因素和改变一些行为来预防后期可能出现的疾病。这些都基于良好的基本交流和在整个治疗过程中患者的参与。

3. 沟通末期

口腔医师应该说一些安慰体贴的话,不可突然中断谈话或无缘无故地离开病人,以免使病人产生疑虑。口腔医师在围绕疾病进一步问询或做解释性分析或交代有关治疗注意事项时,应避免过多地使用口腔医学术语,尽量使病人能够听懂。

口腔医师与病人间的沟通形式和内容是多种多样的。如"开放式"的交谈有助于交谈领域的扩大;"启发式"交谈有助于病人抓住要点,确切地表述自己的问题;"讨论式"的交谈则有助于病人发挥积极性;"疏导式"的交谈有助于解决病人的各种心理问题。因此,采用不同的沟通方式,对于取得医患之间交往的成效是至关重要的。

美国牙科医生在病人离开之前都要问同一个问题,那就是"你还有别的问题吗?"而我国口腔医生最怕病人有没完没了的问题,谁让门口还等了那么多焦急的病人呢?这是需要我们改变的。

三、非言语性沟通

沟通过程中常出现的问题是病人很难理解口腔医师的述说,尤其在讨论口腔疾病原因、口腔治疗方法和口腔治疗效果时,因此常需要借助某种视觉工具,以便帮助病人理解。

要展现给患者的是口腔医师在他们的口腔中看到的一切:一个好的口镜可以起到很好的辅助作用;一个有光源的放大镜更好些。一个口内照相机是用来很好地展示检查结果的工具。彩色照片可以让病人把自己的检查结果带回家。

一旦诊断明确,图像可以帮助病人接受并了解自己应该注意的问题和情况。有些时候在医生讨论结束后病历可以让病人带回家。病人有越多的机会自我发现口腔的问题,牙医就会在诊疗中更加轻松。

1. 照片和幻灯片

用作口腔病人记录和治疗计划的辅助手段,解说治疗和修复方案,用于同病人进行交流。其优点是图像清晰,无需特殊设备就可观察,价廉,便于保存和携带。

2. 图书或手册

可系统介绍口腔病例的治疗步骤,各种可选择性口腔治疗方法和修复材料的优缺点和注意事项,使病人能随时查询。

3. 录像

为动态图像,信息量大,容易理解和观察病情。用录像对病人进行口腔健康教育,易于增加病人对口腔治疗和修复的接受程度。

4. 口腔模型

用口腔研究模型或修复模型和病人共同研究、沟通、诊断和制订治疗方案,主要让病人形象化地直接了解其牙齿的条件局限,修复体牙齿的形态和位置,口腔治疗和修复的预期效果。

5. 医患互动

例如为增加医患沟通的渠道,了解患者的需求、患者的心声,建立更加融洽的医患关系,济南市口腔医院自 2010 年 8 月 1 日至 9 月 30 日在广大正畸患者中开展"我的牙套日记"征文大赛活动。

口腔正畸治疗是一个技术复杂、疗程较长、令人期待而又紧张的过程,患者带上牙套一般需要两年左右的治疗时间,医患积极合作,是取得良好、稳定的疗效的前提。由患者自己记述在正畸治疗过程中的酸甜苦辣、治疗心程,更真实、更生动地反映了患者的需要,医患互动,让患者感受治疗的过程,参与治疗的经历,医务人员则更加深入理解患者的心声,改进医疗服务工作,不断提高服务质量和水平,从而形成共赢和睦的医患关系,努力实现"服务好,质量好,群众满意"。

四、口腔医师与病人电脑影像沟通

口腔内镜技术为口腔医师与病人的沟通开辟了一条新的途径。口腔内镜是特殊构造的摄像镜头,可以伸入口腔,在自备光源的照射下摄取牙齿及软组织的细节,在计算机屏幕上显示清晰的放大图像。在内镜系统的协助下,口腔医师能更好地发现软硬组织上发生的病变,并能让病人直观地、全面地了解自己口腔中存在的各种问题。有助于病人观察自己,并对自己的微笑进行客观评价。

在口腔诊所内使用摄影技术将吸引同一群病人,并且确实有助于诊所的建设。这些图像还能存储在病人的数据库中,与文字、图形、X线片图像等信息共同组成新一代的电子病历,能很方便地调阅和用于会诊、学术报告等场合(图5-1、图5-2)。

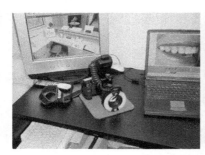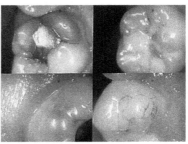

图 5-1　电脑影像技术(来源:Nathan Y. Li, DDS Private practice, Los Angeles, US)

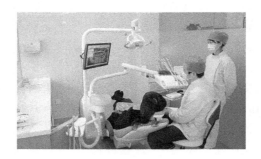

图 5-2　电脑影像技术(来源:上海雅杰口腔门诊部)

口腔医师可以开辟出一个区域作为摄影区,治疗前后都由口腔医师或其他工作人员进行拍摄,然后装框并陈列出来以便其他病人观察效果。每个人都会愿意接受拍摄,即使他们不愿意,这是一个机会,你可以与他进行交谈,了解为什么他们会因被拍照而感到尴尬。这可能会对改善他们的微笑有所帮助。当"触目惊心"的病变景象展示在病人面前时,无需更多的描述或专业知识,病人也能理解治疗的迫切性。此时,医师可以在清晰直观的图像的辅助下,进一步向病人介绍可能采取的各种治疗措施,供病人根据自身各方面的条件作出选择,这大大提高了病人的治疗愿望和参与程度。

在应用这些设备与求诊者讨论其口腔情况的时候,语言的选择是很重要的。尽量避免使用诸如"你的毛病在这儿"的话语,而采用"我们须留意的区域是这里",这样就诊病人会减少抗拒情绪,更容易接受我们的建议。

国外的私人开业牙医对采用这一技术更感兴趣,还有一些商业方面的原因。一是医师用内镜起到"启发消费"的作用,使病人更愿意接受治疗。二是内镜能记录治疗前的详细情况。在采取不可逆治疗手段后如果发生某种医患纠纷,内镜摄取和存储在病人数据库中的图像可以作为重要证据,用以保护医患双方的公平权利。

五、四个简单的常用问题

口腔医生在治疗过程中,应该如何讲话? 什么时候讲话? 讲什么话? 会叫病人感到安全和舒适。美国牙科医生 Morris·RB 提出可能问四个简单的常用问题,通过病人的基础要求达到目标,这样就能保证病人的优先权。

1. 它们看起来怎样

病人对于自己牙齿的外观"曲线、外形和色泽"满意吗? 爱美之心人皆有之。通常多数病人会要求最白的牙齿而不是自然美,这使口腔医生非常苦恼。而另外一方面,部分病人满足于自己的坏牙齿,而其实是需要漂白和装饰的。掌握大量病人的情况是一种财富。美学上的目标可以大有不同,在追求完美的白和满足于平凡的白之前,先做好"漂白黑点"的基本工作。

2. 它们用起来怎样

病人是否可以顺畅地说话、咀嚼、吞咽呢? 病人是否能够放心使用硬的食物,而不必担心牙齿的折断或者脱落呢? 功能美观是一个整体的。一些病人往往一辈子满足于自己有病的牙齿不求治疗,而另外一部分病人则在明确一个患牙后迫不及待地要求治疗。

3. 它们能够健康吗

病人的有病牙齿是否可以恢复健康呢? 这个问题包括病人自身的预期和预后的保持,但是同时这个目标也是可以达到的。牙齿的紧密排列导致的食物嵌塞,将会不可避免地导致牙病。缺牙或者牙倾斜,过深咬合,组织肥大和牙齿的复合修复,都是需要考虑的修复问题,无论是牙病患者还是正常人。所有影响预后的问题,都需要全面的考虑。

4. 它们能够保持多久

病人恢复健康的牙齿可以保持多久？牙齿护理和保健是长期的工作。这取决于治疗方式、选用的材料和病人本身的保护工作。我们需要注意因为未知的口腔疾患和功能问题导致的治疗失败。同时我们还要注意日常保健和专业护理的重要性。如果能如此，我们的治疗应该可以维持数十年。口腔医生的成功在于10~20年，甚至30年地保证病人的牙齿健康，无论是在美观方面还是在功能方面。

这四个简单问题可以概括口腔医生和牙科病人对于治疗目标的认识。大多数病人会要求达到上述目标。他们把自己的希望和要求寄托于我们，而口腔医生要做的就是尽自己所能去满足病人的要求。同时，我们还要在诊疗过程中保护病人的权利和利益，让病人满意我们的服务。我们的责任就是告诉病人我们能做的，并且提供我们最好的服务给我们的病人。

例如青岛市口腔医院要求医务人员做到"一个要求、两个技巧、三个掌握、四个留意、五个避免、六种方式"。一个要求，就是医务人员要有诚信，对病人或家属要尊重，具有同情心和耐心。两个技巧，就是多听病人的询问，多向病人介绍病情、治疗效果、用药和检查目的，关心病人在就医过程中的生活或不便。三个掌握，就是及时掌握病人的病情发展变化、医疗费用情况和病人的社会心理。四个留意，就是留意沟通对象的情绪、受教育程度和对沟通的感受、沟通对象对疾病的认知度和对沟通的期望值。五个避免，就是避免强求病人即时接受、避免使用刺激语言或词语、避免使用病人不懂的医学专业词汇、避免强求改变病人观点和避免压抑病人情绪。六种方式，就是预防为主地针对性沟通、换位沟通、集体沟通、书面沟通、协调同意沟通和形象比喻沟通。通过以上全方位、多层次、多视角的主体交流和沟通，有效的提高服务质量，及时化解医患矛盾和纠纷，增强病人对医院的信任度和对医务人员的理解。

第三节　与病人的沟通过程

在口腔诊疗和修复过程中，口腔医师与病人之间的沟通过程包括倾听、情入、建立关系和说服。有些病人通过倾诉和宽慰，病情可以减轻。但现在很多口腔医生都说太忙，做不到。口腔医生工作忙是事实，但有时也是借口。口腔医生希望病人说话简明扼要也是合理的，但多数病人做不到。其实，应稍微耐心些，并加上一些诱导技巧，可能效果会更好。催促他们，结果使病人心急，反而越说越乱，更费时间。口腔医生亲切耐心，还有利于患者打消顾虑。

1. 倾听

倾听是人与人之间沟通的基础,是对听到的信息进行选择、概括和重建的积极过程,判定病人的要求和解释是倾听的重要方法,倾听要求听者能从背景中分辨出真正的信息。倾听是一种受人欢迎的态度,表示对对方的尊重;倾听又是个人修养的体现;倾听是充分了解病人的有效渠道。要善于让病人说话,让他把自己的意思尽可能地表达出来。让病人觉得自己受尊重,接下来的诊疗和处理,就是我们引导着病人走了。

"自然赋予人类一张嘴,两只耳朵,就是让我们多听少说。"苏格拉底的这句话,确实是哲学中的经典。专家们指出,倾听是一门艺术。运用语言有四个要素:阅读、书写、诉说、倾听。在这四个要素中,倾听是最需要的,却又是大家最不重视,研究得最少,掌握得最不好的一个环节。询问病人对自己的口腔、牙齿和微笑的看法,能够发现病人内心深处的想法和感觉。据国外的权威机构 20 世纪90 年代中期的调查,就诊病人认为,对他们来说,口腔医师是否愿意倾听病人的诉说是最重要的。1998 年,美国一位著名的医学专家指出:医学院校最重要的教学内容之一是关爱病人,医生在工作中最重要的素质就是关爱病人,关爱病人的最重要的手段之一就是与病人沟通,即倾听。倾听能建立信任,在推销过程中占 40% 的成分。

让就诊病人尽情地谈吐,他们会告诉医生一些很有趣的东西,比如他们爱吃某种食物,但是他们的牙齿似乎不够灵便,以至于不得不采取偏侧咀嚼。这时,我们应该点头并鼓励他们继续说下去,这样的交流,将有助于与病人增进信任并帮助病人提高口腔保健的意识。在交谈过程中,80% 的时间让就诊病人说话,我们自己只需要 20% 的时间就够了。避免与病人谈论带有自己感情色彩的技术性问题,与就诊病人交谈不应该像审问一样,要把自己当做就诊病人的顾问或是伙伴。双方都想达到双赢的局面,医患双方不是一种对立的关系,努力使就诊病人参与谈话,我们将在感情和经济上都会得到可观的回报。

认真的倾听也是治疗:在收集患者信息的过程中。最重要的是倾听,而不是提问。患者经常抱怨:"医生根本没有认真听我在说什么。"患者关注的并不是医生能重复自己的话。如果那么简单,录音机就可以做到了。看似简单的倾听实为一种技巧。问诊时,2/3 的时间要留给患者,尽量不要打断患者的叙述。当然,医生可以说简短的话,如"是吗? 后来呢? ",让患者觉得医生在注意听自己的讲述。只有通过敏锐的观察和认真的倾听。医生才能领会患者想要表达的准确意思。

愿意倾听在某种意义上就是表示愿意接受对方,很容易获得对方的好感。患者常常会对用心倾听自己诉说的医生说:"您花那么多时间听我说,真是太感动了。"倾听时,应该注视对方,传递一种友好、关心、体贴的信息;不时地点头。

对患者的诉说表示理解、同意和赞许。倾听可以有效地减轻患者的心理压力,其实也是一种治疗。

给患者应有的支持。医生要鼓励患者用自己的语言表达亲身感受。理解患者的困境,赏识患者为克服病痛所作出的努力。同时要根据患者的文化水平,用他们能理解的语言进行交谈。比如多用支持性语言,"原来是这样"、"这种感觉一定很难受"、"您说的这个问题很重要"。

倾听是重要的,如果医生总是在喋喋不休,那么我们就不会得到病人的反馈。病人回复给我们的信息,包括文字信息和潜在信息两个方面,我们必须仔细听并把握这两个方面。请看下面的对话:

医生:"我知道您上次看牙已经是 5 年前了,为什么这么久不来看医生呢?"

病人:"我讨厌牙医。"

如果我们只是按字面意思理解的话,这段对话是毫无意义的,同时还会让医生很懊恼。其实病人真正的意思可能是"我可有过一段看牙医的可怕经历"或者"我怕医生或许会把我弄疼。"如果我们只看字面,那么我们就会被导入歧途。我们必须仔细倾听,并发现病人的潜台词。

病人在对话中会表现出对于诊疗的焦虑,并直白地表达出来。或者是表现为敌意及费解的行为。有效的倾听会鼓励病人进一步的交流,同时是我们获得病人不同方面的表达给我们的信息。

2. 情入

这是一种特殊的倾听方法,即倾听时能够对说者的感情变化作出反应。情入技巧包括两个方面:一是在不丧失自己特征和客观标准的条件下,从第三者的角度理解病人;二是反馈这种理解,帮助病人解决问题。口腔医师应知道何时情入,怎样情入。情入的目的是要将妨碍医疗的感情引发出来。

口腔医师对病人表情冷漠是很普遍的,成功的口腔医师接待病人都很有礼貌,甚至会跟病人说谢谢,口腔医师不是感谢病人来找他看病,而是对他们按要求配合做检查时,承受的一些不适表示感谢。如果配合不好,导致诊治失误,也会影响口腔医师的名声。善待病人,绝不会贬低自己,相反只会受到更多的尊重。一是病人是带着痛苦和恐惧来的,口腔医师是健康人;二是病人是客人,口腔医师是主人,待客人应该有礼貌,说声"你好,请坐",然后进入正题,会显示口腔医师的良好素质,赢得病人的尊重。人和人之间的陌生,人和人之间的亲近,都是潜意识的结果。

反馈是具有决定意义的。要弄清楚病人是否明白医生的意思,唯一肯定的途径就是看病人对医生建议的回复,用病人自己的语言。最好的方法可以在下面假设的医患对话中得到明确:

医生:"张先生,我想用几分钟的时间跟您说明一下您牙龈出血的原因和建议您现在应该做的处理。"

病人："好的。"

医生："是这样的,我们的口腔是一个有菌的环境,细菌会在牙齿和牙龈上附着,同时分解食物的残渣,形成我们在牙科所说的菌斑。如果菌斑不能用刷牙或者用牙线每天清理的话,牙龈组织会感染并肿大,变得容易出血。这可能导致严重的牙龈病,您明白吗?"

病人："是的。"

在这段对话中,医生传达的信息在本质上是没有错误的,语言精确、清楚,同时也很通俗,但是缺少的是病人的反馈。现在再看以下的对话:

医生："张先生,就您所见所闻和读书得到的信息,以及我向您表达的口腔情况,您认为导致自己牙龈疾病的原因是什么?"

病人："我现在发现自己平时太少使用牙线了。我平时没有用牙刷清理掉菌斑的地方,正是出血最严重的地方。"

医生："那么您觉得这些说明了什么呢?"

病人："通过你们的宣传片和宣传册,我看来是有牙龈病的。那么我会不会掉牙呢?"

事实证明两种对话方式都达到了一样的目的,它们都是有效的沟通。但其实只有第二种证明了在对话中医生表达的信息是如何被病人接收,理解并反馈给医生的。

交流技巧中有一种行之有效的办法叫"简单的重复",即用提问的语调简单地重复最后一个词或短语,比如当病人说:"我看到医生就发抖。"我们可以这样重复:"看到医生就发抖吗?"病人紧接着就会进行详细的解释,"上次拔牙……"我们的目标就是从患者泛泛的陈诉中找到问题的关键所在。这个过程同样也有治疗作用,因为患者一旦明确问题所在,不适感会自然减轻或消失。

3. 建立关系

口腔医师和病人建立一种和谐的关系,有利于口腔医疗和修复。这种关系是相互之间的坦诚感、信任感,可排除防卫心态,解除防卫才会有信息、情绪和个性的全面沟通。建立关系的方法包括谈论一些私事,避免使用技术性语言,利用一些幽默手法,寻找双方的共同点,以有效地说服病人,适时果断地表达口腔医师的权力也是非常重要的。

诱导患者说出心里话,患者在交流时有时会出现不爱说话,不能及时准确地表达自己的想法,甚至说不清发病情况;有时会滔滔不绝,但词不达意;医生要有意识引导并适度控制患者的表达主题和表达方法。

新的销售模式是一个"人"的游戏。人与人之间的关系是不断变化和充满情感的,需要一定的时间才能建立彼此之间的信任。不建立良好的关系,就诊病人很快就会流失。掌握好每一次的交流机会,因为很多时候可能因为小小的心不在焉而导致你与病人距离的疏远。

4. 说服

通过说服使对方改变态度或打动对方使其行动,被说服的一方能理解和欣赏,而不是感到被利用。说服别人的原则包括晓之以理,减少阻力,在说服使对方改变态度过程中应该适当地为自己留些余地。但留余地的目的不是为了不负责任,而是为了相互间多一些理解。信息的传达者必须明确知道自己的目的。在给出诊断或者建议之前,一名口腔医师应该在头脑中有肯定的想法,手头有写好的提纲,同时要有一个怎样去表达的大意。如果口腔医师本人都不清楚的话,那么病人更没有希望理解口腔医师在说什么了。

第四节　与病人沟通的技巧

口腔医师要与病人沟通,不仅要学习沟通的一般技巧,而且还需要各方面的知识以及人格素质的协同作用。

1. 敬业精神

作为一名口腔医师对自己的工作不感兴趣,就不可能主动积极热情地与病人沟通,所以意识到所从事职业的成就感,就会珍惜这个职业带来的挑战机会,从而实现自己的价值观,在职业工作中寻找自己的乐趣和实现自己的价值。口腔医师的天职是以病人为中心,在细心、认真及善解人意中,还要体现出自信。

经常对没有提出的问题进行反省,诸如"我没有时间提问""我干牙科已经有 15 年了,我知道答案。"这些内心活动会妨碍我们。

2. 情感治疗

沟通最重要的是情感。在牙科诊疗中,除了传统的修复技术之外,逐步强调心理安抚,其实,心理安抚在很大程度上是情感治疗,就是要理解、关怀、关心、帮助病人,就是与病人沟通。在工作中,一个坚强、乐观、豁达、随和、幽默的口腔医师,一定能感染周围的人。积极乐观,会消除病人的担心。天真随和,会转移病人对价格的敏感性。

3. 有的放矢

做好沟通的关键在于了解病人及家属存在的问题、顾虑和他们的个人背景,讲究解释工作的个体针对性。例如治疗后提供热毛巾可以清洁余留下来的印模材料,使病人感觉精神振作。一切细节都不能错过,例如病人开什么车,病人走路的形态,病人着装、香水、手表、饰品,等等。

4. 居家环境

环境是重要的。病人会因为牙科器械和处理表现出焦虑,而在办公室等环境内却不会。现代牙科器械正在逐渐向人性化、居家化的方向发展,努力减少病人的焦虑,促进医患之间在诊疗前的交流。

5. 注意问题

在沟通中对病人要坦诚相待。一般与病人的距离在40厘米左右,除非老人和小孩,太近就侵占了对方的活动空间,让对方感到不自在。轻声细语,缓慢,多一些征求口吻,杜绝命令的口气,切忌过头话,不要拉长声调。和病人交谈时,切忌眼睛漂移不定、看报纸、打电话或看别人。眼睛一般看着病人的眼睛或鼻子部位,让人感觉到你是在专注地与自己谈话。临床上无理取闹的病人及其亲属,有些可能源于口腔医师某些不慎的言行,有些源于某些误会,有些则源于医疗收费。碰到这种情况,当事人先暂时回避,由其他的口腔医师调查处理。

在临床口腔疾病诊治和修复过程中,口腔医师与病人建立一种相互平等、相互协作和共同参与的医患关系是完全必要的。实践证明,良好的医患关系包括积极的沟通,沟通能在建立和谐气氛的同时,帮助口腔医师和病人从诊断到制订治疗和修复方案、治疗和修复实施、治疗和修复后的保健、治疗和修复收费等方面取得充分共识,它不仅能增强病人口腔保健的主观能动性,而且可以促使病人积极地参与、配合口腔医疗和修复。

口腔医师必须非常重视沟通技巧的修养,要求有丰富的自然和社会科学知识、合作处世方面的技巧,还需要真诚、耐心、理解、同情。在口腔医疗实践中不断地提高沟通水平。

以下是美国牙科医生Blatchford WA提出的可以表示友善和关心病人的一些做法:

尽量守时,也感谢病人准时就诊。

尽量记着病人以及其配偶的名字,交谈中可经常提及。

以亲切和期待的目光正视病人。

病人到达时应与对方握手。

谨记个别病人一些独特之处。

再一次向病人介绍自己,不要预期病人必定记得你。

把每一位病人当做优等病人看待,例如请他们喝杯咖啡,让病人随意使用电话和影印机,准备新鲜的水果招呼病人,等等。

如果认为自己缺乏与病人相处的技巧,不妨在员工会议上,互相练习如何与病人相处的技巧,并用摄录机拍摄练习过程。亦可聘请礼仪专家或顾问,指导口腔诊所的员工改善与病人应对的技巧。

总之,不管选择什么沟通方式,都必须坚持这样5个原则,即鼓励性原则、疏导性原则、讨论性原则、礼貌性原则和治疗性原则。沟通的目的在于交流信息、改善关系、消除顾虑、配合治疗、促进康复。全国劳动模范李素丽说："认真做事只能把事做对，用心做事才能把事做好。"

第五节 口腔诊所接诊沟通

口腔医师从遇见病人的那一刻起就开始了热情的服务。不管是新病人还是已经治疗了一段时间的病人，任何东西都比不上温暖、亲切和个人的欢迎。与口腔无关的一段简短的聊天总是一艘很好的"破冰船"，能帮助病人感觉舒适，减轻焦虑。

国外很重视医患之间的沟通，整个治疗过程都是医患双方商量着确定的。口腔医生要用大量的时间来给病人做解释和说明，所以看一个病人要好几十分钟。然而，由于现实条件的限制，我国的口腔医生不可能拿出那么多的时间来与病人沟通。在我国的医院里，一位口腔医生一上午就要看好几十个病人，而且每个病人的挂号费只有几块钱。所以，口腔医生只能拿出 10 分钟来给每位病人看病。

一般来说，只顾埋头工作而很少说话的口腔医生，病人是不大欢迎的。在一些国家，口腔医生把自己开诊的时间叫做"谈话时间"，这也体现了口腔医生说话的重要性。

1. 询问病史

在询问病史时，对于新病人或许久没来的病人，回顾他的治疗史是很重要的，这不仅是为了准确地进行口腔疾病的诊断，也是为了让病人知道你很关心他的整个健康状况。如果有些情况可能影响他的牙科治疗状况，应事先与他的内科医生联系，以获得更深入的病史，这可以容许你采取必要的预防措施。例如如果病人有某种心脏病，在治疗前应服用预防性的抗生素，为了止血，有些病人在治疗前需停用某些药物。一些医学状况和药物甚至会影响病人整个牙齿的健康。花点时间向病人解释这些情况会给病人带来新的认识，让病人知道我们的工作很仔细、彻底。诉说时一定要重复一遍，以避免错误的传达和误解。一般总是先说一下他们的主诉，留下必要的诊断记录，如临床和影像学检查、牙髓试验、诊断性研究等。当记下所有的诊断记录后，在提出我们的治疗计划前，花点时间对病人解释我们的诊断。

询问病史时，口腔医生的态度应该是关心，千万不能像审讯，宁可像亲友探视的问候。"文革"时有个笑话，医生问病人："您有什么问题？"病人说："你才有问题呢。"医生还应该耐心地倾听病人的诉说，口腔医生亲切耐心，有利于打消病人的顾虑，袒露不愿对人说的隐私，有时隐私是弄清病情的关键。首先，口腔医生要善于从病人的神情和叙述中敏感地察觉到病情后有"难言之隐",意识到"有事",但不宜贸然提出,可以似问非问地说:您内心有什么烦恼? 也许病人就会有情绪反应,激动、流泪、哭泣。病人会很注意口腔医生的年龄、声望和神情,以决定是否袒露,对老医生顾虑较少些,如口腔医生提问较委婉,即使病人回避,双方也不会难堪。口腔医生要体现与病人休戚相关,要了解病人的心理,是顾虑重重,还是麻痹大意,对前者应适当宽慰,对后者语气可重些,目的都是使其既给予重视,又不失信心。

很多患者在看病前,都会事先准备好要向口腔医生讲述的内容,希望得到专业的解答。如果口腔医生只问自己感兴趣的内容,不给患者叙述的机会,不顾及他们的意愿,患者会因为没有得到帮助而失望地离开。不少口腔医生认为,如果允许患者想说多久就说多久,会浪费接诊的时间。然而实际上,如果不被打断,绝大多数患者可以在 60 秒内完成陈述。可见,让患者充分陈述,不但不会延长接诊时间,反而还会提高患者的满意度。

当口腔医生打断患者的陈述后,患者就不得不面临一个个具体的问题。比如患者牙痛,医生会迫不及待地追问"是自发痛,还是刺激痛?""吃过药吗?吃的什么药?""服药后症状能缓解吗?"等等。过早地把讨论局限在牙痛,会导致口腔医生难以获得患者重要的主诉,将影响问诊的整体效果。给患者充分的陈述时间,既体现了尊重,又可减少口腔医生无效的问诊。

当询问病史时,并没有一个单一的答案来回答:"多少才够?"带着我们需要收集的关键信息,来平衡时间和精力的影响是很有必要的。过分地侵权或过于烦琐地询问病史可能会使患者尴尬,或者恼怒患者,甚至会使他们保留重要的信息。这样的病史未能达到鉴别疾病,或者明确影响牙科治疗的条件因素的目的,这对于患者和医生都是很危险的。无论如何,当使用书面病史或者调查问卷时,绝对有必要口头上再重新询问患者,重新询问重要的问题,并且阐明肯定的答复或不答复。

询问既往史可能会使患者想起以前的不快经历,对以前医生的不满,已用治疗的不足等。没有必要进行不必的批评,也不必进行不必的附和,即使和我们有利害关系,只是了解患者的感受就足够了。明显的是"我已经知道你过去曾经遇到过一位糟糕的医生"。

例如我们常常听到这样的对白:"医生,我胆子小,害怕。"口腔医生不以为然地回答:"别怕,打了麻药就没感觉了。"作为口腔医生你是否真正理解了病人的主诉? 通常多数病人并不知道他们真正想要表达的意思,因此主诉会是模糊的、不完全的,甚至歪曲了事实。当我们进一步往下深究时,会发现病人具体担心的东西,而这些通常是被患者本人所忽略了的。所以口腔医生必须重视患者的主诉,通过沟通证实或找到患者的问题所在,此过程会使患者的不适感减少,彼此间的信任感增强,有效地建立起良好的医患关系。

2. 口腔检查和解释诊断

在口腔检查时,不是检查修理机器,口腔医生切忌一言不发,应该把自己想做什么、正在做什么,要求病人怎么配合,随时告诉病人。

随着检查的进行,口腔医生应该大声地讲出正在检查什么和查到了什么。助手应该记录下来并且提示检查者需要做的进一步检查。最重要的是,检查结果必须用通俗的语言记录。比如我们说"洞"而不是"龋",说"淤血"而不是"血肿",说"龈线"而不是"龈边缘"。当没有俗语可以用来记录时,检查者应该停下并简短地向患者说明。目的就是为了更好地让患者明白检查结果,而不是被迫或者迷惑。

当一项检查是异常的,重要的,或者是病理上的,口腔医生一定要向患者表达和描述清楚。

描述可以让患者明白检查包括的内容,并使患者一起加入到诊断的过程中。

口腔检查,应把自己想做什么,正在做什么,要求病人怎么配合,随时告诉病人,另外还要保护病人的身体隐私,比如检查前,让无关人员回避,要充分地尊重病人。

每个人或多或少地对治疗结果抱有一定的怀疑,口腔医生的承诺是治疗过程中一个重要的部分,在没有进行彻底的口腔检查就向患者承诺时,会被认为是不负责任。只有当检查完成,初步诊断确定以后,再向患者承诺时,才会得到他最大程度的支持。

在解释诊断时,数字式影像学技术和口内照相机是十分有用的工具,病人在监视器上能很容易地看到自己的问题,大多数病人能被口腔诊所内的高科技设备所打动。当提出诊疗计划并解释利弊时,要便于病人有所选择。只要他们理解了自己选择的结果,有机会作出选择使他们感觉事情在自己的控制之下,就能为他们选择的治疗负责。在交流诊断和治疗时,另外一些工具也很有用,包括信息表、示范模和图画等。交流最重要的方面是用病人能理解的语言清晰缓慢地说,保持眼睛接触,兴奋热心地说,最后留机会给病人提问和参与,尽量使他们获得信息。

3. 治疗全程

在治疗开始前,病人总想知道更多的治疗程序。像早前建议的一样,协助的护士能很容易地完成这项工作,口腔医师在治疗前,能很快地重复一下。记住,解释不会太多,口腔医师和助手作为一个治疗小组一起工作,应使病人随时获得信息,病人总是很欣赏这一点。事实上,在治疗前,逐步告诉病人治疗程序是一种很好的热情服务,因为许多病人叙述,在接受牙科治疗时最大的恐惧是不知道将会发生什么和该期望什么。例如告诉病人将放局麻药膏以减轻注射时的疼痛,从容地进行注射,尽量跟他们交谈以分散其注意力,使他们在注射过程中安心。在开始使用牙钻时告诉病人,他们将听到牙钻很高调的噪声。在使用低速钻时,告诉病人他们会觉得有些震动。在治疗过程中遇到困难时,最好描述一下遇到什么困难及尝试怎么克服。为治疗时间长的求诊病人准备小毛毯,因为对躺了数小时的求诊病人来说,可能会受凉。

在治疗中,如果病人知道目前进行到哪一步,他们一般都更少焦虑。这种交流方式可以在我们工作时进行,不会占用额外的时间。当完成治疗后,总结一下整个治疗过程是一种好习惯。对病人解释一下治疗的预后,提供一些治疗后的指导,这样病人会知道治疗后会怎样。

时刻让患者感到情况在自己的掌握中。就像医生"入侵"患者的口腔一样,我们必须让患者感觉在他们痛苦、需要闭嘴休息和吐出嘴里东西的时候,他们能够控制情况。看着患者并告诉他们:"如果有什么不舒服的,或者你需要让我停下来,举手好吗?""有什么不适请告诉我","如果有什么不适我会停下来再加一些麻醉药的"。

握一下患者的前臂或者拍一下患者的肩膀,可以让患者放心,而我们则得以继续工作。医生必须是可信的,并给患者叫暂停的权利。在某些情况下,这样无疑会延长治疗时间。但是同时这样会更加巩固医患间的互相信任。当信任建立起来后,患者就会减少叫暂停的次数。对于某些患者来说,他们需要知道所有的问题,我们则告诉患者情况都在自己的控制中。如"怀特女士,我们现在进展的如何?"这样一句话就能让患者感到自己能够掌握情况。

在治疗后,必须告诉病人治疗后的指导,并告知一个电话号码,以便紧急情况时能拨打,如疼痛、肿胀或出血。第二天,前台导医护士应拨打随访电话以了解病人术后、根管治疗后或戴用修复体后情况是否良好。

有人讲过一件真事:口腔医生在为一个病人做拔牙手术,家属在候诊室外等候。医生出来开口就说了一句:"完了",让家属吓了一跳。如果说:"好啦",就不会引起一场虚惊。

在临床上肯定性的指令更容易接受或执行,如果我们想让患者口张得更大一点的时候,我们会说:"请将口张大一点"而不是说:"别闭嘴",因为患者执行否定性的指令时,会下意识地先闭口再张开。一个可行的间接指令也能加强医患间的配合,比如说:如果你将嘴张得大一点,我会做得更快更好;或者说如果你每天使用牙线的话,你将会有清新的口气和健康的微笑。诸如此类的指令,比直接的指令效果更好。

临床我们用得最多的指令是,"请你放松",是不是每个人都能配合呢?如果我们这样说:"当你躺在牙科椅上的时候请将嘴张开,在你进行第二次深呼吸的时候请放松你的身体。"患者会很容易地配合我们的工作。

4. 注意事项

要赢得病人对口腔诊所的信赖,口腔医师与病人接诊沟通应该注意以下事项：

（1）病人都喜欢得到口腔医师的熟悉、尊重、友谊，所以口腔医师应该记住他们的名字、职称、职务等，这样可以拉近大家的距离，更有利于沟通。自我介绍，但是注意在招呼患者时最好不用首名，直到医患关系发展到一定程度，当招呼老患者时可以招呼其首名。

（2）永远记住，病人并不关心你的学问有多高深，他们只要知道你是真心地关爱他们。

（3）在病人目光所到之处，应该尽可能地做到没有任何的医疗器具，如钻头、注射器、刀剪、镊子等。平视患者，无论站着还是坐着，尽量让患者在椅位上感觉舒适。

（4）在与病人接触的最初几分钟内，不应该使用医疗器具，如口罩、手套等。

（5）时刻与病人保持目光的接触，阅读病人病历的工作应该在病人进入治疗室之前完成。

（6）在与病人面对面的时候，双方的视线应该在同一水平，不要让自己的视线水平高于病人视线。病人是小儿时，应该蹲下与其谈话。

（7）与病人交谈的时候，应该全神贯注，要让病人体会到他的倾诉得到你的关注和同情。

（8）口腔医师和工作人员在任何时候都要保持镇定、自信、轻松，因为病人的心情很容易受到你的影响。

口腔医师必须把注意力全部集中在病人身上。即使我们很忙、很疲乏、很烦恼，也绝对不能够让病人产生一丝一毫的负面结论。口腔医师和口腔护士的姿势、声音、用词、眼神、举止等，都会给病人留下深刻的印象。只有在病人从我们的情绪、举止、言谈中感受到被尊重、被关爱时，病人的信赖感才会增强，接受治疗计划的可能性才会增加。许多口腔医师都会被忙碌和紧急的事情干扰、分心，忽略了眼前的病人。病人喜欢的是有高度自控能力、能够驾驭形势的口腔医师和口腔护士。

口腔医师习惯用医学术语来描述病情，比如说"备洞"、"渗血"，"注射"或者"结扎"等，在和患者的交谈中过多地使用这些专业术语，会加重患者的恐惧感。通常建议选择中性的或非医学术语词汇，比如说牙体预备，而不说切割牙体组织，干燥而不说把血吸干……在我们和助手交谈或示教的时候尤其要注意表达的方式，往往此时病人正无助地躺在牙科椅上，切记"说者无心，听者惊心！"

【案例】 专业，执著——征服客人的法宝
［来源：瑞阁口腔门诊部郭卫拉医生］
这是几天前的事情了……

快下班的时候来了一位客人，前台安排我接待，并提醒：是一位路过大厦的行人。

明显地看出这是一位很注重细节的人，首先感觉他从上到下把我仔细地打量了一番，其次环顾诊室，似乎满意后才在椅位上侧身坐下。

好像没有急于治疗的意思……既然这样，我也坐了下来，悄悄地把高高的座椅调整到与他同高的水平。

客人首先询问了我的行医资质和受教育经历，获得满意答复后，才开始描述他的问题：他是台湾人，曾接受过无数次的牙齿治疗，也体验了各个层次的牙医水平，从医经历使他得到的最后判断是：内地牙医是"无理的，""无术的"，国外牙医是"有教的"，"有水平的"……

随后他列举了种种事实来证明他的判断：

一次在内地某诊所拔牙，一位医生在测试麻药是否有效时对他使用了"针刺"法……

一次在内地医院看感冒，一位医生边吸烟边给他开处方……

他又怀着崇拜的心情把在国外给他做种植牙的美国医生赞美了一番：仔细，太仔细了，种植了 4 个小时…第二天，我的牙不肿也不疼！

一直在倾听，也在观察，偶尔插句话，把他从跑远的话题中又拉回到牙齿上来（因为接下来他开始讲到内地的问题奶粉和问题鸡蛋等话题了），随后我建议他既然来了可以先把目前牙齿存在的主要问题解决一下。

"哦"，也许说得有点累了，客人靠在椅位上，"那就检查一下吧，轻点啊！"

戴好口罩，"请坐好，我调整椅位了。"灯光从客人的胸前逐渐射向口腔，护士不失时机地为其涂好唇膏，发现客人的眼神比刚才好像温馨了许多。

右侧上颌的修复体连桥整体松动 3 度，牙根暴露，牙槽骨萎缩，肯定是无法保留的牙齿。

"嗯，很严重，应该立即治疗了。"留下主题，没有直接把拔牙这一噩耗告诉他。

"怎么治疗？一直没办法吃东西，用不上力气。"他也感同身受地回答。

"拍个片子再决定。"肯定果断的语气，足以征服他的迟疑不决。

通过数据传送很快看到了片子，心中大概有了治疗计划，这时客人从 X-RAY 室回到诊室。

请他坐好，仔细地给他讲解了他牙齿目前的状况，重点的问题突出讲解，提出尽快解决的方案（尤其是专业词汇的适当运用与自信成熟的语言表达）……他很快理解了。

他没有表示接受治疗，"今天只是路过，感受一下。"

"那我给您免费冲洗一下，也许您会感觉好点。"最后的争取也许是新的希望（图 5-3、图 5-4）！

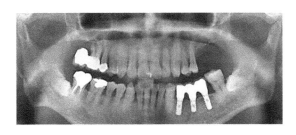

图 5-3　案例病人 X-RAY 片

"也好。"他又一次坐回椅位。

心灵手巧的助理马上递来冲洗注射器,悉心冲洗,轻柔吸唾液,心有灵犀的护士准备好调和的抛光车针,烤瓷牙功能尖适当调整,牙周涂药……结束了,他起身,咀嚼片刻,面露笑容:"嗯,感觉好多了,背景音乐挺好听。"

背景音乐是班得瑞的〈阳光海岸〉

送行时我对他说:"如果您需要全口牙齿的治疗计划,我可以做好后给您发送到电子邮箱里。"

他略微思考了片刻:"也好!"随手给了我一张名片:"这里写有电子邮箱",我也递上自己的名片以示礼貌。

随后就是我的工作——治疗计划的制订……

大 case 做计划都很过瘾!(那三个 ITI 的种植体就是国外的医生做了 4 个小时的作品)。

(在此简单介绍治疗计划)……

您的口腔治疗分为五步:

1. 洁牙　彻底的牙周治疗。
2. 拔牙　拔除右上松动牙齿及烤瓷连桥(不良修复体存留时间长会继续刺激牙槽骨的继续萎缩,建议尽快拔除)。
3. 补牙　右下后牙重新治疗,部分龋坏需修补。
4. 同期种植前期手术　上颌窦提升术＋植骨术。
5. 植牙　(约 3 个月后)左侧 2 颗,右侧 3 颗。

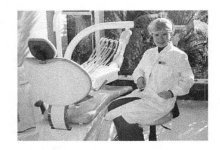

图 5-4　口腔医生郭卫拉

……

e-mail 显示成功发送,接下来就是等待。

次日收到回复:英文的,非常感谢你详细的治疗计划,基本考虑接受,但还需要继续商榷具体安排。

同样回复英文:感谢您的信任,您的复诊时间为……,届时我会详细为您介绍诊疗细节。

进展到今天的结果是:再次沟通,了解细节,确定体检日期,充值(预付费)。

成功订单!接下来的路还很长……

从客人的路过——驻足,排斥——接受,团队合作很重要,沟通融洽很重要,彰显专业很重要,执著追求也很重要……

如果努力做到最好,总有某个细节会打动那个心灵……

第六节　口腔诊所电话沟通

口腔诊所中接受过正规培训的从业人员应完成电话交流的三大目标——传达信息、关心患者和树立形象。在口腔诊所运作中,电话被认为是最重要的工具、对其重要性,怎么估计也不会过分。电话交流对于吸引新病人和联系现有病人都是非常重要的,同时它给接听电话的护士提供了一个机会,向病人展示口腔诊所服务质量的优良(图 5-5)。

一个简单的试验就可以说明以一种专业的方式与病人进行电话交流所带来的影响。在多家不同的口腔诊所中,第一周与病人的电话交流尽量做得友好、热情些,而下一周却故意表现得冷漠。然后对在这些时间内预约的病人在其就诊时进

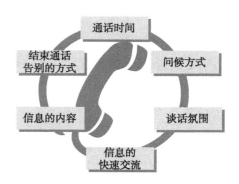

图 5-5 电话沟通(来源:World's Dental Newspaper. China Edition,2004,4(3):6)

行问卷调查来研究他们对治疗进行的满意程度。结果证明了"电话效应"的确存在。尽管除了电话服务其他方面的服务是相同的,来自"遭冷遇组"的调查结果要比另一组坏得多。直到今天,良好的电话交流对口腔诊所的作用还在很大程度上被低估了。专业化设计并实施电话交流是开业口腔诊所成功的一个显著特点。

如果没有电话录音,这些工作是不能很好地被监督的。

一、电话类型

1. 咨询电话

第一位接听电话的口腔护士是病人与诊所接触的第一个人,每个打电话给口腔诊所的人都有可能成为诊所的客户。新的病人,其最初就是通过电话与口腔诊所接触的,他可以通过接电话者的言语(友好度、传达信息的深度等)来确定口腔诊所的服务质量究竟如何。最初的电话接触是诊所了解对方的需求,争取客户的第一个机会(图 5-6)。

2. 约诊电话

口腔诊所在病人打电话咨询或预约时,每一个接听电话的人都应热情服务,全神贯注、耐心仔细地倾听对方的诉求,清楚而又准确地回答打电话者提出的问题。倾听是沟通、理解、建立信任关系的第一步,是最重要的环节。接听电话的人必须知道,自己代表的是整个口腔诊所,在电话中留给对方的印象是口腔诊所的整体形象。接听电话的工作人员应该设

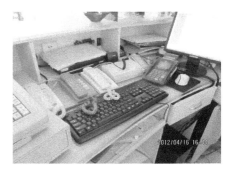

图 5-6 电话沟通(来源:天津欣爱齿口腔门诊部)

法在 30 秒钟之内把必要的信息传递给对方,用自己的热情和负责的态度感动对方,有效地排除障碍,克服对方的抗拒心理,使对方产生"到诊所去"的欲望和决心。专家指出,如果没有良好和娴熟的电话沟通技巧,对方就不会接受口腔诊所的建议,作出就诊的预约安排,弄得不好还会取消已经作出的安排。

3. 回访电话

实施电话回访,为患者提供咨询、帮助、指导等服务。电话回访增加了医患双方的互动性,融洽了医护患的关系。增加了患者对医护人员的信任和尊重,对医院具有广泛的经济效益和社会效益。

治疗结束后 2 周和 4 周由护士进行电话回访,了解患者治疗后的病情变化,同时对患者提出的问题进行认真的解答,向患者及其家属解释可随时打电话与科室联系。回访完毕及时详细填写回访记录,并将信息反馈给就诊医生。对经治疗结束后的患者进行复查,就诊医生对其治疗前后的口腔卫生状况进行评估。回访过程中,护士不仅要有高度的责任心和良好的职业道德,同时必须掌握丰富的口腔健康教育、护理学、心理学、社会公共关系学等知识,提高护士的专业理论知识水平。

回访时先由护士主动询问病情,了解患者就诊后的感受、病情恢复情况、正确刷牙方法、正确使用牙线和间隙刷的情况,嘱咐患者按时定期复查牙周状况、患者对就诊医生诊治和服务的满意度及对医院的满意度、意见和建议等。每次回访时都对患者加强口腔健康教育,提供咨询、帮助、指导等,对患者咨询的情况,要求给予详细的答复,对不能及时解答的问题要有详细的记录,及时向就诊医生反馈,将反馈信息及时向患者回复。对做治疗后情绪紧张的患者给予心理疏导。最后将回访情况作好详细的记录,为回访留下依据。

例如乌鲁木齐市口腔医院牙周黏膜科 2008 年 12 月至 2010 年 4 月,建立了规范的门诊接受牙周病治疗后的患者回访登记本,将患者姓名、联系电话、就诊医生、回访时间、回访方式和回访内容均作详细记录。随机抽取每月门诊接受牙周病治疗后的患者 474 例,实施电话回访服务,除因患者外出、关机或电话提供错误无法回访的 39 例外,共回访了 435 例,回访率为 91.77%。电话回访延伸了牙周健康教育,增强了患者自我口腔维护能力,使患者对牙周病治疗的目的、过程、并发症具有一定的了解,并进行心理护理,促进医护患之间的沟通,调动患者主动、积极地进行牙周检查和治疗,以促进牙周病的防治。这些做法深受患者的欢迎。

通过对患者的回访,了解患者诊疗后的真实感受,告诉患者牙周病治疗后可能出现的并发症,指导患者在恢复期应注意的事项,鼓励患者必须养成良好的自我口腔卫生习惯,并定期进行牙周检查和牙周维护治疗,提高了患者的复诊率。

二、电话技巧

接电话的人能给病人留下或好或坏的第一印象,因此前台接待护士应被训练成有正确的接电话方式、礼貌谦恭、对病人有帮助的人。成功的电话交流的秘诀在于:不是将电话交流当做一个附加的活动,而是把它当做是一个名副其实的工作站。只有在这个前提下,通过培训来提高效率才能起作用,这是因为接话者的交流技巧需要一定的基础。办公电话必须有最低的技术保障,基本的工作站连接三个号码,这样打进和打出的电话互不干扰。办公电话必须是一个自治的工作站,有一定的使用原则,即在工作时间内禁止因为个人事情打电话;只作为口腔诊室日常运转的一个组成部分,传递信息和回复病人电话等。负责电话的护士必须具备一定的素质,这种素质表现在能适当地处理电话的本领和良好的沟通技巧。此外,接听电话护士的权利与职责必须明确规定,何种信息可以被传达,什么情况下电话可以被转接等。

1. 重要的第一声

当我们打电话给某单位,若一接通,就能听到对方亲切、优美的招呼声,心里一定会十分愉快,使双方对话能顺利展开,对该单位有了较好的印象。在电话中只要稍微注意一下自己的行为就会给对方留下完全不同的印象。同样说:"你好,这里是雅博口腔诊所。"声音清晰、悦耳、吐字清脆,给对方留下好的印象,对方对其所在单位也会有好印象。因此要记住,接电话时,应有"我代表口腔诊所形象"的意识。

2. 要有喜悦的心情

打电话时我们要保持良好的心情,这样即使对方看不见你,但是从欢快的语调中也会被你感染,给对方留下极佳的印象,由于面部表情会影响声音的变化,所以即使在电话中,也要抱着"对方看着我"的心态去应对。在接听患者咨询电话时,要面带微笑,虽说对方看不到你,但是患者会感觉到你的微笑的。

3. 端正的姿态与清晰明朗的声音

打电话过程中绝对不能吸烟、喝茶、吃零食,即使是懒散的姿势对方也能够"听"得出来。如果你打电话的时候,弯着腰躺在椅子上,对方听到你的声音就是懒散的、无精打采的;若坐姿端正,身体挺直,所发出的声音也会亲切悦耳,充满活力。因此打电话时,即使看不见对方,也要当做对方就在眼前,尽可能地注意自己的姿势。

声音要温雅有礼,以恳切之语进行表达。嘴与话筒间应保持适当的距离,适度地控制音量,以免听不清楚产生误会,或因声音粗大,让人误解为盛气凌人。

4. 迅速准确地接听

口腔诊所业务繁忙,前台往往会有两三部电话,听到电话铃声,应准确迅速地拿起听筒,接听电话,以长途电话为优先,最好在三声之内接听。电话铃声响一声大约是 3 秒钟,若长时间无人接电话,或让对方久等是不礼貌的,对方在等待时心里会十分急躁,你的单位会给他留下不好的印象。即便电话离自己很远,听到电话铃声后,附近没有其他人,我们应该用最快的速度拿起听筒,这样的态度是每个人都应该拥有的,这样的习惯是每个办公室的工作人员都应该养成的。如果电话铃响了五声才拿起话筒,应该先向对方道歉,若电话响了许久,接起电话只是"喂"了一声,对方会十分不满,会给对方留下恶劣的印象。

5. 认真清楚地记录

我们首先应确认对方身份、了解对方来电的目的,如自己无法处理,应认真记录下来,委婉地探求对方来电目的,就不会误事并且会赢得对方的好感。

随时牢记 5W1H 技巧,所谓 5W1H 是指:① when 何时;② who 何人;③ where 何地;④ what 何事;⑤ why 为什么;⑥ how 如何进行。在工作中这些资料都是十分重要的,对打电话,接电话具有相同的重要性。电话记录既要简洁又要完备,有赖于 5W1H 技巧。

口腔护士可以询问病人以下问题:"你来诊有什么期望? "及"你现在有什么问题? ",借此发掘病人的需要。

对对方提出的问题应耐心倾听;表示意见时,应让他能适度地畅所欲言,除非不得已,否则不要插嘴。期间可以通过提问来探究对方的需求与问题。注重倾听与理解、抱有同情心、建立亲和力是有效电话沟通的关键。

6. 挂电话前的礼貌

要结束电话交谈时,一般应当由打电话的一方提出,然后彼此客气地道别,应有明确的结束语,说一声"谢谢""再见",再轻轻挂上电话,不可只管自己讲完就挂断电话。

永远比病人晚放下电话。接听电话的护士工作压力大,时间也很宝贵,尤其在与较熟的病人电话交谈时,与病人叽里呱啦没说几句,没等对方挂电话,自己就先挂上了,病人心里肯定不愉快。永远比病人晚放下电话这也体现了对病人的尊重。有些接听电话的护士有好的习惯,会说:"张总,没什么事我先挂电话了。"

7. 有效的电话沟通

上班时间打来的电话几乎都与工作有关,口腔诊所的每个电话都十分重要,不可敷衍,即使对方要找的人不在,切忌粗率答复:"他不在"即将电话挂断。接电话时要尽可能地问清事由,避免误事。对方查询本部门其他单位电话号码时,应迅速查告,不能说不知道。

接到责难或批评性的电话时,应委婉地解说,并向其表示歉意或谢意,不可与发话人争辩。

电话交谈事项,应注意正确性,将事项完整地交代清楚,以增加对方的认同,不可敷衍了事。

如遇到需要查寻数据或另行联系的案件,应先估计可能耗用时间的长短,若查阅或查催时间较长,最好不要让对方久候,应改用另行回话的方式,并尽早回话。以电话索取书表时,应即刻录入,把握时效,尽快地寄达。

即使与病人初次电话接触,口腔诊所的护士也可询问病人一些问题,促使病人考虑接受终生的牙齿护理。一位新病人打电话来,大多数是想"洗牙和检查牙齿"。第一次与病人接触时,除了尽量记住病人的名字,在电话交谈时经常以名字称呼对方,以示亲切和与病人建立交情之外,还要问一些让病人自由发挥的问题,让病人开始想一下自己心目中希望牙齿的模样。

透过提问,会发现病人其他生活的琐事,例如将要接受新职位面试、下星期结婚,或者将有一个校友聚会,因此想将前牙的污渍清除掉,如果我们知道了他们的需要,便能够充分地满足他们的期望。

第七节　口腔诊所电子邮件沟通

伴随互联网应用的快速增长,电子邮件的重要性及其对口腔医疗保健工作的影响已不容忽视。

电子邮件有着其他沟通方式不具备的许多优点。例如它在医患之间建立起了直接的沟通,而且患者能够确认信息已被接收。通过电子邮件,口腔医生可以进行随访和连续的关护,这是其他方式所不能提供的。口腔医生还可以对先前给出的建议进行归类,并告知患者互联网上的信息资料以及其他可供利用的资源。他们可以在短时间内处理更多患者提出的大量问题。但是作为工作场合的业务沟通,电子邮件提供了很多的便利,同时也带来了很多风险。在所有的沟通方式中,电子邮件是最难控制的,最容易达到你不想传递的对象。

据估计,在美国约有 40%以上的患者是通过电子邮件与医护人员进行联系的。这些患者中近 90%不仅与他们的医生就医护的各方面问题进行沟通,如重复用药、安排预约或获知检查结果,而且也讨论那些重要的和敏感的问题。患者希望获得在通常门诊咨询中所不能获得的信息,他们也许会发现接入信息高速公路比与医生面对面地沟通更无所顾忌。另外,医生也愿意通过电子邮件进行联系,以免增加工作负担或者在收费未定的情况下投入过多的时间。因此,医生很有可能让患者在情况适合时以电子邮件的方式相互联系,而且还可能会考虑建立自己的互联网主页,回答那些常见的问题。此外,还会提供关于诊所的信息、在线预约、连接高质量健康数据库等服务内容。

下面是使用电子邮件沟通的注意事项：

（1）信件标题：电子邮件一定要注明标题（subject），因为有许多网络使用者是以标题来决定是否继续详读信件的内容的。此外，邮件标题应尽量写得具有描述性，或是与内容相关的主旨大意，让人一望即知，以便对方快速地了解与记忆。尽量掌握"一个信息、一个主题"的原则。

（2）内容设计：从写作的角度看，电子邮件在沟通中的地位，处在正式报告和非正式谈话之间。在线沟通讲求时效，经常上网的人多具有不耐等候的特性，所以电子邮件的内容应力求简明扼要，力求沟通效益。邮件的写作内容强调决策过程的变化和自己对相关事情的建议，不需要一个完整的论证过程。

（3）技术问题：为确保对方能读到自己发出的信息，撰写邮件时应特别注意传送对象系统的限制。当你第一次和对方联络，考虑中英文的转换，中文的不同格式，最好邮件的内容同时包括中英文，确保你的邮件能在对方的电脑上显示。

（4）注明身份：除非是熟识的人，否则收信人一般无法从账号解读出发信人到底是谁，因此标明发信人的身份是电子邮件沟通的基本礼节。有许多人将自己的身份设计成一个附着档案，每当发信出去时，此档案也将自动地贴附在该信息后面。我们希望针对身份设计强调两点注意事项：身份设计应充分代表发信者自己，切勿过度装饰自己的身份设计，例如引用资料太多或图绘太华丽等均会妨碍电子邮件的正常沟通效益。

🔲 第八节　口腔诊所短信沟通

语言无法直接表达，可通过短信进行有效的沟通，更容易引发病人深思，达到对口腔诊所的认同，节约沟通时间，把面对面的沟通成为直接沟通。采取传统的电话回访，但打电话时有病人可能正忙，电话接不通。针对这种情况，采用"短信回访"是个好办法。由于短信只针对移动、联通、电信用户，所以对联系电话是座机或小灵通的患者，还会用电话回访作为补充。为了不影响患者的休息，应规定午休时间不发信息，尽量不打扰病人。

针对口腔诊所病人的不同病种，编写规定信息，内容可以包括口腔疾病防治结合的知识，同时留下医院监督电话向病人征集服务意见。对口腔诊所每个病人都得回访，其中约有一半以上需要发短信，当天的病人必须当天回访完。给当天口腔诊所的初复诊病号发信息回访，针对每个人的不同情况做健康提醒，并请病人为服务提意见。把根管手术、拔牙、补牙后的注意事项发到手机上，比医生的医嘱容易记住。

例如2012年6月3日，吴女士带着她的孩子到青岛市口腔医院儿童口腔科看病后回到家,收到的短信写着下面的内容:补牙(牙体充填)后,患牙有轻微冷热敏感症状多属正常反应,一般可自行缓解。如出现自发痛或咬合痛,或冷热敏感长期无好转,可能牙髓已有炎症,需要及时复诊,继续治疗。感谢您在我院就诊,如对本次诊疗、服务不满意请拨打电话:15153257667 或 82792425 联系我们。

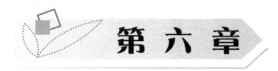

第六章

病人性格特征和心理变化

人的性格特征和类型是与生俱来的,但是他们的完全发展可以在生长过程中用恰当的方式进行调整。掌握就诊病人性格特征和类型,有助于口腔诊所就诊病人的管理。

第一节　就诊病人性格特征

一、就诊病人性格特征

性格是在对人、对事的态度和行为方式上所表现出来的心理特点,如英勇、刚强、懦弱、粗暴等。性格是一个十分复杂的构成物,它包含着各个侧面,具有各种不同的特征。性格的特征就是指性格各个不同的方面的特征,一般按照态度、意志、情绪、理智四个组成部分进行分析。

1. 性格的态度特征

人对现实的态度,系统的特点是性格特征的重要部分。

人对客观现实的态度是多种多样的。属于这方面性格特征,主要是在心理各种社会关系方面的性格特征,即个人与社会的关系,个人与集体的关系,个人与个人的关系以及对待自己的态度等方面的性格特征。

(1) 对社会、集体和他人的态度的性格特征:属于这方面的性格特征主要有公而忘私或假公济私;忠心耿耿或三心二意;善于交际或行为孤僻;热爱集体或自私自利;礼貌待人或粗暴;正直或虚伪,富有同情心或冷酷无情,等等。

(2) 对工作和学习的态度的性格特征:属于这方面的性格特征主要有勤劳

或懒惰;认真或马虎;细致或粗心;创新或墨守成规;节俭或浪费,等等。

(3)对自己态度的性格特征:属于这方面的性格特征有自尊或自卑;谦虚或骄傲;严于律己或放任,等等。

2. 性格的意志特征

一个人的行为方式往往反映出性格的意志特征。意志特征是性格特征的又一个重要部分。性格的意志特征是指人在对自己行为的自觉调节方式和水平方面的性格特征。

(1)对行为目的明确程度的特征:属于这方面的特征主要有:目的性或盲目性;独立性或易受暗示性;纪律性或散漫性,等等。

(2)对行为自觉控制水平的特征:属于这方面的特征主要有主动性或被动性;自制力或缺乏自制力、冲动性,等等。

(3)在长期工作中表现出来的特征:属于这方面的特征主要有恒心或见异思迁;坚韧性或虎头蛇尾,等等。

(4)在紧急或困难情况下表现出来的特征:属于这方面的特征主要有勇敢或怯懦;沉着或惊慌失措;果断或优柔寡断,等等。

3. 性格的情绪特征

一个人稳定的经常表现的特点,就是他性格的情绪特征。性格的情绪特征包括情绪活动的强度、稳定性、持久性和主导心境。

(1)情绪活动的强度特征:情绪活动的强度特征表现为个人受情绪影响程度和情绪受意志控制程度。例如有人情绪体验比较微弱,容易用意志控制,有人情绪体验比较强烈,难以用意志控制。

(2)情绪活动的稳定性特征:情绪活动的稳定性表现为情绪起伏和波动程度。例如有人情绪比较平静,对情绪的控制也比较容易;有人情绪容易冲动,对情绪的控制比较困难。

(3)情绪活动的持久性特征:情绪活动的持久性特征指个性情绪保持时间的长短。例如有人情绪活动持续的时间比较长,对工作和学习有深刻的影响;有人情绪活动持续的时间比较短,对工作和学习的影响较小。

(4)主导心境特征:主导心境特征指不同的主导心境在一个人身上表现的程度。例如主导心境表现的形式是多种多样的,有人经常愉快,有人经常忧伤;有人受主导心境支配的时间长(主导心境的稳定性大);有人受主导心境支配的时间短(主导心境的稳定性小)。

4. 性格的理智特征

性格的理智性是指人在认知过程中的性格特点,人的认知水平的差异称为能力特征,人的认知活动特点与风格被称为是性格的理智特征。

(1)感知方面的性格特征:人在感知方面的个别差异可以区分出:主动观察

型(不易受环境刺激干扰)和被动感知型(易受环境刺激干扰);逻辑型(注意细节)和概括型(更注意事物的一般和轮廓);记录型和解释型;快速型和精确型,等等。

(2) 记忆方面的性格特征:人在记忆方面的个别差异可以区分出:主动记忆型和被动记忆型;直观形象记忆型和逻辑思维记忆型;在识记上有快慢之分;在保持上有长短之分,等等。

(3) 想象方面的性格差异:人在想象方面的个别差异可以区分出:主动想象型和被动想象型;幻想型和现实型;敢于想象型和想象受阻型和广阔想象型,等等。研究表明,在想象过程中创造性和再造性成分的多少,常常是反映一个人的性格的"独立性"或"依赖性"的特征。

(4) 思维方面的性格差异:人在思维方面的性格差异可以区分出:独立型和依赖型;分析型和综合型,等等。性格的上述各个方面的特征并不是孤立的,而是相互联系着的,在个体身上结合为独特的统一体,从而形成一个人不同于他人的性格。在以上四个方面的性格特征中,性格的态度特征和意志特征是最主要的两个方面。其中又以性格的态度更为重要,它直接体现了一个人对事物特有的稳定的倾向,也是一个人本质属性和世界观的反映。

二、就诊病人性格类型

世界上关于划分性格类型的理论有很多种,从心理功能上划分,性格可分为:理智型、情感型和意志型;从心理活动倾向性上划分,性格可分为内倾型和外倾型;从社会生活方式上划分,性格分为;理论型、经济型、社会型、审美型、宗教型;从个体独立性上划分,性格分为独立型、顺从型、反抗型。

以下是性格类型介绍——六种分类:

1. 现实型

现实型的人喜欢户外、机械以及体育类的活动或职业。喜欢与"物"打交道而不喜欢与"人"打交道,喜欢制造、修理东西。喜欢操作设备和机器,喜欢看到有形的东西。有毅力、勤勉,但缺乏创造性和原创性。喜欢用熟悉的方法做事并建立固定的模式,考虑问题往往比较绝对。喜欢模棱两可,不喜欢抽象理论和哲学思辨,是个传统、保守的人,缺乏良好的人际关系和言语沟通技巧。当成为别人瞩目中心时会感到不自在,不善于表达自己的情感,别人认为他比较腼腆害羞。绝大多数现实主义者都秉承着实事求是的生活作风和工作作风。

2. 探索型

探索型的人好奇心强,好问问题,必须了解、解释和预测身边发生的事,有科学探索的热情。对于非科学、过于简单或超自然的解释,多持否定和批判的态度。对于喜欢做的事能够全神贯注,心无旁骛。他们喜欢独立自主并喜欢单枪匹马做事,不喜欢管人也不喜欢被人管,喜欢从理论和思辨的角度看问题。喜欢解决抽象、含糊的问题,具有创造性,常有新鲜的创意,往往难以接受传统的价值观,逃避那种高度结构化、束缚性强的环境。处理事情按部就班、精确且有条理,对于自己的智力很有信心。在社交场合常会感到困窘,缺乏领导能力和说服技巧。在人际关系方面拘谨、刻板。不太善于表达情感,可能给人不太友善的感觉,探索型性格者应该更加注重自身的发展与创新精神。

3. 艺术型

艺术型的人有创造力、善表达、有原则、天真、有个性,喜欢与众不同并努力做个卓绝出众的人。不喜欢从事笨重的体力活动,不喜欢高度规范化和程序化的任务。喜欢通过艺术作品表现事物,表现自我,希望得到众人的关注和赞赏,对于批评很敏感。在衣着、言行举止上倾向于无拘无束,不遵循传统。喜欢在无人监督的情况下工作,处事比较冲动。非常重视美及审美的品味,比较情绪化且心思复杂。喜欢抽象的工作及非结构化的环境,寻求别人的接纳和赞美,觉得亲密的人际关系有压力而避之。主要通过艺术间接与别人交流,以弥补疏离感,常常自我反省,思想天马行空,无拘无束,拥有强大的发散性思维。

4. 社会型

社会型的人友善、热心、外向、合作,喜欢与人为伍,能洞察别人的情感和问题。喜欢扮演帮助别人的角色,如教师、顾问。喜欢表达自己并在人群中具有说服力,喜欢当焦点人物并乐于处在团体的中心位置。对于生活及与人相处都很敏感、理想化和谨慎。喜欢哲学问题,如人生、宗教及道德伦理问题。不喜欢从事与机器或资料有关的工作,或是结构严密、重复性的工作。和别人相处融洽并能自然地表达情感,待人处事圆滑,给别人以仁慈、乐于助人的印象,如果能够得到社会的认可,将对国家作出重大的贡献。

5. 管理型

管理型的人外向、自省、有说服力、乐观。喜欢有胆略的活动,敢于冒险。支配欲强,对管理和领导工作感兴趣。通常喜欢追求权力、财富、地位。善于辞令,总是力求使别人接受自己的观点,具有劝说、调配人的才能。自认为很受他人欢迎,缺乏从事细致工作的耐心。不喜欢那些需要长期智力活动的工作,管理型的人头脑清楚,思维敏捷,是可靠的生活和社会的保障。

6. 常规型

常规型的人做事一板一眼、固执、脚踏实地,喜欢做抄写、计算等遵守固定程序的活动,是个可信赖、有效率且尽职尽责的人。依赖团体和组织已获得安全感并努力成为好成员,在大型机构中从事一般性工作就感到满足,不寻求担任领导职务。知道自己该做什么事时,会感到很自在。不习惯自己对事情作判断和决策,因而不喜欢模棱两可的指示,希望精确了解到底要求自己做什么,对于明确规定的任务可以很好地完成。倾向于保守和遵循传统,习惯于服从、执行上级命令。喜欢在令人愉快的室内环境工作,重视物质享受及财物。有自制力并有节制地表达自己的情感,避免紧张的人际关系,喜欢自然的人际关系。在熟识的人群中才会自在。喜欢有计划地做事,不喜欢打破惯例,不喜欢从事笨重的体力劳动,此类型性格的人基本上按照社会规律生活。

第二节　就诊病人心理类型

诱导病人克服自我紧张心理,悉心倾听并理解病人的不愉快经历,耐心讲解疾病治疗的全过程,介绍新的牙科诊疗手段等,应用心理疗法和药物疗法解除病人的紧张心理。

一、候诊病人的心理特点

1. 焦虑感甚为明显

表现为焦躁不安,急于就诊。特别是那些病情较急,“自我诊断”不清,又有一个或几个儿女跟随的老年患者,就诊心情更加迫切。在候诊过程中常常表现为坐卧不安或来回踱步,不断地询问就诊的号码,不时地在门口观看医生的诊疗过程,或遇上和自己疾病相似的病人,便急于知道诊断结果和诊疗过程长短或如何收费,等等。他们往往喜欢“偷听”或“偷看”诊疗过程,以探听医生的医术是否高明。有的病人还喜欢插队就诊,因而引发与其他病人的争吵。

2. 挑选医生,以求高明

候诊病人有初诊和复诊之分,初诊病人出于对自己疾病的知之甚少,希望得到经验多,技术好的医生的诊治,候诊时希望护士将自己的病例送到那些年长、两鬓斑白、态度和蔼可亲的医生面前,见到上述医生便似乎病去除了三分。复诊病人对病情了解较多,对口腔诊所诊治过程比较熟悉,他们一方面希望继续得到熟悉医生的治疗,另一方面,他们往往再会去找一个不熟悉的或年长的医生诊治或检查,以验证前一位医生对自己病情诊治的是否正确。

二、就诊病人的心理特点

1. 祈求心理

就诊时祈求医生对自己进行全面检查,给予正确治疗。在这种心理支配下,病人能够顺从地接受检查与治疗,他们往往叙述自己的患病经过极其详细,还会叙述那些与牙病无关的枝节问题,如受到老伴或子女的指责,与邻居吵架、生气,等等,以期望得到医生的重视。若医生不耐心听他的倾诉,便会产生自责与不安心理;若医生不耐烦地打断他的陈述,还会导致医患之间的隔阂。如果医生在诊治过程中有什么不足,就会成为医患之间矛盾的导火索。

2. 紧张心理

当病人终于得到就诊机会时,心情会感到十分紧张,由于医生一副冷面孔的不断询问,他们诉说病情时往往不知从何开始或叙说得杂乱无章;若见到医生有厌烦状,更感到惊慌与不安,生怕得罪了医生和错过了就诊机会,有的对医生的问话也会显得答非所问。

3. 恐惧心理

特别是那些早年曾经有过痛苦牙科诊疗经历的病人,再来口腔诊所就诊,往往感到十分恐惧。日本内田安信教授分析东京医科大学口腔科的病人,发现有 15%~20% 的患者患有口腔心身病。据统计,患有牙科畏惧症(钻牙和拔牙疼痛)的占 22%,因此牙科畏惧症是口腔门诊病人中常见的心理问题,约 80% 以上的患者对牙科治疗怀有不同程度的害怕和紧张心理,约有 5%~14% 的病人由于害怕而逃避牙科治疗。

第三节　病人心理变化与障碍

从正常人转而成为一个病人,原有的心理平衡被打破,出现了一些新的心理变化,这些变化包括:感知、注意、记忆、情感和情绪、认知与意志行为,甚至个性方面的变化。有些患者任性、自以为是、自恃年龄较大、社会经验丰富,对口腔医生提出的治疗建议不屑一顾,执意按自己的想法要求口腔医师实施治疗,稍有不慎,就会发脾气,很容易发生摩擦,甚至纠纷。了解病人的心理对赢得病人的信任及治疗很重要。现叙述如下:

一、感知觉变化与障碍

感觉,是指客观事物和现象的个别属性通过直接作用于感觉器官在人脑中的反应,如颜色、气味、味道、光滑、粗糙等。而那些直接作用于感觉器官的事物和现象叫刺激物,刺激物作用于感觉器官的过程称为刺激,刺激通过神经内分泌机制引起大脑及全身的相应反应。

在一个口腔医疗环境中的病人,首先是他(她)们所接触到的许多刺激物发生了变化。拔牙钳、注射针、牙钻……穿着白大衣的工作人员等进入了视觉;各种药物、消毒液的气味弥漫于诊室,这些气味的混合会产生一种不愉快的嗅觉;而那些痛苦的呻吟、低声的悲叹或儿童牙科高声的哭闹充斥于耳,时常令人心烦意乱,或同病相怜,悲哀一齐涌上心头。因此,如何减少诊疗过程中的不良刺激,美化刺激物,是口腔诊所环境心理学研究的重要问题。

所谓知觉,是指人脑对对象和现象的各种不同属性的总和以及它们之间的相互联系的一种整体印象。知觉的获得必须以已有的知识和过去的经验作为补充和中介。因此,人在感知事物和现象时,不仅依据以前的知识和经验来解释它们,而且把一些对象或对象的某些特性、标志优先地区分出来,这是知觉的理解性和选择性特点。临床中,不同的病人对同一事物的不同知觉及其引发的相异行为,就正是以病人各自以前的知识、经验和社会文化背景为转移的。例如有关一组同家医院的不同文化背景和血缘的病人,对疼痛的不同知觉及其反应模式是:意大利病人似乎主要关心疼痛本身,关心止痛药物的效果,一旦疼痛解除,他们也就无所谓了。可犹太病人关心的只是疼痛的症状性意义,即认为疼痛可能是某种对健康有威胁的疾病的信号,因此犹太病人经常不情愿服药,以为止痛药只能暂时地解除痛苦,但并不能根治引起疼痛的疾病。

根据感知觉的一般特点不难理解,患不同疾病的病人会表现出对自己所患疾病现象的感知觉的高敏感性、选择性和自主解释性增强,有时甚至会夸大和歪曲他(她)们所感知的事物。

错觉(illusion)是指人对客观事物的错误知觉,出自《晋书·乐广传》"杯弓蛇影"这个成语,说的是某人因错觉自相惊扰而致病的故事。引起错觉的原因很多,如客观刺激不清晰、视听觉功能减退,强烈的情绪影响、文化暗示等。人在病中,或因身体不适,或因情绪的影响,对症状报告,对诊疗过程的反应有时会出现一些错觉并不奇怪。如果并没有相应的客观刺激而人却有某种主观体验,那么则称为幻觉(halluci nation)。在临床中,病人或因药物的不良反应,或因暗示,或因器质性疾病等多种原因,偶尔会报告诸如面部皮肤有虫爬、通电的幻触(tactile hallucination),以及幻嗅(olfactory hallucination)、幻味(gustatory hallucination)等,医护人员应根据产生的原因作出解释和处理。

二、注意、记忆变化和障碍

注意,是指人的心理活动有选择性地区分出某些反应的客体,而同时离开其余的一切事物。注意可分为不随意(被动)注意和随意(主动)注意两种。前者是由于环境的刺激变化引起的人的一种定向反射,它受刺激物的强度、刺激物之间的对比关系和变化程度,以及人的需要和兴趣的影响。人患病时,常常表现出不随意注意的减弱,即平时易吸引病人注意的事物此时往往不能被察觉。另外,随着对自身疾病关心的态度和满足康复的需要,病人对一切有关身体结构与功能的变化,以及有关诊治的信息的敏感性和不随意注意会增加。

所谓随意注意,是指主动的、服从于一定目的,必要时需要作一定意志努力的注意。两种注意常常是相互转化的。如病情很轻微,病人对身体的某些变化只是不随意注意,但一旦病情严重或口腔医生叮嘱注意观察时,病人就必须迫使自己去注意,因为转而成为随意注意了。注意,这种心理活动具有集中性、紧张性、分配性、稳定性和转移性等特点。患病时,病人的随意注意常表现出集中在病患器官或部位上,并且注意的紧张性与其病患的严重程度成正比;而注意稳定性与其病程的长短成正比,即只要疾患部位对健康的威胁没有解除,病人对该部位或器官的注意就一直保持下去;而并发症、继发病等则常常带来原注意的转移。

在口腔医疗工作中,有时需要将病人过度紧张的随意注意转移到其他事物上去,放松身体,促进康复,有时则要提醒病人不要掉以轻心,注意自己的生活习惯,注意观察某些指标的变化,等等,这都是利用注意心理活动特点的心理护理技巧。

注意障碍可表现在注意强度、范围和持久性方面的改变。在某些心理变态病人,疑病症病人,会有病态性的注意增强;而抑郁症、儿童多动症病人则表现注意力涣散或缺陷;有脑部等器质性疾病时会有注意迟钝等现象。

所谓记忆,是指人脑对过去经历过的事物(包括感知过、思维过、体验过和操作过的事物)的反应。它包括识记、保持、再认和重现几个环节。病人对病史的叙述就主要依靠记忆这种心理活动,但是病人对症状及疾病的发展的识记大多是没有预先确定目的的无意的记忆。也就是说,在记忆时没有运用任何助于记忆的方法,因此不仅病人对病程及症状的记忆不够全面、精确,而且容易遗忘。

在再现环节,心理学试验证明,即使是再现同一事件,不同的人的再现内容具有选择性,即"再现不是先前被铭记的客体的一种简单的照相;它是随着活动的任务、人的兴趣、他的情绪状态、一切个性特征而被改变和改造的。"这就是说,病人对症状及病程的再现与他(她)们个人心理活动的其他因素与差别相关,他(她)们再现的是自以为最重要的事件,但它却不一定是医学上认为最有意义的东西。口腔医护人员如果不明白这一规律,就容易为病人的叙述而误导。例如某中年男性病人多次来就诊,十分强调叙述他右下牙处有局限性疼痛,口腔医生误认为"牙周炎",治疗了几个疗程毫无效果。后转内科诊疗,经医生详细追问病史及全面的体格检查,病人补述:长期心前区不适和隐痛。经检查,确诊为稳定型心绞痛。显然,病人和口腔医生都误将稳定型心绞痛的放射性疼痛当成原发病了。

记忆障碍分为遗忘和记忆错误两类。遗忘按原因分为心因性遗忘和器质性遗忘(详见后面各论),记忆错误主要有:错构(paramnesia),即指对一个真实事件的再现中添加了错误的细节,这种现象在病史叙述中并不少见。虚构(confabulation),即指以想象的、没有真实根据的情节和内容来填补记忆遗漏;似曾相识感和旧事如新感等,既见于神经症等病态,也可出现于正常人和一般病患时的体验。前者是对不熟悉的事物或环境产生经历过的熟悉感,后者则是对熟知的事物产生从未体验过的陌生感。在强迫症病人中,常可见他(她)们对初次发病时某事件的难忘记忆现象,这种终生难忘、刻骨铭心的记忆正是这类疾病的"情结",也是医护人员要设法除去的。

三、思维变化与障碍

思维,是人脑以此为中介对客观事物间接和概括的反应。思维的基本形式包括:概念、判断、推理,分析和综合、比较与分类、抽象与概括以及联想等。与感性记忆相比,思维是人脑反映现实的高级形式。思维总是以已取得知识、经验为中介,与感性记忆和实践联系着的,而且受人脑的功能状态、个体的需要、动机、情绪、人格等心理状态,以及社会文化背景所制约。

当一个人成为一个病人时,其思维内容自然而然地会围绕病患及其诊疗过程的有关问题而展开。

首先,是病人对所患疾病的理解这种思维活动对他(她)的求医行为的影响。如对症状、体征、诊断结果、治疗反应的理解,也就意味着对这些现象和结果的原因进行理解或逻辑依据的阐释。事实上,病人往往在就诊前对自己的症状就有了一个依据先前的经验所作的理解,包括疾病的性质和严重程度。根据这种理解,或进行自我保健,或去口腔诊所求医。在问诊时,病人亦根据自己的理解来分主次、轻重叙述病史与症状。在与口腔医护人员的交谈中,病人会特别注意医护人员的每一句话,并可能会有完全不同的理解。这不仅是在言语的字面意义上,而且特别是在言语的弦外之音上。因此,口腔医护人员要特别注意自己言语的内容与语气,避免医源性疾病的发生。

在诊疗中,病人对辅助检查结果和治疗方案及手段的理解,对于其后继的求医行为影响甚大。有些对医嘱依从性不好的病人,则是因为对治疗方案和手段不理解、不信任。可见,让病人充分理解口腔医护人员的有关医嘱,是提高依从性和疗效的重要措施。

其次,作为病人角色,比较与联想思维方面的变化较为突出。人因为生病,会自然而然地与健康各方面的情况进行对比,诸如身体的功能状况、心境、生活、人际关系等;有时又会与同类病人的状况,如病程的长短、病情的轻重、疾病的表现、诊治的方案、措施及效果等进行横向比较。通过比较,病人会产生对比联想,如骨折不能行走会联想往日奔走的欢乐,产生强烈康复的欲望,或产生类似的联想,如看到或听到同一病种的病人病情恶化或死亡的消息,会产生同病相怜的感受和死亡恐惧的联想,等等。

临床上常见的思维障碍有:

(1) 概括过程障碍,包括:概括水平下降,即患者常依据事物局部特征,而不是事物的本质特征来概括。常见于弥漫性脑病变和大脑发育不全者和概括过程倒错,即患者从某些抽象的理论来解释具体事物的偶然现象和现象之间的联系。

常见于精神分裂症患者。

(2) 思维动力障碍,包括:①思维缓慢,即表现为思维活动缓慢,联想受抑制,意念少,言语简短,但智力等其他方面正常,多见于抑郁症;②思维贫乏,即思维内容空虚,词汇贫乏,构思困难,病人沉默寡言,言语单调,常见于严重的抑郁症、精神分裂症和器质性精神病;③思维奔逸,或意念飘忽,病人联想加快,思如潮涌,口若悬河,言语中常显片断性的音韵联想与意念联想,思维随境遇飘忽,常见于躁狂症;④思维中断,或称思维被夺,即在意识清醒情况下,思维过程突然中断,联想受抑,表现言语未完,突然哑口,待再度开口时内容已经变更且自己无法解释,多见于精神分裂症患者;⑤强迫性思维,即脑海中重复出现同一观念或联想,虽明知不必要但无法抑制和摆脱,临床上常有强迫性回忆、强迫性疑虑和强迫性穷思竭虑等形式。多见于强迫症、抑郁症、精神分裂症早期或脑器质性病变者。

(3) 思维动机成分的障碍,即思维过程的目的指向性不明,而随偶然的、表面的动机成分的影响和干扰,表现为:①联想散漫,即联想缺乏内在的逻辑联系和连贯性,言语支离破碎,整个语句既无中心,又无任何意义;②思维插入,即在一段思维过程中,突然涌现出另一个无关的联想,并引起原思维过程的中断;③病理性赘述,即思维抓不住重点,无中心,拘泥于细节问题,而不能涉及主题。以上三类障碍多见于精神分裂症患者和器质性精神障碍者。

(4) 思维内容障碍,包括:①妄想,即思维内容缺乏逻辑或事实根据,但病人却坚信无疑。妄想的内容有被害、物理影响、夸大、罪恶、钟情、疑病等。妄想的结构有:内容连贯、结构紧凑的系统性妄想,亦有内容支离破碎、前后矛盾的非系统性妄想。妄想多见于精神病和脑器质性病变患者。②妄想症,即表现为与素质和处境有关,不很固定地反应性偏执和猜疑状态,可见于普通心理障碍者。

病人出现思维障碍,不能靠说服的方法来纠正,但口腔医护人员应密切注意防范病人的思维障碍可能会引发的具有危害的行为,并努力避免给这类病人增加新的病理思维的内容和无意的有害刺激。

四、情绪、情感变化与障碍

情绪和情感是人对作用于他的事物的体验的一种心理状态。所谓情绪,通常指同机体的基本生理需要是否获得满足相联系的内心体验。如恐惧、发怒、悲伤等,具有较大的情景性、激动性和短暂性,为人与动物所共有的心理现象。情绪的活动乃是一种无条件反射的活动,一般伴有平滑肌、腺体等躯体方面的变化。而所谓情感,是同人的社会需要是否得到满足相联系的内心体验,是人才特有的心理现象,如喜爱、憎恶等。情感总是带有物体整体的性质和社会历史的性质,具有相对稳定性和长期性、情感与人对事物的态度、需要和评价相联系,即使是对同一事物,由于人们的态度和评价不同,会产生截然不同的情感体验。

　　根据人的生理需要和社会需要是否得到满足与内心体验的关系,情绪、情感在质和量上均有显著的差别。凡能满足人的需要的事物和现象,就会引发肯定的内心体验,如满意、愉快、爱等。反之,不能满足人的需要的事物和现象,就会引发否定的内心体验,如不满意、痛苦、忧愁、恐惧、愤怒、仇恨等。也就是说,情绪与情感具有两极性是这种心理活动的一般特点。中国古人很早就发现了这一规律、把喜 - 怒、哀 - 乐、爱 - 恶三对范畴看成是人类的基本情绪与情感活动。一般来说,肯定的情绪有利于身心健康和疾病康复,而否定的情绪不利于健康,甚至成为心理疾患。

　　从情绪体验与人的活动关系来看,凡能增强人的活力,促进人的活动的情绪体验可称为积极的情绪。相反,降低人的活力与活动的情绪体验称为消极的情绪。此外,紧张和轻松亦是与人的活动相联系的两极情绪体验。紧张是人应激前的一般心理状态,是注意力集中、脑活动积极性提高的标志,但过度的或长时间的紧张都不利于身心健康。

　　情绪体验随刺激物和人被满足与否的程度而有强度上的差别,如强烈的或轻微的焦虑等。人在平时或生病时,有一定程度的情绪变化是正常的,但超过一定强度的变化,如大喜大悲,就易致病了。对此,《灵枢·百病始生》记有"喜怒不节,则伤脏……";《素问·疏五过论》记有"暴乐暴苦,始乐后苦,皆伤精气……"。说明情绪的变化既是客观的,不能没有的,但也不能是失去控制的,应是有节制的。

　　根据情绪体验的自身特点,可以区分出心境、激情和热情三种不同的表现形态。所谓心境,是使人的所有其他内心体验都染上某种特定色彩的,较持久的一种情绪状态。生病时的心境一般为不愉快、悲哀、自怜、忧虑、痛苦、孤独等,而且心境持续的时间与病程的长短成正比。一个人的心境除了由自己身体的感觉引起外,还可由谈话、表情语言等任何细微的事件所左右。

　　所谓激情,是指暴发性、强烈并较短促的情绪反应,如狂喜、愤怒、恐怖发作、绝望等。不少癌症病人在第一次听到医生宣布那可怕的检查结果时,往往会有绝望的情绪反应,甚至在短时间内死亡。可见激情的发生总是与一个人在生活中或生命中具有重要意义的事件相联系的。如一些病人在做有一定风险的辅助检查或手术前,也容易出现激情式的情绪反应。

　　所谓热情,是指影响一个人思想、行为的基本方向的,较强而稳固的情感。如病患时,有些人可能开朗、乐观,表现出积极自理、配合医疗,努力设法康复的热情,而另一些人可能悲观失望,情绪低落和被动依赖。

　　对于社会的人来说,还具有伦理感、美感和理智感等一些高级的情感特征。所谓伦理感是根据社会道德准则来评价自己或他人的行为、举止、思想、言论时所产生的情感。临床上可见不少性病患者具有悔恨、内疚的内心体验;而一些性功能障碍的病人则受旧的伦理观念的影响,求医中羞于启齿,产生不必要的抑郁。所谓美感,是人对任何事物美的体验。患病中,尤其是有可能对自身美产生破坏和影响时,病人在审美情感上的不愉快,悲观情绪尤为明显。如面部手术、颈部手术、放疗、化疗时常见这种情绪变化。所谓理智感,是与人的认识活动、求知欲、认识兴趣是否获得满足,以及与维护真理的愿望、思想问题的解决相联系的情感体验。患病时,病人对自己所患疾病的病因、病理性质、诊断辅助检查结果、治疗方案、药物作用与副作用、疾病预防等都会产生了解的兴趣和弄明白的愿望。尤其患有慢性病和疑难病症时,怀疑感和求知感较为强烈。

针对病人情绪、情感的不同变化,口腔医护人员要采取相应的心理护理措施。如通过知识专栏、讲座、手册、小报宣传普及有关疾病及其治疗知识,释疑解惑,满足病人的理智感,手术前或化疗前同病人共同讨论人体美保持的对策,以满足其美感;医护过程中,以正确的伦理观引导病人去看待和评价自己的病患行为及其后果;通过娱乐活动和改善病房环境,改变病人的不佳心境和抑制冲动的激情。

如果由于机体内部或外部的某些原因,而使情绪的质和强度超出了正常变化的范围,就会出现情绪障碍。临床上常见的情绪障碍有下列几种:

1. 焦虑

焦虑(ansiety)是指一种与某种"危险"威胁或应激事件有关而不知所措的紧张的内心体验。如拔牙手术前常有这种不愉快的情绪出现。

焦虑表现有三组主要症状:①紧张不安的期待情绪,似乎预感有某种危险或灾祸即将来临,甚至惊恐万分;②伴有注意困难、记忆力下降,对声敏感并易激惹,多噩梦或夜惊,常有重复而刻板的动作;③伴自主神经系统活动亢进等躯体症状,如血压升高,心跳加快,呼吸变深且快,口干,骨骼肌紧张,头痛,颤抖,两手心湿冷,并伴有多尿、肠蠕动加快、腹泻、毛发竖起等副交感神经症状。引起焦虑的诱因常见为导致冲突的情境或事件。

作为焦虑症,临床上常见有两种类型:①急性焦虑发作,多表现为在某些特殊情境(如空旷的广场、拥挤的人群或无人的家中等;常与首次发作的情境有关)突然发作,胸闷、气促、颤抖、出汗、手足发麻和濒死感,每次发作为持续几分钟不等。②持久性焦虑,症状比急性发作轻微,持续时间可达 3 个月以上,具备焦虑症面容、头痛、心悸等焦虑症一般症状。

焦虑症常见于焦虑性人格者、神经衰弱者、更年期妇女、脑器质性病变早期,或与抑郁症同时出现。甲状腺功能亢进、低血糖症、失眠者等会有焦虑症现象出现,应注意鉴别。

2. 恐惧

恐惧(fear)是人面临某些被认为有危险的现实存在或活动时具有的一种内心体验。所谓危险的事物或活动,并不是绝对普遍的,可因人而异。如打针对儿童是恐惧的事件,可对于成年人来说就不当一回了。反之,癌症使成年人恐惧,可无知的儿童却无所惧怕。动物、拥挤的人群、公共汽车、商店、广场等为普通人日常生活中习以为常的东西与情景,可它们却为恐怖症(phobia)患者所畏惧,可诱发一系列神经症的症状,如面红、震颤、恶心、惊恐发作,患者对那些特定的事物或情境多采取回避的行为。

恐怖症根据其恐怖的内容可分为:

(1)物体恐怖:表现为对某些物品的恐惧,如怕刀剪等尖利物品刺伤自己或别人,怕电风扇脱落伤人等。

(2)处境恐怖:表现为处在某些特殊环境时发生恐惧,如高空处,空旷的广场、黑暗处、嘈杂的学校、商店、紧张的工厂等。

(3)社交恐怖:又称对人恐怖,表现为面对别人或交谈时的恐惧反应,如在异性之间、上下级之间。同事、同学之间交谈时,患者症状较易出现。有的人表现为在别人面前易面红而对此焦虑,可称为"赤面恐怖";有的则不能对视对方的视线,可称为"视线恐怖";有的则担心自己的面部表情会引起他人的反感,可称为"表情恐怖";有的则在别人面前说话张口结舌,词不达意,可称为"口吃恐怖";还有的人认为自己的口腔、腋下、生殖器等某个部位会发出一种恶臭并惹人讨厌,可称为"体臭恐怖"。但凡恐怖症患者多具有缺乏自信,低人一等的"劣等感"。

(4)疾病恐怖:表现为对患病或自身健康的某些威胁的恐惧,如对性病、传染病的极端恐惧,有些人不敢触摸口腔诊所的一切物品,甚至有客人来访后要对客人接触的所有物品进行消毒,这可称之为"不洁恐怖";有人身体略有不适,如头晕,或有轻度高血压、冠心病,一个人不敢出门或单独待在家里,恐惧猝倒或心脏病发作,称之为"猝倒恐怖"和"心悸亢进恐怖"等。

(5)不祥恐怖:表现为对各种事物和行为的吉凶意义的特别关注,并对认为有吉凶意义的事物和行为恐怖而极力躲避。如对"四"(与"死"谐音),"五"(与"无"谐音)等数字的回避等。

(6)罪恶恐怖、嫌疑恐怖、自杀恐怖:表现为由物或人联想的犯罪感或自杀念头,因而恐惧看到或接触这类物或人。如见到打火机,就害怕自己会拿去放火,听到别人说丢失了东西,就感到自己被人怀疑,见到列车就恐惧自己会冲上前去自杀,等等。

(7)不完善恐怖:表现为对自己所做的任何事都不满意,穷思竭虑地追求完善,如一位摄影师对自己的作品总不满意,以为主题后面还有主题,无意义的穷追不舍,对同行认为好的作品,他却总认为是不完美的。

(8)杂念恐怖:表现为无法排除的各种杂念对正常思维活动的干扰和注意障碍。如一位大学生因脚受伤而在宿舍里自学,但头脑中总是反复出现"牙齿敏感怎么办？手淫无法戒除什么办？课本内容记不住怎么办？"等一连串的杂念,根本无法将注意力集中在课本上。

对于普通病人来说,据调查,最恐惧的事件是做手术。其次,诸如侵入性的诊断检查、静滴及输液反应、输血交叉感染等都可引起病人不同程度的恐惧情绪反应。

3. 抑郁

抑郁(depression)是一种常见的复杂的情绪状态或障碍。它通常有下列特征：①一种较为持久的悲观的心境；②一种消极的自我概念,自我谴责、责备,有自杀念头；③缺乏活力、对任何事缺乏兴趣和愉快感；④孤独、内向、不愿与人接触；⑤食欲差、性欲低,伴嗜睡症。

人患病后,特别是重病或疾病对以后的生活具有某种持久性影响时,病人会出现一段时间的抑郁状态,应该被看成是正常的情绪反应。但若成为一种持久的心境时,则应被视为情绪障碍了。

通常抑郁症可分为下列几种类型：

(1) 原发性抑郁症：即以往无明显精神或躯体疾病与抑郁症的发病有关者。如抑郁与躁狂交替出现,称双相抑郁症,如只有抑郁,称单相抑郁症。若抑郁伴幻觉、妄想等症状、称精神病性抑郁症,如伴有焦虑、恐惧、强迫等症状,称神经性抑郁症,如躯体症状较突出,而抑郁症状反被掩盖的称隐匿型抑郁症。

(2) 继发性抑郁症：即继发于其他精神或躯体疾病之后出现的抑郁症。这些原发病常有：肝炎等病毒感染、甲状腺功能减退、艾迪生病、希恩综合征、强迫症、焦虑症、精神分裂症等。有时亦见于服用利血平,皮质激素之后。抑郁症的发生,既具有遗传因素,也受制于环境和躯体、心理的当前境遇,是多因素相互作用的结果。对抑郁症的心理护理,首先要注意防止病人的自杀行为,加强自信心训练,等等。

4. 易激惹性或情感淡漠

易激惹性(irritability)是指较轻微的刺激却引起较强的愤怒情绪反应。人在病中,常为负性心理所占据优势,情绪变得不稳定,稍遇不顺心的小事即易冲动、发怒,似乎不近人情。有时表现为对亲人、同事的探访表现出冷淡无情,沉默寡言,内心沮丧。这既见于精神分裂症患者,亦可一过性地见于普通病人。在脑动脉硬化症和其他脑部疾患病人,还常见有情感脆弱(affective fragility)的表现,如因为细小事件或普通的谈话或情境便引发悲伤,不能自制,等等。

总之,情绪与情感变化是病人心理活动中最显著的特征。

五、意志、行为变化和障碍

所谓意志是指人自觉地确定目的,支配和调节自己的行为,克服困难以实现预定目的的心理过程。意志是人的心理能动性的集中表现,它不仅调节人的外部动作,而且还可以调节人的心理状态(如注意、思维和情感)和自主神经及内脏活动(如心跳快慢、血压升降、皮肤温度、内分泌水平等),可见,病人意志的变化对其身心内外状态的影响举足轻重。

意志水平如何,是从意志品质来衡量与评价的,意志品质有如下几个方面:

(1)自觉性:即指一个人对自己确定的行动目的、意义、正确性、必要性的认识清晰度和坚信程度如何。患病时,病人多表现为自觉控制与支配行为的能力减弱,对亲人、家庭和单位、医务人员的依赖性增强,或呻吟不止,或优柔寡断,行为举止不定,出现"行为退化"。而另一部分病人则由于认识上的错误,对自己的病情表现出病态的自信或固执己见,怀疑医务人员的解释,表现出过度和不必要的求医行为,如到处求医、坚持要做某项不必要的辅助检查等。

(2)果断性:即指一个人在必要时能当机立断。患病时,尤其在有关重要辅助检查和治疗决策时,病人大多会左右权衡,比较利弊,听取医护人员的建议,但亦有一些人优柔寡断,犹豫不决,甚至耽误了最佳的治疗时机。而另一些人,一旦有病,心慌意乱,草率乱投医、乱用药,这都是意志薄弱的表现。

(3)自制性:即一个人能控制和约束自己的情感和言行的能力。人患了病,一些人情绪平静,泰然处之,安心诊治,另一些人则可能意志消沉,或易哭、易怒,缺乏自我约束力。

(4)坚韧性:即顽强地与困难作斗争,实现预定目标的坚持性。如对于一些需要持久坚持的治疗措施和康复训练,各个病人的意志行为就不完全一致,一些人身残志不残,艰苦训练伤残后的躯体,失败不气馁,生活仍然可以自理。另一些人也许只是受到某些暗示,则会产生癔症性瘫痪。对待疼痛,意志的坚韧性在不同的病人中也显出明显的差别来。

总之,人的意志品质主要受制于个体人格特征、人的社会化过程、人的思维和情感,也受机体状态和疾病所影响。如妄想型精神病常表现为意志增强;而精神分裂症则有意志减弱;痴呆者多见意志缺乏。

在行为方面,患病亦会带来相应的变化或出现障碍。行为的基本构成因素是刺激(S)、机体(O)和反应(R),显然,患病后刺激的内容和形式都有了许多新的变化,机体的意志、情绪、感知等也随之改变,于是必有行为的结果。一般来说,病人非求医性行为明显减少,生活自理性行为亦相对减少,而求医性行为增多。如果病人出现反常,医护人员应逆向分析其原因,或因躁狂性精神病,或因其他原因求医,或有意志、情绪的某种改变。行为是以随意肌运动为基础的,因此行为障碍的产生通常可分为精神运动性抑制和精神运动性兴奋两大类。

1. 精神运动性抑制

主要包括以下类型:

（1）木僵（stupor）：即表现为动作明显减少，姿势刻板固定、不言、不食、不饮、不解大小便。程度较轻的亚木僵可见于强烈的精神创伤或刺激后、抑郁症病人等，严重的木僵见于精神分裂症紧张型和一些脑器质性、代谢性病变。在木僵的基础上，有些患者可发展蜡样屈曲症（waxy flexibility），其肢体、头部任人摆布成各种不舒服的姿势，并自己维持很长时间不变。

（2）违拗症（negativism）：即表现对他人要求做的动作进行抗拒。如医生要他张口检查，他反而将嘴闭得更紧。多见于精神分裂症者。

（3）刻板症（stereotypey），即表现为无目的不断重复其言语和动作，多见于精神分裂症。

（4）模仿症（echo1alia）：即表现对他人的言语或动作进行毫无意义的模仿。多见于弱智者、精神分裂症和脑器质性疾病者。

（5）作态（mannerism）：即病人以某种特殊的表情、姿势、动作表示某种难为众人理解的意义。多见于心理变态和精神分裂症者。

2. 精神运动性兴奋

主要包括以下两种：

（1）协调性精神运动性兴奋：即表现为言语及动作增多，但言语、动作协调，与现实不脱节，多见于轻度躁狂性兴奋者。

（2）非协调性精神运动性兴奋：即表现为言语、动作紊乱，与环境不协调，或冲动伤人，或缄默不语，却动作古怪。多见于精神分裂症者。

六、人格差异及其障碍

人格（personality）即个性，指个体表现出的稳定而持久的心理特征和行为模式。人格包括气质（即受生物组织遗传的制约，在反应的动力、紧张度和均衡性上的天然行为的特点）、性格（即表现在态度和社会行为上的特点）、能力（即成功地完成某种活动所必需的心理特征的综合表现）、兴趣和爱好等成分。

了解个体的人格特征在临床医护中的意义是：其一，不同的人格具有不同的易患倾向，如具有时间匆忙感、成就感 A 型的行为人格与冠心病易患倾向相关，情感不稳、易受暗示、自我中心的表演性人格易有癔症发作等。其二，不同的人格决定了其患病后的行为，如不稳定的内倾型人格患者，患病后悲观不已，常唉声叹气，或以泪洗面、独处自怜；而不稳定外倾型人格患者则对病患充满焦虑和恐惧，到处向医生或病友打听有关病患及诊治的信息。理智型人格的患者，病后大多喜欢翻阅有关医学书籍，将自己的病情与书中理论描述进行对比，对自己的症状观察较为仔细，如果由于一知半解，反而给医护人员的解释带来麻烦，这类患者的疑病心理较重。对于情绪型人格的患者来说，常表现为对症状的夸张描述，求医行为感情用事，易受环境暗示。

了解病人的不同个性,在医护过程中能够更好地因人施治,提高医护质量。

对于一般的病人来说,只有人格特征突出的现象,没有或很少有社会功能障碍。而对于人格障碍者来说,不仅病人感到痛苦,而且不同程度地对社会有不良影响。按世界卫生组织(1986年)的分类,常见的人格障碍有如下几类:

(1)偏执型:表现为自尊性、好胜心强,主观武断,言过其实,多疑,好嫉妒,不宽容。

(2)分裂型:冷漠、孤僻自处,行为怪僻,缺乏亲密、信任的人际关系,对别人给自己的评论无动于衷。

(3)反社会型:行为常与社会规范相背离,缺乏同情心,行为粗暴。

(4)冲动型:对事件往往作出暴发性反应,行为有不可预测和不考虑后果的倾向。

(5)癔症型:感情用事,易受暗示影响,情感、行为易变,好炫耀自己,富于幻想。

(6)强迫型:刻板固执,优柔寡断,谨慎多虑,过分注意细节。

(7)焦虑型:懦弱胆小,惴惴不安,有持续和广泛的紧张、焦虑感,敏感,自卑。

(8)依赖型:缺乏独立性,自理能力差,多依附和顺从别人的意志。

(9)不成熟型:表现为独立性差,意志不坚定,社会适应能力差,情绪不稳,缺乏道德和义务感,自以为是,易自暴自弃等。

人格既然是个性的,那么就没有普遍统一的人格标准,现实中就很难在人格正常人员与变态者之间截然划出一条界线。因此,医护人员在临床观察、判断中,在注意病人患病前后的人格比较,同类病人间的比较,同类文化背景人之间的比较是有帮助的。

第 七 章

确定适宜治疗计划

懂得怎样为病人提供优良的口腔医疗技术，与懂得如何使病人"接受"医疗计划，完全是两种不同的技巧。如何令病人接受口腔医疗计划？这个问题对大多数口腔医师来说最感困惑。看病和看病人是两个概念，病是一种客观存在的躯体疾病，但这个病是生在一个人身上的，每个人会有不同的价值观、社会经历、情感反应，只有把病和人作为整体考虑，才能令病人接受口腔医疗计划。

技术不仅是先进的治疗手段和设备，还有实施技术的医生对于技术的选择和掌控。口腔专业工作人员一方面可以通过治疗病人的牙齿和牙周疾病，改善病人的咀嚼功能；另一方面可以通过各种治疗技术使病人的微笑更加美好，改善病人的情绪和心理状态。

让患者参与到治疗计划的制订中来，充分满足患者的知情权，形成医患互动，改变患者被动接受治疗的局面，减少或避免医疗纠纷的发生。每个患者情况各不相同，表现在期望值上的不同，恐惧心理的不同，以及面对治疗时对治疗手段的选择不同。我们的治疗计划应该满足他们不同的个体需求，我们应该向患者提供适合他们的不同的选择，并且尽量为他们的而非我们的需求服务。当一个熟练的、有经验的临床牙医看过放射影像、诊断的模式、病史和临床检查结果，做出诊断并且制订出治疗计划，这个过程看起来像魔术。熟练的牙医辨别和处理其他人可能不会考虑的问题所显示的看似不费力气、速度和见解，使许多年轻的牙医印象深刻以至于惶恐。

例如美国 University Dental Professional（UDP）诊所提倡的理念是为病人提供"附加牙科（additive dentistry）"服务，意思是指在制订治疗计划的时候，除了以病人的现状作为依据外，还要考虑到病人的年龄和生活习性，要为病人的长远利益着想，而不仅仅局限于满足当前的需求。应该如何开始培养这样的技术、策略和智慧呢？年龄和经验是有用的,但有效的治疗计划不能等待过大的年龄。单独一个时间并非是个保证,许多口腔医生似乎一次次地重复早年犯的错误,而不是随着时间而积累经验。答案在于,治疗计划不是领域内"权威"们随机的、凭直觉的过程,而是一个有序的系统化的过程,它可以被分成各个部分加以研究学习。这些计划包括口腔卫生保健,功能和通过患者的家庭护理可解决的问题,以及通过牙科治疗才能解决的牙科疾病。另外,这些计划可以最低限度地缓解疼痛和保守治疗来使患者提高生命质量而不单是牙齿。

口腔医生本可以提供一种优质的产品,它针对每一个人特别制作,具有极高的技术价值,每天使用,既可增强美观,还可持续使用更长的时间。然而许多口腔医师尽管在技术上能够做出一个漂亮的新笑容,但却缺乏诊断和对一个完整的病例,甚至是多位点病例的处理。

例如:美国 L·D·Pankey 博士说过:"尽其所能提供最好的治疗是口腔医生的责任。"怎样定义"最好"？ L·D·Pankey 将"最好"定义为最理想,这是每一个口腔医师都期望能够实现的那种口腔医疗。提供理想的完整的口腔医疗,并让病人选择进度,这正是每一位口腔医生的责任。如今口腔诊所就诊病人更加复杂,他们不仅对外观,而且还对使用寿命感兴趣,他们关心自身健康并对他们的牙齿给予评价。

口腔医生让病人选择口腔诊所能够提供客观的先进的适宜治疗计划是无可非议的,也是非常重要的。在技术水平和临床经验许可的条件下尽可能为求诊病人提供更多的选择,尽量向求诊病人解释治疗可能带来的正面和负面效果,包括不治疗的后果等。

只有确定适宜治疗计划才能使医患双方获得双赢的结果——病人得到高质量的治疗,而口腔医生也得到相应的报酬。第一个好处自然是对于病人最重要的,因此在劝说病人接受适宜治疗计划时,应将这一点放在首要位置。

第一节　治疗计划确定原则

在确定适宜治疗计划程序上,实行"五步走"的治疗程序。即:问诊 - 检查 - 治疗方案 - 高中低档材料 - 治疗后随诊。目的在满足消费群体高档医疗需求的同时,尽可能地满足低消费群体的基本医疗需求,不允许为追求多收费而不顾患者的实际情况,热衷于使用高档材料的现象存在,充分尊重患者的知情权和选择权,让患者明明白白地消费、平平安安地回家。对于患者有违医疗原则的要求,坚决不能接受。由于齿科医疗服务的特殊性,即牙齿一旦磨损不可再生,所以牙医的每一个治疗方案是否科学,每一个操作是否恰到好处都将直接影响患者一生的齿科健康。

美国牙科医生 Farran·H 认为,上帝赐给我们两只眼睛,你应该用一只眼睛注意你的顾客、病人,另一只眼睛注意治疗费用。在每天的工作中,你都应该努力去减少病人的花费,争取给你的病人提供一个可以自由选择的,可以负担得起的牙科治疗。

作为一种对比,一个丧失后牙支持和咬合的患者可以做可摘式局部义齿修复、固定桥修复或者种植义齿修复,这些选择方案都没有明确的关于使用年限、舒适度、功能和美观相互间对比的数据资料。我们的治疗基于我们的经验和收集到的各种观点而不是基于明确的流行病学资料,即使这些资料可以获得(并且可信),它们也未必有多大用处。

我们知道,对于任何一个既定的患者,任何一种治疗选择可能是极大的成功,也可能是远期的失败。成功的选择非常依赖于牙医和支持群体,尤其是实验室技工的精湛技术,依赖于患者保持口腔环境健康的意愿和能力,因为这些决定了任何一种治疗选择的可行性。

现有的资源会极大地影响治疗的选择,进行各种治疗所需的时间和金钱,它们全在患者的权限范围内。

在确定适宜治疗计划上,要与求诊病人达成共识,求诊病人乐于接受治疗,而接诊口腔医师也乐于提供治疗方案。最终的决定是基于感性的,双方都必须感觉正确无误。口腔医师试图让求诊病人接受自己提出的诊疗计划,但求诊者的决定,是建立在多项因素基础上的。这些因素包括求诊病人对口腔医生和口腔诊所的印象,以及对整个医疗团队的信任程度。关心每一位病人,认真倾听他们的想法,设法了解他们的真实需要,然后为他们提供能满足其需要的治疗方案。永远不要对病人承诺超出你能力范围的事,尽力提供超出病人期望的服务。

美国牙科医生 Levin·GM 提出的方法很简单:永远不要告诉病人你希望他们进行哪种治疗,而是告诉他们从这种治疗中他们会得到哪些益处,这可以极大地提高患者对治疗方法的接受程度。病人了解他们可以从中受益,就会更容易接受你的意见。助手或其他工作人员的简单补充可以强化这种推荐效果,尤其是当介绍无原则的项目时。

病人经常使我们感到惊奇,对那些你不会怀疑能接受有价值的出色牙科治疗的人,如果我们询问有意义的问题,他们可能会选择一种新的笑容,我们需要学会去听取。

1. 了解病人的期望

口腔医疗服务有时是解决问题的,有时又是追求完美的,就诊病人的个性需求就是我们的目标,在基本医疗原则不变的前提下应尽量满足就诊病人的要求。关键是怎样才能掌握牙科推销技术而仍保持医德,我们为病人检查时,应先问病人有什么期望,而不是告诉他需要什么。这称为以专业精神推销,其他竞争行业早已掌握这些与人沟通和聆听的技巧了。

若能使病人自己构想牙齿日后的模样,他可能会一口答应或选择迟些才接受治疗,关键在于提出问题,提出的问题不应是无关痛痒的,而应集中询问病人心目中的想法。这些问题可以发掘病人真正的需要。八成时间让病人说话,说一些关于他自己心中的想法和感受、目的,等等,使病人接受诊治应该是口腔诊所的一项基本工作。我们所运用的聆听、应对和组织技巧,都要以促使病人接受治疗为目的。与病人第一次通电话时,便是解说病情和促使他接受诊治的开始,而这项工作在争取这名新病人的过程中需要反复进行。

我们需要做的就是找出就诊病人的真正需求,而不是我们认为他们需要什么,不要用我们自己的知识来将他人排除在外。在就诊开始时,通过帮助他们发现自己的价值和需求来建立我们自己的价值。如果就诊病人一开始就告诉他们想保住自己的牙齿,那么我们可围绕着这个问题继续提问,如"如果您的牙齿能保留终生您感觉如何?您家中有人无法做到这点吗?他们的感觉如何?您是怎么知道的?"等等,以及更多的问题。不要因为我们以前听到过类似的话题就避开它。

我们的提问应该为开放式,而不是用"是"或者"否"来回答,应该能经过设计使病人说话。试试以下的问题:"我能为您做些什么?这个问题困扰您多久了?它是如何影响您的?您过去是如何对待这个问题的?您的方法有效吗?您为此付出多少感情?您放弃过吗?您打算花多少钱来解决这个问题?您现在想干什么?"等等。

为了了解病人的需要和期望,口腔诊所员工应学会提问。注意提问题的区别,"今天你有什么担心吗?"和"希望今后 20 年你的笑容会变成什么样?"

每个人都喜欢谈论自己最感兴趣的话题——就是自己,因此与病人交谈时,应发问一些让病人自由发挥的问题,从而发掘病人的需要。

想想用以下两种方式发问同一个问题,我们会得到什么答案:"你喜欢自己笑的样子吗?"或"你想怎样改变你的笑容?"

在第二个问题中,病人必须想一下自己的感受,然后向我们表达心目中的想法。他不能只回答"是"或"不是"。

给病人的问题:

(1) 20 年以后你希望自己的牙齿是什么样的?

(2) 是什么妨碍了你达到这个目标?

(3) 为什么保持自己的牙齿对你如此重要?

(4) 如果你想要对自己的牙齿做出一些外观和感觉的改变,是什么样的改变?为什么?

改变所提供治疗的成分是一个大胆的建议,这是直接针对我们目前"什么是必要的和什么是必需的"的范例。如果我们能够从什么是必需发展到人们在生活中想要什么,我们在思维上就有了一个惊人的改变。没人必需为我们提供服务,真实的问题是,"你想要吗?","这对你重要吗?","这为什么重要?"。

当对大量的病人提供和进行少量的治疗时,这种性质的执业是艰苦的工作并且收益不多。要通过提出问题建立健康微笑的价值并使病人一同参与。例如在以拔牙为主的口腔诊所,可以在社区通过与病人交谈关于他们对恒牙拔除的感觉以及让他们选择自己的路来创建价值。对病人什么是更好的选择?如果对我们,什么可以导致做出更好的选择?

在大多数情况下,求诊病人会非常清晰地告诉我们他们所期望的结果以及造成他们不满意的原因会是什么。标准做法是详细记录与求诊者的讨论结果,制作出色的模型,拍 X 线片,以及牙周和牙髓评估。病人希望口腔医师为他的牙齿问题提供解决方案,而口腔医师希望说服病人接受治疗计划。

病人的职业也起着重要的作用,有些可能不需要选择性美学牙科治疗,但对一些从事演艺事业的病人来说,这种治疗可能就会被考虑接受。对于那些经常出差的病人,固定义齿可能比可摘义齿更合适。吸烟的习惯可能会降低牙周治疗的成功率,而磨牙习惯可能会导致贴面修复的失败。可能会有要求达到美貌垂直距离效果的病人,这会导致其语言模式发生改变;如果病人是律师,歌唱家或广播员,这样的结果我们一定都要考虑进去。

为此,双方必须就与治疗有关的重要信息进行沟通,并且共同努力寻求解决的办法,只有这样才能使双方达到各自的目的。唯有通过对话,我们才有机会了解病人的愿望,并且给予特别关注。如果把会诊当做给病人讲授口腔医学的课程,那是很难成功的。相反,我们可以用特定的问题来引导与病人之间的谈话,但是大部分时间(约 80%)应让求诊病人发言。

一般情况下,人都比较感性,极易动情,尤其是与他们谈话的人对他们的动机、欲望和需要感兴趣,且能予以满足时更是如此。如果懂得这一点,我们就能明白为什么令人厌烦的口腔医师解说很少能达到所希望的效果了。因此,为了给病人提供最好的治疗方案,应该尽量去了解病人的期望。我们通过系统的询问和积极的倾听,就能有效地了解到病人的需要。

应该学习一些心理学知识,从而能够发现病人真正关心的问题。只有通过提问、再提问,我们才能逐渐与就诊病人建立真正良好的关系,发现病人真正的需求,而非我们认为他们想要的。

总而言之,哪怕是最精致的,最富创意的,最具艺术性的计划,如果不能得到患者的认可,也是毫无用处的。满足患者的需求和目标的治疗计划才可能被患者所接受,才可能执行并持续下去。

2. 符合病人的利益

当做出选择时病人会有三个主要的期望:他们想要显得漂亮,他们需要感觉好,他们希望所买的产品能够经久耐用、外观漂亮、感觉良好。

尽管抱有良好的意图,许多口腔医师经常无法说服病人接受治疗,原因是他们在对话中过多地使用了专业用语,而且过分地强调治疗的次要部分。许多口腔医师认为应该为病人提供充分的信息,以便使他们能够更容易地做出决定,过多的信息反而会阻碍病人做出正面的决定,面对一大堆专业用语和复杂的相互关系,病人往往无法理解所说的治疗方案到底能为自己带来什么好处,因而对治疗方案犹豫不决,甚至会打消接受治疗的念头。谈话的内容一旦变得晦涩难懂,听者往往不愿继续听下去。为了避免这种结果,口腔医师应该给病人提供最实质的信息,也就是说,这种信息应是真正关系到病人的切身利益的。

千万不要以为某位病人很有钱,就可以提供一些价格昂贵但又不适宜的方案,总有一天,病人会觉察这个问题,我们将会永远失去这位病人。只有站在病人的立场为他考虑,才能赢得病人的心,成为病人的真正朋友,最终也为诊所的发展打下良好的基础。营业额不应该成为一个成功的口腔诊所首要考虑的问题,但这又往往是最难的,甚至是不可能做到的事。

在每天的工作中,都应该努力去减少病人的花费,争取给我们的病人提供一个可以自由选择的,可以负担得起的牙科治疗。如果我们不努力去减少病人的治疗费用,就等于拒绝为病人服务,拒绝挽救他们的牙齿。当口腔医师告诉一个病人他需要做根管治疗来挽救他的牙齿时,病人首先会说希望保留这个牙齿,然后他会问价格以及保险是否赔付等问题。

美国牙科医师 Blatchford·WA 博士认为以下是接诊中病人应明确的非常重要的问题:

想想 20 年后,你认为自己的笑容会变成什么样?

你说保持自己的牙齿不掉是一个重要目标,为什么?

你对自己牙齿的外观和感觉满意吗?

你认为保持自己的牙齿有什么好处? 给我讲讲这些好处。

你说想使自己的牙齿更白,看起来更年轻。这对你的工作有帮助吗?

一个美好的笑容对你的事业会有怎样的价值?

你认为尽量减少就诊治疗的次数会有什么好处?

你认为对以后发生牙齿急症进行预防有什么好处?

这些问题可以诱发病人对口腔医疗的需要。提出这些问题,就是帮助病人认同口腔医疗方案的价值,认识口腔医疗方案的好处,为这项重要的感情上的决定提供充分根据。这些问题亦帮助病人将天秤的比重倾向于价值一边,而不再斤斤计较因为价钱提出的技术理由。

3. 担当病人的顾问

新态度就是充满自信,为就诊病人提供一种选择的自由,把患者因素考虑进治疗计划是至关重要的,而且是越早越好。要做就诊病人的顾问以及认真倾听他们的心声。旧式授权式态度是指必须找出病灶并劝就诊病人接受治疗,这是最差的压力销售法。口腔医疗正在向着允许就诊病人真正表达自己意见的方向发展。如果来了一位就诊病人,在没有就诊病人参与的情况下就在大脑中形成了结论,并制订出治疗方案。就诊病人没有任何对制订治疗方案产生压力的选择,我们必须开始在脑中摒弃一切先入为主的观念,积极挖掘就诊病人的价值。

在做治疗决定时,病人有决定权,口腔医生不能把自己的决定强加于病人,当然口腔医生要根据自己的知识与经验给病人提供乐于接受的建议与咨询。为了得到这样的美丽笑容,病人还希望看到医生和技术人员是他们的合作者。利用病人正与我们分享的远期目标,设计出一个长期的治疗计划,给予他们选择。病人在步骤、时间和金钱这些重要的选择上拥有真正的自由。他们为获得"治疗后"照片上美丽的笑容,会成为我们的合作者。给予我们的病人一个机会去选择最好的,而不是替病人决定他们一次只能处理一个牙冠。

我们必须在一开始就把患者当做我们的合作者,并从他们的角度和他们交流,而不是高高在上。这并不意味着放弃我们的原则和专业知识,但是要求我们可以在患者的立场考虑问题,给予患者应有的尊重。

口腔诊所服务的同质化,竞争的激烈化和病人选择的多元化都使得病人主要利益越来越集中于最终的口腔医疗成本效果上来。担当病人的顾问,提供顾问型服务正是在这样的背景下被提出来的,通过为病人提供增值的咨询服务,力求摆脱单纯的价格竞争,最终实现双赢。一般来说,当牙科行业内通行的服务质量水平相对稳定时,价格便成为最重要的决定因素。最低的价格所提供的最大的成本节省就是病人眼中最重要的价值。而在口腔诊所服务中广泛运用的关系型服务,虽然注重和顾客建立长期的私人关系,以淡化价格在服务中的突出影响,但并不能从本质上改变病人对其产品内在价值导向的思维方式,也不能改变甲乙双方不平等的合作方式。

担当病人的顾问,提供顾问型服务就是要冲破这种困境,并努力为口腔诊所寻求增值空间。通过扩展解决问题的广度或深度,顾问型服务将更多的价值体现在咨询性的服务上,自病人就医过程一开始便参与其中,提供协助,其表现是更看重于解决问题的方案,更努力于和病人在服务上的协作,从而超越医疗本身的价值,从价格竞争转入价值竞争。并且解决顾客问题的范围越广、复杂程度越高,顾问型服务的价值就越大,病人对你的依赖程度就越高。多说"我们"少说"我",口腔医师在说"我们"时会给对方一种心理的暗示,口腔医师和病人是在一起的,是站在病人的角度想问题的,虽然它只比"我"多了一个字,但却多了几分亲近。

一个真正意义上的解决方案通常是完整系统地解决病人某一方面的问题。它构建的是一个有机的系统,而如何将这个系统组建起来,如何让这个系统有效率地运行起来,如何将这个系统和已有的工作流程相互融合等都需要一个广泛而深入的知识体系来支撑。通常病人并不具备大部分所需要的知识。

我们注意到,时间是病人考虑的一个因素。如果处理一颗牙就需要 5 个小时和 4 次就诊,又怎么能让病人看到做多位点的益处呢?病人对口腔诊所一个主要的抱怨就是看牙耗费了太多的时间。当我们为实现他们的美丽笑容制订一个长期计划时,应以他们的价值和需求为基础,这会很容易地将治疗分为不同的部分以达到最后效果。

美国牙科咨询专家 Joanthan Bregman 认为当口腔医师为患者选择治疗方法的时候,尊重患者自己的选择也很关键。比如一个新的患者来到口腔诊所,口腔医师为他做了所有诊断所需要的检查,并开始讨论治疗方案。口腔医师的最终目的是什么?我的回答是,帮助患者了解他(她)的口腔问题,这样患者才能做出合理的选择,决定什么才是适合他(她)的并符合他(她)的健康目标的方案。从这点来看,是患者自己决定了治疗计划,决定了要做什么样的治疗来改进健康和外貌,这时手术的费用将不再是问题。如果出现什么问题,如修复冠出现了问题,患者会说"我的修复冠出现了问题"而不是"你的修复冠出现了问题"。使用修复冠是他自己根据自己的需要做出的选择,这改变了一切。

4. 激发病人的需求

口腔医师对病人的经济基础和与牙科的利益关系也存在预先的判断。直到我们询问病人问题以确定他们健康牙齿和优美笑容的价值之前,怎么能对病人先下决断,并且依照我们自己的价格体系而不是他们的去限制他们的选择呢?

在向病人提出治疗保健计划的时候,面临的挑战是教育病人、激发病人、发现和克服障碍。这就需要与病人建立相互信任的友好关系;需要让病人明确自己的需求;需要教育病人、调动起病人治疗的积极性;得到病人对治疗的承诺;安排好治疗费用的缴付计划;安排好完整的治疗时间表。必须清楚地认识到:让病人接受治疗计划不单是口腔医师的责任,口腔诊所的每一位工作人员都是责无旁贷的。在向病人提出治疗保健计划的时候,同时也应该将这些建议的好处、如果不接受这些建议的后果,以及其他的选择方案告诉病人。

应该让病人看一下有关的影碟和宣传册,以加深病人对治疗计划的了解。这样做的效果通常非常好,对于治疗计划尤其如此。影碟和宣传册可以让病人感受到治疗计划的质量和美学效果,从而促使他做出决定。这个时候,我们不用担心这种视觉上的对比会对病人的决定产生负面影响。如果不能让病人清楚地了解治疗计划所起的作用,那反而会更糟糕。例如每个美容牙科治疗病例都需要有照片文档记录,用于显示求诊病人的初始情况,特别是在需要间接修复的病例中与技工沟通时具有无可比拟的价值。普通求诊病人可能首次认识到他们以前从未关注过的牙齿不对称、变色或旋转等现象,特别挑剔的求诊病人还可能要求根本不切实际的治疗完美程度。所以良好、清晰和足够的相片记录有助于通过显示牙齿初始状态来澄清可能产生的效果。

经验表明,在劝说一个人的时候,动之以情通常可以促使其更快地做出决定。我们的目标始终应是将对话引向一个肯定的结论,否则在下次约见时,又得从头再来。因此,要试着让病人认可即将发生的治疗,而不要给他造成心理负担。当然,也不可能排除这种情况:在会诊之后,病人需要更多的时间来考虑是否接受治疗。为了保证病人能够继续考虑我们的建议,应该让他带走一些与治疗相关的资料。如果可能的话,应该与病人另约一个时间见一次面或通一次电话,到时候,病人就会向我们透露他做出的决定。

值得注意的是,求诊病人可能在开始的时候接受整个治疗计划,随后又会对其进行重新估计。这样就给了口腔医师更多与求诊病人交流的机会,直到最终获得求诊病人的信任。

更值得注意的是,病人的牙科知识仍然很有限,病人自行决定的治疗方法,并不一定对自己的健康有利,口腔医师应向病人提供一些损伤程度较轻的方案。在做大手术前多方听取意见,三思而后行。

5. 要求病人的承诺

在对病人作出承诺的同时,也应该要求病人作出承诺。这一步骤似乎有点不同寻常,但这是进一步了解病人是否还存有顾虑,彻底消除障碍的工作。通常遇到的情况是:病人已经没有疑问了,也认同了口腔医师的治疗计划,但在作出最后决定是否进行治疗的时候却犹疑不决。病人可能对治疗的时间安排有顾虑,对治疗的费用有负担,对治疗过程中的疼痛和不适感有恐惧。口腔医师应该进一步了解妨碍病人接受建议的障碍,有针对性地予以克服。以下的措施可供参考:

(1) 巩固医患之间的友好信任关系。

(2) 强化病人的需求。

(3) 进一步加强教育和激励。

(4) 向病人作出承诺。

(5) 向病人解释治疗所需的费用,并得到病人的认同。

(6) 与病人共商实施治疗计划的时间表。

尤其是对那些欠费的病人。通常向病人提供一些财政方面的选择,例如通过现金、支票或信用卡进行付款。确保告知每一位病人为何要回来复诊,复诊时将会做什么,以及大约花费的时间。告知病人我们已专门为他们保留了一段时间(开始时间和治疗所需时间),向病人提供一个治疗的估价,以便他们可以知道自己的财政情况。

经过上述的努力,口腔诊所与病人之间的距离就会大大缩短,病人就会感受到诊所的关爱和责任心,病人接受治疗计划的可能性就会大大提高。

第二节　病人需求心理诱导

现代营销的观点认为,营销的最终目的不是把商品卖出去,而是向顾客推销商品的价值,让顾客认识商品的价值。口腔医师一方面可以通过治疗病人的牙齿和牙周疾病,改善病人的咀嚼功能;另一方面可以通过各种治疗技术使病人的微笑更加美好,改善病人的情绪和心理状态。所以在向病人提出口腔治疗保健计划的时候,同时也应该将这些建议的好处,如果不接受这些建议的后果,以及其他的选择方案告诉病人。

最重要的是和我们的病人交谈,建立良好的关系,并逐渐的引发他们保护牙齿及修复缺失牙齿的愿望,想做到这一点,最重要的在于证明自己对高水平的牙科治疗的追求和肯定。需要去修复那些缺失的牙齿,并采用先进的义齿材料及与牙齿颜色一致的充填材料。如果考虑到牙周的问题,应该向病人告知健康牙周的颜色和质地。如果想让病人知道口腔健康的重要性,就应该拿出实例给病人看。

在介绍全面性的和具有化妆性能牙科治疗时病人会存在许多担心,就诊病人可能会说"不"。因而这很容易只对所治疗部位的明显区域做出诊断,并把它用一些较重的语气词进行描述……需要。这可能听起来像,"是的,包括那个补过的地方坏掉了,并且漏了。你需要一个牙冠。"当对病案的描述技巧中包含"需要"这个词汇时,这就存在对病人的压力,尽管他们可能决定做这个牙齿的修复,他们很可能不会选择去做更多的修复。

美国牙科医师 Blatchford·WA 博士认为应该杜绝"需要"这个词语,通过询问诸如以下的问题,供病人选择:

你是否想过 20 年后你自己的牙齿和笑容是什么样子?

你对自己的笑容最喜欢哪一部分?

在 1~10 的范围内,你希望自己的牙齿健康如何?

在 1~10 的范围内,你如何评价目前的牙齿健康状况?

告诉我更多有关的东西。

如果你拥有欢快的新笑容,它会对你的工作有什么帮助?

将牙齿进行有色的修补,你体会到何种益处?

除了对我们病人的支付能力先下判断外,我们也为对他们的需求所作的预先判断感到有愧。我们通过告知病人我们认为他们应当需要什么来对他们施加压力,而不是询问他们需要什么。

病人需求准确地认识自己的口腔医疗需求并非易事,即使是患同一种疾病,且病情相似,不同病人之间的需求还是存在很大差异的。例如有的病人希望得到彻底的根治,而有的则希望控制一下症状。口腔诊所的服务不单单是治疗的服务,同时也包括心理的服务。当一位痛苦、迟疑的病人初次踏入口腔诊所,如何使他在很短的时间内消除心理恐惧并积极配合口腔医师的治疗,这是一个心理诱导的治疗过程。它包括口腔诊所环境的影响,口腔医师的体贴和沟通,口腔保健常识的宣传等;心理治疗贯穿着整个临床治疗,病人从心理上接受医疗,再加上特色的临床治疗和良好的预后,这难道不是每一位病人所希望得到的吗?此时,费用并不是妨碍病人就诊口腔诊所的主要原因。

病人的心理逆反更多是来自人与人之间的相互影响所产生的紧张和对口腔医师工作的不满意。当然,与口腔医师本人处于压力比较大的状态,在工作过程中不自觉地流露出的紧张程度也有关系。25%的口腔医师在诊治这样的病人时均会有紧张的反应。

病人选择医师有助于病人减轻逆反心理,诱导口腔医疗的需求。例如在门诊大厅醒目位置设立牙科诊室分布图和就诊流程;门诊大厅设电子触摸屏和大型电子显示屏,将各类手术、治疗、应用材料等收费情况以查询和流动显示的形式让病人按需查取;挂号台竖立诊所内各专家的情况介绍;诊室门口将工作的口腔医师技术职称、口腔医疗特长上墙公布等。真正让病人了解诊室、知晓各科口腔医师的有关医疗信息,为病人选择诊室和口腔医师提供了方便。

我们看到一样喜欢的东西,可能我们从未想过要购买,或者从来不知道有这种东西(例如笑容),一旦产生拥有这东西的欲望,便会开始寻找理由,说明自己为什么需要这东西,为什么要得到它。我们会指出这东西对自己很有价值,肯定这东西可以满足某种需要。不需多久,我们便会从认识这东西,进而觉得我们应该和必须拥有它。只要我们渴望得到这东西,一定会千方百计地挪出金钱购买它。

同意接受美容牙科疗程也绝对是一个感情上的决定。如想成功介绍病例,必须在谈到价钱细节之前,先强调其好处和价值。

第三节　提供所有治疗计划

在具体工作的真实世界中,我们并没有完成理想的诊断治疗。牙科的道德规范还没有免除对我们诊断的规范,诸如"我将依据他们所能承担的费用进行理想的诊断治疗",或"我将只根据他们的要求来决定理想的诊断治疗",或"只有当他们疼痛",或"只有当他们的医疗保险包括该项目",或"只有当牙齿有毛病时",等等。

这些条件限制,麻痹了我们进行完整的诊断。其结果是只固定或修补最坏的牙齿,为病人所做的低于他们的需要,使病人多次复诊,浪费了他们宝贵的时间。"维护牙科"就是每次就诊时治疗最坏的牙齿。"维护牙科"不允许病人选择最理想的治疗。

"保险只包括一个冠。"

"病人只要求我们做一个。"

"我们的病人无论如何不会接受完整的治疗。"

"这样我们几乎 100% 得到接受。为什么会扰乱事情的进展?"

"对我们的病人来说时间是一件需要考虑的事情。这样的方式对他们最好。"

"我们不喜欢与病人探讨治疗。这样工作最好。"

如果每次只对最坏的牙齿制订治疗计划,我们便会对病人的期望和评价产生偏见,并因此很少提供我们所能做到的最好的牙科服务。不该由口腔医师来选择病人会喜欢的牙科服务水平,这个水平的选择应该是病人的特权,基于我们的能力进行选择以帮助他们发现他们口腔健康的需要和价值。

渴望做更高层次的事情,建立以健康、舒适、功能和美观为基础的完整治疗的理论体系。

口腔医学院的技术教育建立了口腔医疗技巧的基础。在我国,口腔医学继续教育培养出拥有极其出色的口腔医师,牙科新技术允许自由地更加容易地满足病人对外观、健康和功能的梦想和期望。为什么当牙科技术可以提供而且病人确实想要获得出色的外表时,我们仍坚持"维护牙科"呢?

【案例】 **如何正确指引病人接受完整的治疗计划**

[来源: how to direct without seeming to manipulate the patient 译者 / 李俊儒医师(国瑞牙医诊所主治医师)]

本文探讨的是一位靠领社会救济金生活的 72 岁女性病人,经过初步的问诊及检查后得知,她已经忽视自己的口腔状况超过 30 年了。她承认,自从开始负担家庭生起,她就不管自己的口腔状况了,迄今,她也不认为有时间或多余的金钱去投资自己的牙齿。

她有数颗牙需要接受根管治疗和许多的龋齿需要填补,假使仅仅治疗至使她达到一个稳定舒适(不痛)的程度,大概需要花费 5000 美元。此外,她的咬合状况也非常的不理想,所以她理想的治疗计划包括:矫正治疗合并牙冠牙桥固定膺复或是活动假牙膺复治疗。

当我们把她的问题和治疗的费用完整详细地解释给她听后,毫无疑问她将可以清楚地明白这 5000 美元基本治疗的重要性及价值。然而,倘若她再接受矫正治疗合并活动假牙膺复,则需多花费 12 000 美元,或是选择 20 000 美元的固定膺复合并矫正治疗。最后,她接受了 5000 美元的基本治疗,以及 12 000 美元的治疗计划,包括为其一年半的矫正治疗。

有些人或许会好奇,为何 72 岁的病人会接受这样的治疗?动机就在于她的外观。她觉得她的外在条件不好,而且她再也不能忍受了。病人的心态也是很重要的,有些人到了 50 岁就觉得他们太老了而不愿花费时间和金钱在牙齿上;如同我们所举的例子:她认为外观对她来说很重要,如同其他的享乐一样,所以要尽可能地改善自己的口腔状况。

或许有些人会质疑我们,对这么大年纪的病人所做的治疗(包括矫正治疗),是商业化的行为吗?不可否认的是病人有权利作出对自己最好的决定。所以我们必须解释所有可行的治疗计划、回答病人的问题,并且让他们清楚地了解所有治疗计划的重要性及其价值。

假使我们没有把所有可行的治疗计划完整地解释说明给她,那她很可能会去接受其他非常糟糕的治疗计划。所以我们和病人谈治疗计划和费用时,是不需要使用手段和技巧的(manipulation),往往是因为我们只有向病人解释一部分我们认为病人可能会接受的治疗,而没有把所有的治疗计划都告诉病人。猜测病人只能负担某部分的治疗,而没有把全盘的治疗计划都告诉病人,或许是不错的方法,但其实是最糟糕的。

我们必须清楚地了解病人的想法与选择,往往和我们所认为的大相径庭。我们必须根据充分精确的资料,加上关心病人的态度,并用理智和情感(intellect and emotion)兼具的口吻来向病人解释病情或是讨论治疗计划。

我们有义务提供所有的治疗计划供病人选择,而病人亦有权利去接受或拒绝。我们必须试着去了解病人所说的话,以及他们内心所潜藏的情感动机。当然,这种能力并不是与生俱来的,而是要靠持续不断的学习才会拥有的。

第四节　面对病人的拒绝

病人抗拒接受疗程,主要有三个理由(价钱、时间、疼痛/恐惧)。我们将通过诊断而获得一组不同的治疗方法的组合,可以与病人共同探讨不同的选择,而不仅仅是应急处理了。

在口腔诊所的日常工作中,其中一项令人沮丧的事,就是就诊病人拒绝了我们建议的治疗方法。当有病人不答应接受口腔医疗方案,口腔医师会潜意识地决定日后诊治其他病人时,不会介绍肯定不获接纳的方法。这样实质是让病人拒绝的个案为口腔诊所制定的诊治标准。

规矩是我们认识世界的滤镜。它让我们认清自我,看到自己接受新思想的能力,或者墨守成规、甘于安逸的本质。借着这些观点,我们建立了赖以生存的准则。例如认为父亲总是最终的决策者,女孩不能在数学和科学方面出类拔萃,等等。规矩固然有用,但也会产生麻烦;紧握不放,就会妨碍我们去探索其他的可能性。

现今口腔医师为病人进行的口腔医疗,大部分并非必须立刻进行的。除了牙痛或牙齿受到感染的病例外,口腔医疗只是生活当中一项选择性的决定,因此,口腔医师要面对的竞争,并非主要是同业的服务竞争,而是病人在生活中许多其他的消费选择,例如远足旅游、装修家居、娱乐电影、购买汽车,等等。由于市场出现了重大改变,口腔医师应渐渐明白提供优质的口腔医疗服务,只是病人众多选择中的一项。病人不一定不需要我们的口腔医疗。

口腔医师使病人选择接受口腔医疗方案,向病人讲解病况的技巧,必须比得上其他竞争行业的技巧,甚至更为优胜,需要知道我们的竞争对手的日常工作,这就是推销。

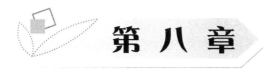

第 八 章

知情同意有效管理

在口腔医疗活动中,口腔诊所和口腔医师应当将病人的病情、医疗措施、医疗风险等如实告知病人,及时解答其咨询,避免对病人产生不利后果,尤其《医疗事故处理条例》,更强调了病人的知情同意权。统一管理知情同意书,口腔医师在治疗之前将治疗中及治疗后可能出现的危险及并发症详细向病人及其家属解释,在让病人知情的同时,也增加了口腔医师的责任感。

治疗前病人签署了知情同意书,不等于出现了问题口腔诊所及口腔医师可以全免责任。这种做法只会促进口腔医师更加认真地对待病人、对待治疗中可能出现的每一个问题,积极寻找有关对策,防止并发症的发生。在保护性医疗制度的借口下,任何侵害病人的知情同意权都是违法行为,在告知的过程中,口腔医师出于自我保护的目的,夸大口腔医疗风险也是违法的。

第一节 知情同意书的作用

知情同意书是一种授权行为。在治疗口腔疾病的同时,也会给患者的牙体造成一定的损害,不同程度地破坏患者口腔组织器官的完整性和功能,这就是治疗的风险性。如果口腔医师未经患者同意而为其进行牙体手术治疗,就有可能因为侵害了患者的身体健康权而受到患者的指控,承担相应的民事责任,甚至是刑事责任,当然特殊情况除外。因此,从法律的角度分析,患者签署知情同意书实际上是一种授权行为,即患者允许口腔医师在其口腔组织器官上治疗口腔疾病,使口腔诊所及口腔医师实施的具有一定破坏性的治疗行为合法化。为此,《医疗机构管理条例》第33条明确规定,医疗机构施行手术、特殊检查或者特殊治疗时,必须征得患者的同意。

知情同意书是患者行使知情同意权的书面证明。《中华人民共和国执业医师法》第26条规定:"医师应当如实向病人或其家属介绍病情,但应注意避免对病人产生不利后果。"根据此条规定,医师告知的对象应包括病人和病人家属。《医疗事故处理条例》第11条规定:"在医疗活动中,医疗机构及其医务人员应当将病人病情、医疗措施、医疗风险等如实告知病人,及时解答其咨询;但应避免对病人产生不利后果。"因此,如实告知是口腔医师法定的义务,而知情同意是患者享有的法定权利。

知情同意书不具有免责效力。在临床工作中,一些口腔医师在知情同意书中向患者特别提示了这种风险的存在,同时要求患者自己承担这种可能出现的风险。例如有的知情同意书中载有"如出现以上问题,口腔诊所概不负责"或"口腔诊所不承担任何责任"等免责条款。按我国《合同法》第53条的规定,合同中有关造成对方人身伤害的免责条款无效。因此,上述知情同意书中"口腔诊所概不负责"或"口腔诊所不承担任何责任"部分因违反了法律禁止性规定而归于无效。如果口腔诊所在为患者治疗过程中存在医疗过错并造成了患者人身损害的后果,那么口腔诊所仍应承担相应的民事责任。知情同意书不具有免除因口腔医师医疗过错而给患者造成损害后果应承担的民事责任的法律效力。

第二节　知情同意书类型和格式

根据口腔医疗专业特点制定知情同意书。各种口腔医疗应根据自身特点,根据治疗部位,再分类制定不同的知情同意书,如细分为拔牙手术知情同意书、种植牙手术知情同意书、全口义齿修复知情同意书等,都根据牙科专业特点制定了一系列的知情同意书。

知情同意书分"知情告知"与"同意签字"两部分。其设计应符合完全告知、充分理解、自主选择的原则。一般项目中强调写清楚姓名、性别、病历号,知情同意书内容包括:术前诊断、手术名称、术中或术后可能出现的并发症、手术风险、医患双方签名等。特殊检查、特殊治疗同意书内容包括:特殊检查、特殊治疗项目名称、目的、可能出现的并发症及风险、医患双方签名等。患方签名强调要病人自己签名。在使用的过程中,不断完善同意书的内容和格式。

统一使用规范的知情同意书。由于其书写规范、解释清楚全面,不仅提高了工作效率,在诊疗过程中容易得到病人及其家属的理解与配合,有利于诊治病人。

第三节　签字权的法律意义

　　签字权是知情同意表达的权利。《中华人民共和国执业医师法》和《医疗事故处理条例》都明确规定,病人对手术治疗有知情同意的权利,这是病人健康权、身体权的组成部分。在医患关系中,由于双方对医学知识掌握存在较大的差异,口腔医师占有主动权,因此有义务将病情、诊疗措施、手术方式及可能存在的风险向病人告知。在需要手术治疗的情况下,病人了解了有关诊断、治疗、预后、治疗方式、可能发生风险的信息后,依其独立人格作出是否同意手术的选择并在知情同意书上签字将自己的意思表达出来。因此手术签字权依据其性质应从权利和知情同意权的变动而产生、变更、消灭。

　　签字权是病人的权利而不是义务。《医疗事故处理条例》第33条规定了六种不属于医疗事故的情形,除此之外,按《合同法》第53条第一款的规定,任何造成病人健康、身体被侵害的行为均不能免责。也就是说,即使病人签字同意手术,医务人员必须术前病人同意的治疗方式,按照医疗规章制度、医疗护理常规进行治疗,否则便是错误的,需承担相应的过错责任。因此,病人或家属的签字行为是一种授权行为,是病人在医疗行为中意见的体现,受现行法律的保护。

　　知情同意书应由患者本人签署。卫生部在《病历书写基本规范(试行)》第10条中明确规定,对按照有关规定需取得患者书面同意方可进行的医疗活动(如特殊检查、特殊治疗、手术、实验性临床医疗等),应当由患者本人签署同意书。患者不具备完全民事行为能力时,应当由其法定代理人签字;患者因病无法签字时,应当由其近亲属签字,没有近亲属的,由其关系人签字;为抢救患者,在法定代理人或近亲属、关系人无法及时签字的情况下,可由医疗机构负责人或者被授权的负责人签字。在病人同意的基础上,还应向病人及其配偶阐明手术的危险。

　　同时,根据法律规定,要避免因手术签字而给患者造成不良影响。上述规范还规定,因实施保护性医疗措施不宜向患者说明情况的,应当将有关情况通知患者近亲属,由患者近亲属签署同意书,并及时记录。患者无近亲属的或者患者近亲属无法签署同意书的,由患者的法定代理人或者关系人签署同意书。

　　在治疗过程中可能出现临时变更手术内容或方式的情况。如根管治疗术,预定的根管治疗术与医生在牙髓处理后的情况不相符,需要追加或临时变更治疗内容和方式。在这种情况下,口腔诊所及口腔医师仍应征得患者本人的同意,在患者无法行使该项权利时,应及时征得患者家属的同意。

第四节　知情同意书的内容

　　口腔疾病治疗是一项精细的工作,不仅需要良好的技术,也需要良好的器械和材料,疗程较长,治疗费用也比较高。作为医务人员,我们会尽一切努力诊治病人的病痛。但由于目前的医疗技术和条件的局限,对一些无法避免的机体反应和手术并发症,希望就诊的病人了解、理解和谅解。在接受治疗前请病人仔细阅读相关的知情内容,并了解治疗所需的大概费用,根据自身情况做出决定。我们需要在病人的理解和同意的基础上开始治疗。如果病人同意口腔医生提出的治疗方案,并接受相关的收费,请其在病历上签名。

　　有关治疗需要知情的内容,叙述如下:

一、口腔全科治疗知情同意书

　　手术潜在风险和对策:

　　医生告知我如下口腔科治疗可能发生的一些风险,有些不常见的风险可能没有在此列出,具体的治疗方式根据不同病人的情况有所不同,医生告诉我可与我的医生讨论有关我治疗的具体内容,如果我有特殊的问题可与我的医生讨论。

　　(1) 我理解任何麻醉都存在风险。

　　(2) 我理解任何所用药物都可能产生不良反应,包括轻度的恶心、皮疹等症状以及严重的过敏性休克,甚至危及生命。

　　(3) 我理解此手术可能发生的风险和医生的对策:①术中损伤神经、血管及邻近器官,如_____;②侧壁穿孔;③损伤牙齿;④各种感染(细菌、真菌、病毒等);⑤严重心律失常;⑥上颌窦穿孔;⑦肿痛加重;⑧机械折断;⑨穿髓;⑩牙髓炎;⑪诱发全身并发症;⑫牙齿颜色复杂者修复体颜色较难与天然牙齿完全接近;⑬涎腺导管损伤;⑭干槽症;⑮异物不适感;⑯牙龈炎;⑰牙齿龋坏;⑱牙体脆性变大,容易折断;⑲面部瘢痕或畸形;⑳本例手术的风险和注意事项是(书写编号):_____。

　　(4) 我理解如果我患有高血压、心脏病、糖尿病、肝肾功能不全、静脉血栓等疾病或者有吸烟史,以上这些风险可能会加大,或者在术中或术后出现相关的病情加重或心脑血管意外,甚至死亡。

　　(5) 我理解术后如果我不遵医嘱,可能影响治疗效果。

　　特殊风险或主要高危因素:

　　我理解根据我个人的病情,我可能出现以下特殊并发症或风险:_____。一且发生上述风险和意外,医生会采取积极的应对措施。

二、口腔专科治疗知情同意书

1. 牙拔除术

手术潜在风险和对策:

医生告知我拔牙治疗可能发生的一些风险,有些不常见的风险可能没有在此列出,具体的治疗方式根据不同病人的情况有所不同,医生告诉我可与我的医生讨论有关我治疗的具体内容,如果我有特殊的问题可与我的医生讨论。

(1) 我理解任何麻醉都存在风险。

(2) 我理解任何所用药物都可能产生不良反应,包括轻度的恶心、皮疹等症状以及严重的过敏性休克,甚至危及生命。

(3) 我理解此手术可能发生的风险:①牙折断;②牙槽骨折断;③上颌结节折断;④邻牙或对合牙折断或损伤;⑤下颌骨折断;⑥颞下颌关节脱位;⑦牙根进入上颌窦;⑧出血;⑨牙龈损伤;⑩下唇损伤;⑪下颌管损伤;⑫颏神经损伤;⑬舌神经损伤;⑭舌及口底损伤;⑮上颌窦底穿孔;⑯拔牙术后疼痛;⑰拔牙术后感染;⑱干槽症;⑲颞下颌关节炎;⑳张口受限;㉑皮下气肿;㉒手术、药物和麻醉的并发症,可能会出现延迟愈合和变态反应,以及唇、颊部、脸、舌、颊和牙齿的不适,这种不适所持续的时间不可确定,可能是不可逆的。

(4) 我理解如果我患有高血压、心脏病、糖尿病、肝肾功能不全、静脉血栓等疾病或者有吸烟史,以上这些风险可能会加大,或者在术中或术后出现相关的病情加重或心脑血管意外,甚至死亡。

(5) 我理解治疗后如果我不遵医嘱,可能影响治疗效果。

特殊风险或主要高危因素:

我理解根据我个人的病情,我可能出现以下特殊并发症或风险:＿＿＿＿＿＿。一旦发生上述风险和意外,医生会采取积极的应对措施。

2. 牙周手术

手术潜在风险和对策:

医生告知我牙周手术可能发生的一些风险,有些不常见的风险可能没有在此列出,具体的治疗方式根据不同病人的情况有所不同,医生告诉我可与我的医生讨论有关我治疗的具体内容,如果我有特殊的问题可与我的医生讨论。

(1) 我理解任何麻醉都存在风险。

(2) 我理解任何所用药物都可能产生不良反应,包括轻度的恶心、皮疹等症状以及严重的过敏性休克,甚至危及生命。

(3) 我理解此治疗可能发生的风险和医生的对策:①术中、术后出血;②术中根据实际情况可能改变手术方案或终止手术;③术后可能发生术区疼痛肿胀,嘴角会拉伤,会有几天或几周开口受限制,说话会受到影响,偶有吞咽困难等,必要时及时就诊;④术中、术后患牙出现明显松动,一般术后出现的暂时性松动、咀嚼不适、冷热敏感等症状可自行改善;⑤术后发生感染,需定期复诊、换药、服用抗生素等;⑥失去牙齿;⑦有时牙周手术无法成功地兼顾保存功能或外观;⑧牙周手术,药物或麻醉可能有些后遗症。例如流血、肿、痛、淤青,暂时或有时会有永久的下颚、嘴唇、舌头、牙齿、下巴或牙龈的麻木,腭关节受伤或关联的肌肉麻痹;⑨牙齿对冷、热、酸、甜的食物过敏;⑩术后牙龈退缩造成一些牙齿看起来很长及牙齿间缝隙变大;⑪如果结果不满意可能会需要第二次手术。

(4) 我理解如果我患有高血压、心脏病、糖尿病、肝肾功能不全、静脉血栓等疾病或者有吸烟史,以上这些风险可能会加大,或者在术中或术后出现相关的病情加重或心脑血管意外,甚至死亡。

(5) 我理解治疗后如果我不遵医嘱,可能影响治疗效果。

特殊风险:

我理解根据我个人的病情,我可能出现以下特殊并发症或风险:＿＿＿＿＿。一旦发生上述风险和意外,医生会采取积极的应对措施。

3. 正畸治疗

手术潜在风险和对策:

医生告知我牙周手术可能发生的一些风险,有些不常见的风险可能没有在此列出,具体的治疗方式根据不同病人的情况有所不同,医生告诉我可与我的医生讨论有关我治疗的具体内容,如果我有特殊的问题可与我的医生讨论。

(1) 我理解任何麻醉都存在风险。

(2) 我理解任何所用药物都可能产生不良反应,包括轻度的恶心、皮疹等症状以及严重的过敏性休克,甚至危及生命。

(3) 我理解此手术可能发生的风险和医生的对策:①因畸形程度、矫正器种类、患者合作程度、年龄等而各不相同,医师在完成治疗设计后告知矫治费用。若患者不接受设计方案,则仅缴纳正畸咨询费,按照国家规定正畸治疗属于自费治疗项目。②初戴矫正器及每次复诊加力后,牙齿可能出现轻度反应性疼痛或不适,一般持续3~5天后即可减轻及消失。若疼痛3~5天不减反而加重,或出现其他情况,则需要及时与医生联系就诊检查。③戴用固定矫正器的患者要特别注意口腔卫生。早、晚及进食后,复诊前都必须刷牙,要把牙齿上的软垢及留存的食物残渣仔细刷干净,否则易造成牙龈炎、牙周炎、牙齿表面脱钙、缺损以及龋齿等,严重牙周炎患者治疗过程中甚至会出现牙齿松动脱落。④在固定矫正器的治疗过程中,不能吃硬、粘食物,大块食物弄小后再吃,以防矫正器损坏。若发现带环松脱、弓丝折断等情况而影响到口腔功能时,应及时与医生联系,确定是否需要来院处理。⑤矫正过程中必须按照医嘱定期复诊。一般戴上固定矫正器后每 4 周左右复诊一次(一般为上课时间)。若不按时复诊或长期不就诊,矫治牙将失去治疗控制,会出现牙齿移位异常,或治疗无进展等情况。对于超过半年无故不来就诊的患者,将视作自动终止治疗,若再要治疗须按新患者程序重新登记开始,由此造成的经济损失需由患者自己承担。⑥需用头帽口外唇弓的患者每天必须戴足医师指定的时间,在取下口外唇弓时,应先取下弹力圈,再取出口外弓,以免造成牙齿及面部组织器官的意外损伤。⑦尽管患者与医生都不愿拔牙,但仍有 65% 左右的牙颌畸形必须通过拔牙才能矫正。⑧患者 18 岁之前均处于生长发育期,若颌骨生长异常,治疗结果则难以令人满意,异常生长在保持期还可表现为畸形复发,严重的发育异常可能需要结合外科手术去进一步治疗。部分正畸治疗需要利用患者的正常生长潜力,如果患者不能遵照医嘱积极配合,则会丧失治疗时机。⑨现代医学研究发现,正畸患者的颞下颌关节紊乱病(TMD)发病率与普通人群的 TMD 发病率相同,因此一般认为常规正畸治疗既不会引起也不能阻止 TMD 的发生。如果患者治疗前就有颞下颌关节弹响、疼痛等症状,请向你的主治医生咨询治疗中可能出现的问题。⑩正畸治疗过程中有可能会出现非正畸医生所能控制的意外情况,如牙根吸收、牙髓坏死等,少数患者的牙齿可能由于存在的难以发现的根骨粘连而无法移动,以至于无法完成治疗计划。⑪医师的设计方案综合考虑了患者要求、健康、美观、功能、稳定自身条件等因素,可能不能完全满足您的所有要求或特殊喜好,但我们会尽最大的努力为您提供目前医疗水平所能达到的最好的治疗结果。

(4) 我理解治疗后如果我不遵医嘱,可能影响治疗效果。

特殊风险或主要危险因素:

我理解根据我个人的病情,我可能出现以下特殊并发症或风险:＿＿＿＿＿＿

＿＿＿＿＿。一旦发生上述风险和意外,医生会采取积极的应对措施。

4. 口腔种植修复治疗

手术潜在风险和对策:

医生告知我如下口腔种植修复治疗可能发生的一些风险,有些不常见的风险可能没有在此列出,具体的治疗方式根据不同病人的情况有所不同,医生告诉我可与我的医生讨论有关我治疗的具体内容,如果我有特殊的问题可与我的医生讨论。

(1) 我理解任何麻醉都存在风险。

(2) 我理解任何所用药物都可能产生副作用,包括轻度的恶心、皮疹等症状以及严重的过敏性休克,甚至危及生命。

（3）我理解此治疗可能发生的风险和医生的对策：①术中损伤神经、血管及邻近器官，如_____；②骨侧壁穿孔；③调改、损伤邻牙和对合牙；④术中、术后出血；⑤上颌窦穿孔；⑥局部肿痛；⑦各种感染（细菌、真菌、病毒等）；⑧局部皮下淤血及皮肤一时性变色；⑨局部一时性或永久性麻木；⑩颌骨骨折；⑪诱发全身并发症；⑫种植体愈合不良；⑬种植体脱落；⑭修复体颜色与天然牙齿接近但不能完全相同，牙齿颜色复杂者更难配色，与天然牙齿存在色差；⑮术中可能改变手术方案或终止手术；⑯有时无法成功兼顾功能和美观或美观达不到预期，如_____；⑰种植手术后需定期复查、牙周维护和治疗。

（4）我理解治疗后如果我不遵医嘱，可能影响治疗效果。

特殊风险或主要高危因素：

我理解根据我个人的病情，我可能出现以下特殊并发症或风险：_____。一旦发生上述风险和意外，医生会采取积极的应对措施。

5. 充填治疗

手术潜在风险和对策：

医生告知我充填治疗可能发生的一些风险，有些不常见的风险可能没有在此列出，具体的治疗方式根据不同病人的情况有所不同，医生告诉我可与我的医生讨论有关我治疗的具体内容，如果我有特殊的问题可与我的医生讨论。

（1）我理解任何麻醉都存在风险。

（2）我理解任何所用药物都可能产生不良反应，包括轻度的恶心、皮疹等症状以及严重的过敏性休克，甚至危及生命。

（3）我理解此治疗可能发生的风险和医生的对策：①银汞合金在充填24小时后才能完全固化，充填后24小时内避免用患侧进食和咀嚼。②对于缺损较大的牙齿、重度磨耗牙以及咬合紧的牙齿，有时事先难以准确判断充填后咬合力的情况，可能出现充填体折断、咬合痛等。如遇失败则需进一步治疗，或换用其他材料，或改用其他方法，由此可能需要增加新的费用。③牙体缺损修复治疗后数日至数周内，患牙有轻微冷热敏感症状多数属于正常反应，一般可自行缓解。但如果出现自发性疼痛或咬合时疼痛，或冷热反应长期无好转，则可能牙髓已有炎症，需要及时复诊，继续治疗。为了增加保护生活牙髓的机会，对于不能准确诊断为牙髓炎的较深龋坏，医生可能先采取充填治疗，一旦出现长期疼痛再改为牙髓治疗。需要承担继续治疗的费用。④对于充填后3个月之内出现充填体脱落的情况，除事先约定的试保留治疗外，只收取继续治疗的费用，不收取前次治疗的充填材料费，如改用其他材料或方法，只收取差价的部分。

（4）我理解治疗后如果我不遵医嘱，可能影响治疗效果。

特殊风险或主要高危因素：

我理解根据我个人的病情,我可能出现以下特殊并发症或风险:_____。一旦发生上述风险和意外,医生会采取积极的应对措施。

6. 根管治疗

手术潜在风险和对策

医生告知我根管治疗可能发生的一些风险,有些不常见的风险可能没有在此列出,具体的治疗方式根据不同病人的情况有所不同,医生告诉我可与我的医生讨论有关我治疗的具体内容,如果我有特殊的问题可与我的医生讨论。

(1)我理解任何麻醉都存在风险。

(2)我理解任何所用药物都可能产生不良反应,包括轻度的恶心、皮疹等症状以及严重的过敏性休克,甚至危及生命。

(3)我理解此治疗可能发生的风险和医生的对策:①根管治疗后的牙齿抗折断能力降低,易劈裂,治疗后请避免使用患牙咀嚼硬物,或遵医嘱及时行全冠或桩核冠修复。 ②治疗过程中为了缓解疼痛,需要配合局部麻醉。请如实告知您自己的全身情况,以便医生为您选择适当的麻醉方法。注射局麻药后短时间内可能会有心跳加快等不适症状,一般平卧后可自行缓解。局部麻醉有可能出现局部血肿和张口受限,一般也可自行缓解,冷敷或理疗可以促进减轻症状。③牙髓炎的患牙一般需要进行牙髓失活,俗称"杀神经"。一般需要 10~14 天时间。封药后一定要遵医嘱按时复诊。在此期间,可能出现疼痛等不适症状,多属于正常封药反应。如无严重疼痛,可按预约时间复诊。若疼痛较为剧烈,又非门诊时间,可到急诊科就诊处理。④根管治疗后,机体有一个修复过程,在相当一段时间内(少则一个月,多则一年),有些患者会感到被治疗牙齿不舒服。如果情况不是逐渐加重,可采取观察的方法。但应遵医嘱及时复查。⑤根管预备的主要目的是清洗消毒根管,以利于用其他材料将根管充填起来。由于牙埋在颌骨中,术前医生只能根据 X 线相片或根尖定位仪对根管系统进行大致了解,遇复杂根管,如弯曲、细窄、钙化阻塞或其他特殊情况,偶尔可能发生器械折断在根管内的情况,对于取不出的器械,不要求强行取出,可以作为根管充填材料的一部分留在根管中,不会对机体有害。⑥根管预备或根管充填后一周内可能会出现疼痛反应,多数是正常反应。如果疼痛严重、伴有局部肿胀和全身反应,应及时复诊,酌情进一步治疗。⑦对常规根管治疗术无法治疗或治疗失败的病例,可采用根尖手术的方法继续治疗。

(4)我理解治疗后如果我不遵医嘱,可能影响治疗效果。

特殊风险或主要高危因素:

我理解根据我个人的病情,我可能出现以下特殊并发症或风险:_____。一旦发生上述风险和意外,医生会采取积极的应对措施。

【案例】 知情同意书

患者姓名	性别	年龄	病历号

疾病介绍和治疗建议：

　　医生已告知我患有_____,需要在 _____麻醉下进行_____治疗。

治疗介绍及预期：_____。

手术潜在风险和对策：

　　医生告知我治疗可能发生的一些风险,有些不常见的风险可能没有在此列出,具体的治疗方式根据不同病人的情况有所不同,医生告诉我可与我的医生讨论有关我治疗的具体内容,如果我有特殊的问题可与我的医生讨论。

　　(1) 我理解任何麻醉都存在风险。

　　(2) 我理解任何所用药物都可能产生不良反应,包括轻度的恶心、皮疹等症状以及严重的过敏性休克,甚至危及生命。

　　(3) 我理解此治疗可能发生的风险和医生的对策：_____。

　　(4) 我理解治疗后如果我不遵医嘱,可能影响治疗效果。

特殊风险或主要高危因素：

　　我理解根据我个人的病情,我可能出现以下特殊并发症或风险：_____。一旦发生上述风险和意外,医生会采取积极的应对措施。

患者知情选择：

　　我的医生已经告知我将要进行的操作方式、此次操作及操作后可能发生的并发症和风险、可能存在的其他治疗方法并且解答了我关于此次操作的相关问题。

　　我同意在操作中医生可以根据我的病情对预定的操作方式做出调整。

　　我理解我的操作需要多位医生共同进行。

　　我并未得到操作百分之百成功的许诺。

　　我授权医师对操作切除的病变器官、组织或标本进行处置,包括病理学检查、细胞学检查和医疗废物处理等。

患者签名_____ 签名日期_____年___月___日

如果患者无法签署知情同意书,请其授权的亲属在此签名：

患者授权亲属签名_____ 与患者关系_____ 签名日期_____年___月___日

医生陈述：

　　我已经告知患者将要进行的治疗方式、此次治疗及治疗后可能发生的并发症和风险、可能存在的其他治疗方法并且解答了患者关于此次治疗的相关问题。

医生签名_____ 签名日期_____年___月___日

【案例】 江苏省某医院格式合同被判侵权

[来源：记者眭军杰.金陵晚报,时间:2004-9-26]

　　一位患者在江苏省某医院进行口腔正畸治疗时,签订了《口腔正畸治疗须知》合同。事后,患者出现了牙髓坏死的意外情况。由此,患者将医院告上法院,认为对方在合同中没有告知牙髓坏死的风险。医院则认为这不需要告知，并向法院出示了几家全国知名医院的《口腔正畸治疗须知》，须知中都没有将牙髓坏死作为告知患者的内容。

2001年7月，陈延风的儿子陈力（化名）因为牙齿排列不整齐，到江苏省某医院接受正畸治疗。治疗前，医院向患者提供了《口腔正畸治疗须知》合同。陈延风和儿子仔细阅读后，在合同上签字同意治疗。但一年后，陈力的牙髓无活力，已经坏死。这时，陈延风再次阅读治疗合同，发现里面没有牙髓坏死的风险告知内容。随即他将医院告上鼓楼区法院，要求医院承担侵权赔偿责任。

在庭审中，医院向法院出示了北京等地的知名口腔医院的正畸治疗的格式合同，这些合同中都没有将牙髓坏死作为告知内容。因此，医院认为这不是必须告诉患者的内容。同时医疗事故鉴定得出的结论也是医院不承担任何责任。

一审法院审查后认为，没有证据表明医院必须告知患者牙髓坏死的内容，因此医院没有对患者造成侵权。陈延风立即上诉至南京市中级人民法院。市中院审查后认为，医院没能提供陈力的牙髓坏死是其他原因，在医疗纠纷中，医院要承担举证不能的法律后果。因此，中院否定了医学会的医疗事故技术鉴定，判定医院的诊疗行为同患者的牙髓坏死存在因果关系。同时，中院认为相关医学文献载明，牙髓坏死为正畸治疗过程中可能出现的不良后果；因此医院的格式合同对患者构成了侵权。

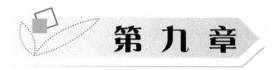

第 九 章

口腔诊所议价技巧

如果每一位病人对我们提出的医疗计划都百分之百地赞成,而且对治疗费用也毫无异议,不杀价、不问东问西,而且准时缴费,那么口腔诊所的员工都一定能过上幸福快乐的日子。病人一开始便提到价钱,其实是顾客购物心理的正常发展过程,是人们在购买任何东西或查问新资料时的自然反应。我们的购买习惯是先浏览货物,然后看看自己想买物品的标价,看到价钱后有一定的反应,随之再看别的物品。即使价钱超出自己的预算,我们也会回头再看看这件物品,企图找些理由证明这件物品值得买,应该负担得起。谁都希望买到物美价廉的东西,这是可以理解的,但这并不意味着他们就不能成为对价值的追求者。

病人查问价钱,我们应该高兴,因病人已经对疗程产生了兴趣,正朝着最终选择的方向前进。病人提到价钱时,即表示他想找寻依据支持这笔开支,以便有理由挪出金钱接受疗程。他已经开始为自己的购买决定寻找依据。如果病人一直不提出价钱问题,可能他根本对疗程没有兴趣。

大部分口腔医师对病人查问价钱的反应都是犹豫不决、感到尴尬,或者显得很冷漠。病人正要为治理牙齿、以期得到灿烂笑容而踏出第一步,我们却不懂得玉成其事,反而常常使病人失望。处理病人问价,是牙科行销术的宗旨,明乎其理,即是精通行销之道。一定要引导患者从价格敏感者转向成为对价值的追求者,这样他们就能选择做好的修复体。

第一节　激发病人的认同

口腔医疗并非必须立刻进行的疗程,完全是病人感情上的选择。牵动病人的感情是成功的要素,因此关键的一点是如何在病人提出价钱问题之前,成功地介绍疗程,使病人觉得疗程有价值。价钱与价值的衡量就像一个天平,价钱在一边,价值和好处在另一边。如果在充分介绍价值前,病人已提出价钱问题,优秀的口腔医师都会将价钱问题暂时搁下。他会说:"很高兴您提到价钱问题。我们待会再谈。先让我问您一些有关您需要的口腔医疗问题。"

绝大多数的病人都缺乏应有的口腔保健意识,不情愿在口腔健康上支付合理的费用,口腔诊所和口腔医师有责任、有义务对病人进行口腔健康教育,使他们的"需要"变成"需求(想要)",使他们认识每一个人的"诚信"是文明社会的基石。

病人是否愿意接受诊治,主要取决于口腔医师和牙科护士在与病人之间建立起信赖和友谊关系的能力。病人在口腔诊所的最初几分钟内对诊所的感觉,是衡量建立这种关系的基础标准。收付款制度也要让病人了解,对初诊病人要给予适当的解释,在开始治疗前必须向病人明确,保证病人知道,必要时还需要病人签署"知情同意书"。谈话进行到这个阶段时,我们最好跟病人提及这种治疗的费用,免得一场本来很有希望的谈话进行到结尾时,病人却对治疗费用之高感到很惊讶、很意外。对待任何一名就诊病人,都应该竭尽我们的热情和临床技术来使就诊病人满意。这就是为什么仔细倾听就诊病人的需求是如此重要的原因。

大多数病人会要求得到更多的选择余地,而那些能够以多层方法而展现不同的完美和卓越层面的口腔医师会对这样的病人产生很大的吸引力。病人会注意到口腔诊所展现的不同层面的完美和卓越。他们会开始需要我们所展现的和完整的笑容。他们会注意到一个清洁的、时尚的并由一群专业人士组成的口腔诊所。我们将会通过创建一个完美与卓越的实践氛围而使自己从人群中脱颖而出。

在没有充分交流治疗效果和相关治疗费用的时候,突然给就诊病人一个远远超出预算的费用清单是直接打击他们信任感的最好武器。如果想迅速让一个就诊病人离开牙科椅位,请在检查后直接告诉他这个牙齿的治疗费用是 10 000 元(或者更多)。如果想与这个就诊病人吵上一架或者成为敌人,那么就应在不事先告知就诊病人的情况下完成治疗,然后直接要求他(她)支付你这个牙齿的治疗费用 10 000 元。如果在病人充分认同疗程的价值之前就谈论价钱,一般只会失去生意。病人需要找出一些论据,以便向自己和别人证明接受美容牙科疗程的决定是对的,单谈价钱不足以说明疗程的价值。

在大部分口腔诊所,病人开始提到价钱时,口腔医师都觉得必须直接回答,同时列出种种技术理由以支持价钱,口腔医师或助手说得越多,便越偏离推销疗程的正道。口腔医师即使提出很多依据、论点或辩解,亦不能使天平倾向于价值一边。

优良的口腔医师会妥善处理病人议价的情况。为使病人最终同意接受疗程,我们必须提出使病人详细叙述内心的问题,使病人找到接受疗程的依据,借此强调疗程的价值和好处。在未能强调价值的重要性之前,不应该谈价钱问题。

怎样使病人认同疗程的价值?怎样使天平倾向价值和好处一边?方法是提出问题。使大部分时间都由病人说话,提出一些需要病人详细叙述内心的问题。必要时先聊点家常,通过他的反应来判断他是哪种性格的人,看看是急性子的,是和蔼可亲的,还是喜欢聊天吹牛的。有些性格的患者,属于干事利索型的,谈好治疗方案以后,患者就是盼着早点做好,多余的话是不说的。

必须让病人知道可以进行哪些疗程,疗程有什么价值。在口腔诊所准备一本相册,展示另一些病人在疗程前和疗程后的转变,可使病人有切身的感受。在整个口腔诊所展示自己的工作成果,在每间牙科诊室都摆放一本相册。为每名新来求诊的病人拍下即时的照片,让他们亲眼看看自己笑时的模样。

展示这些照片后,向病人提出一些问题,例如:

"您希望自己未来 20 年的笑容是什么样的?"

"您喜欢哪种笑容,为什么?"

"笑容美观可人,对您的工作有什么好处?"

"您觉得永久保留自己天生的牙齿有什么好处?"

"您最喜欢自己笑容的哪个方面?"

"如果可以改变自己笑容的外观,您希望做什么改变?"

都是要循循善诱,慢慢开导,才能将他们从一个价格敏感者转变成为价值追求者。

有时我们介绍病例时,很早便会引发病人提出价钱问题。譬如我们说:"看,这就是前牙覆盖体。"通常病人会随即查问价钱。相反,应该改说"您觉得这个笑容怎样?"或者说"您觉得拥有这样的笑容有什么好处?"提出观念上的问题,不要陈述技术事项。

【案例】 免息分期付款

[来源:记者刘东. 新华网,2006-02-22]

针对近年来百姓关注的"看病难、看病贵"这一焦点问题,佳美口腔在发布会上承诺,将在多方面进一步打造佳美品牌的基础上,为百姓提供放心、价格低廉、服务优质的口腔医疗产品。"在佳美口腔看病可以分期付款"成为此次承诺的亮点。佳美口腔负责人称:从 2006 年 3 月开始,市民在北京佳美口腔的任何一家门诊就诊,只要持有中国银行的中银信贷卡、交通银行的中青卡,就可以刷卡享受分期付款的免息结账方式。此举将对缓解患者看病难、看病贵的矛盾起重要作用,并且对百姓看病消费观念的改变,产生不可低估的影响。

　　佳美口腔的董事长刘佳先生表示:作为非公立医疗机构,要想在市场中生存、站稳,就必须时刻关注患者的需求。当一次次听到有患者因为费用问题不得不放弃治疗,或去选择那些虽然费用低,但无质量保证的门诊就医的反映时,佳美就开始筹划"分期付款"的解决方法。在与银行方面的接触中,佳美在面临是否由患者承担银行利息等问题时,果断地提出:"舍己利,在维护患者利益的前提下,让患者通过低廉、快捷的结算新方式,尽快享受到最前沿的口腔医疗新服务"的方针。

　　银行方面的负责人讲道:此次佳美口腔率先采用与银行合作的方式,为广大患者看病花钱的结算方式开了先河,又为银行业在医疗领域开发了新的金融产品,其意义深远而重大。此举势必产生连锁反应,从而推动医疗市场关于收费方面的改革。

　　成立于1993年的佳美口腔从事口腔医疗行业已有十余年历史,始终把患者的利益放在首位,以解除患者痛苦为己任,坚守以质量诚信为本的宗旨,把质量看成医疗机构的生命线,以严格的质量控制机制为保障,以优质的医疗服务赢得广大社会公众的广泛认同,近年来发展迅速,已成为国内口腔界的著名品牌。

【案例】 看牙也可分期付款

[来源:九江中山口腔医院,2011-09-02]

　　患牙病的朋友因无法一次性付清看牙费用而放弃治疗,导致口腔健康恶化的现象严重影响了人们的生活质量。如何让患牙病的朋友甩掉"金钱"包袱轻松地看牙,成为口腔医疗行业的难题。目前,九江中山口腔医院酝酿推出的"牙齿矫正,分期付款"服务将突破这一瓶颈,带领广大矫牙顾客提前步入口腔健康的时尚快车道。

　　分期买房、买数码产品等已成为现代生活不可或缺的一种主流消费方式,而看牙分期付款却是一件新鲜事。据悉,九江中山口腔医院"牙齿矫正,分期付款"的医疗服务将惠及广大新老顾客,每月只要支付300元左右,就可以享受中山口腔医院的矫牙技术了。

　　分期付款功能可帮助牙病顾客分解集中的支付压力,使顾客可灵活地配置有限的资金,达到资金使用效能的最大化。可缓解牙病患者一时的经济压力,让在无法一次性付清看牙费用的情况下,也可享受九江中山口腔医院优质的服务,及时摆脱牙病的困扰。这是解决"看病难",减轻患者就医压力的有益尝试。

　　从当下主流消费模式看,分期付款时尚便捷,符合当下年轻人的消费习惯,可谓现代时尚生活的标签。分期付款可很好地体现个人信用度,是积累个人信誉度的消费平台。并且看牙分期买的是未来的健康,与分期买房、笔记本电脑等其他分期消费相比更实惠。

　　花明天的钱,看今天的牙。九江中山口腔医院看牙分期付款服务将开启口腔医疗支付模式的新篇章,将有利于改善"看病难"的现状,加速改善人们的口腔健康质量。

第二节　预先付费策略

　　在确定治疗计划后简单地告诉就诊病人可以选择不同的付款方式,如现金、支票或信用卡等,我们可以通过友好的沉默方式给就诊病人反馈的机会。这是一种承诺测试,十分重要。根据我们的经验,大多数就诊病人会选择我们所给出的一种付款方式。需要提醒的是在没有收到全部治疗费之前不要开始治疗。这种付款的方式在治疗之前病人便预先付清了所有的费用,而非在提供口腔医疗服务的当次才请病人付清费用。这样做,除了有经济上的优点外,也减少了病人取消约诊的几率,他们绝对会按约就诊,因为他们已经付过费用了。

追求"价廉物美"是共同的人性,占点小便宜是人类难以克服的弱点。以总价5%的优惠给病人,诱发起病人的治疗和预先付费策略意愿,将使预先付费策略效果达到最好。别把这个优惠说成是打折,而且必须注意避免在牙科诊室提及此说法,以免与便宜产生联想。这里有一个关键是一定要告知病人总共节省的费用是多少,5%的折扣较难使病人了解它的价值是多少。但当告知病人明确数字后,病人将会有了概念。当然,也需替病人将所节省的费用与全部的收费一同记录下来。虽然这个策略不可能百分之百地奏效,但是它的效用与结果仍然会令人感到惊喜。

急症治疗和择期治疗之间有很大的差异,而牙科治疗大多属于择期治疗范畴。择期治疗因为不受时间限制,所以就不存在无法在治疗前支付治疗款的理由。

但是的确有一些就诊病人无力一次付清所有的治疗费用,这时我们可以提供一个付款计划。只要就诊病人不欠口腔诊所的钱,任何付款方式都是可以接受的。

【案例】 **南京出现"会员制"诊所**

[来源:口腔保健网,2007-02-19]

一家专门将服务对象锁定在年收入10万元以上的金领、白领阶层,集医疗、保健、美容、心理咨询等多项功能于一体的高档次休闲式医疗诊所,悄然在南京出现。据介绍,该诊所实行会员服务制,会员进入的"门槛价"是2万元。

据介绍,诊所内设有临床综合科和口腔科,每个诊室内有插花、盆景、沙发、音响和各种装饰画,诊室内和走廊的墙壁都涂成淡黄色或粉红色,配以柔和的灯光和轻音乐,让人感到不是到了看病的诊所,而是宾馆饭店的高级套房。

据了解,诊所里的医生也都是高薪从全国各地"挖"来的"顶尖"级高手;治疗室内的各种器械全部为美国进口,可谓是"装备精良"。该诊所的创办者介绍说,诊所的服务对象是在外资企业工作或从事高级管理工作的"白领"、"金领"阶层,而不是一般的工薪阶层。

第三节 避免欠费和回收欠款

医疗欠费是患者接受了口腔医疗服务,即占有了口腔医护人员的劳动及消耗了医疗物化劳动,而未能及时支付相应费用所形成的一种经济关系。医疗欠费的存在严重影响了口腔诊所的正常运转,并极易导致口腔诊所的财务恶化,危及口腔诊所的生存和发展。口腔诊所要走"优质、高效、低耗"的建设发展之路,就要坚决避免欠费,及时回收欠款。

患者欠费的原因既有主观因素,又有客观因素,如一些媒体导向引起的欠费,使患者借机寻事,其目的就是想减免医疗费用,甚至以赔偿相威胁,口腔诊所碍于声誉,只好忍气吞声,减收医药费用了事。贫困性医疗欠费,如患者欠费很多是由于患者确实贫困造成的。管理制度不健全、不完善,患者诊疗押金不能及时催交,费用不能及时反馈临床,检查、治疗、材料费用送达滞后,造成了欠费。

培养良好的医患关系是解决欠费问题的基础,及时有效的沟通是培养良好医患关系的基础。医疗活动本身为医患双方满足各自的需要——物质利益和精神利益提供了可能。对医生而言,通过医疗行为活动而从患者处获得报酬并得到自身价值实现的满足感就是医务人员的利益;对患者来说,通过医生提供服务而恢复健康就是患者的利益。因此医患关系是贯穿整个医学发展、医疗活动始终的核心。口腔诊所应树立好自身形象,为患者提供一流的配套服务,使口腔诊所和患者之间建立起融洽的关系是解决医疗欠费的根本前提。

1. 避免欠费发生

首先,严格执行预交费制度。口腔诊所应根据病人的病情,确定合理的预收费数额,既要保证病人能够得到正常的治疗,又不能给病人增加过重的负担。

其次,建立担保制度。病人到口腔诊所就诊,就与口腔诊所形成了口腔医疗服务合同关系,根据民法以及合同法的规定,口腔诊所可以要求病人对合同的履行提供担保。一般应以签名保证作为担保的方式。因为此种担保方式更加可行,也易于被病人所接受。

再次,建立详细的登记制度。病人就诊后,牙科护士应及时了解病人的情况,包括病人的家庭成员、住所、公司等。详细的登记制度对于日后对病人的随访、统计以及信息的沟通都有好处,同时对欠费亦有一定的制约作用。

最后,完成最后一次就诊时,一定要结算清欠费。对修复病人要求医生在最后一次戴牙时,一定要问清病人医疗费是否带足,如不够,就延期或下次戴牙。如果烤瓷牙戴走了,病人虽然打了欠条,但很有可能永远丢失这个病人,这个病人不会再光顾你的诊所了。

2. 回收欠款策略

出现应收账款的负账户对口腔诊所的管理不利,而且欠钱的人通常也不喜欢债主。由于口腔医师对治疗最终的成功或失败已经与就诊病人进行了充分的感性交流,所以不要给欠口腔诊所钱的就诊病人再增加负担了。回收欠款是商业活动中普遍存在的,也是很不容易解决的问题。

收付款制度中应该有"欠款追缴"的措施,并应该知道病人。例如超过90天还不付清欠款时诊所有权采取认为必要的措施(请"讨债公司"等);对于逃离医院的病人,应与该病人所在地的政府部门联系,请求其协助追缴医疗欠费。

在病人没有缴付应付款项时口腔医师应该停止提供诊治服务等,一旦病例最初效果显示出任何无法处理的迹象时,不管这种影响有多小,在以后都几乎不可能再改善这种负面效果。如果就诊病人还欠钱的话,他们会拒绝付款,而口腔诊所就无法收回治疗费了,这样口腔诊所就得面对仅获得双方认可的预付款的风险,而通常这些预付款甚至不足以弥补口腔诊所的成本和管理费用。

在口腔诊所周围社区内肯定有相当一部分人无法承担口腔诊所提供的服务。我们有义务为这些人提供无偿服务,因为我们从事的毕竟是治病救人的行业。但是当决定提供无偿服务时,请确信是口腔诊所自己主动做出这样的选择,而不是被迫的。

口腔医疗服务具有社会公益性和福利性,救助病人是口腔医疗机构的责任和义务。口腔诊所可以通过完善的自身管理,有效地减少医疗欠费。但医疗欠费管理工作是一个社会问题,仅仅靠口腔诊所的力量远远不够,需要社会多部门齐抓共管,维持良好的口腔医疗秩序和创建和谐的口腔医疗环境。总之,口腔诊所依法追回医疗欠费是正当的维权行为,但前提式仍需要口腔诊所依法履行自己的法定职责,为病人提供优质、收费合理的口腔医疗服务。

【案例】 沈阳某医院口腔科先看病后交款,患者治疗后欠费逃脱

[来源:沈阳网 . 作者:李敏 . 2010-07-30]

医院诚信医病,患者诚信"病"了 ,医院口腔科实行先看病后交款,一名患者接受治疗后欠费逃脱。

听说过吃"霸王餐"的,您见过看"霸王病"的吗?

近日,沈阳军区总医院口腔科就遇上了这样一名患者。

据悉,医院提倡诚信服务,口腔科实行了先看病后交款,结果这名患者在接受了治疗后欠费脱逃。

尴尬:患者治疗后溜了

昨日,该院口腔科季医生向记者讲述了事情经过。

"他(指患者)7 月 27 日来口腔科补牙,我们先给他做了根管治疗。"季医生说,第一天患者正常交费,医院告知他第二天还需要继续治疗。

医院方面介绍,口腔科看病的程序是,先根据病情告知患者治疗费用大概多少,如果患者接受治疗,医院方面本着诚信化的服务先给患者看病,治疗结束后患者再交款。

"第二天患者按时来看牙。"季医生说,第二天治疗后患者挺满意,但本该交款的患者走出治疗室后再也没有回来。

季医生说,随后他们根据患者登记的手机号码打去电话,但对方称找错人了,并说医院骚扰自己。

医院:希望他主动交回欠款

"总共只有264.1元,结果为这些钱连诚信都丢了。"季医生说。

事后,医院调取了监控录像,欠款的患者被清楚地记录下来,是名40多岁的男子。录像显示,其从治疗室内走出后,没交款便离开了。

根据患者登记的姓名,医院到辖区派出所进行查询,证实该人就是欠款的患者,随后又查到其家庭住址和家庭成员。

"我们现在就能找到他,也知道他妻子在哪里工作,但领导说尽量再给患者留点时间,希望患者能主动补交欠款。"季医生说,医院还是愿意相信患者,如果最后患者仍决意欠款,医院方面会通过法律程序进行解决。

昨日,记者还采访了沈阳市其他一些口腔医院,其中也有医院是采取先看病后付款的方式,多半是公立医院。

一家口腔医院的医生告诉记者,他们实行过先看病后付款,但遭遇了恶意的欠款患者,吃过亏的医生已经不敢这样做了。

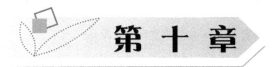

第 十 章

有效管理病人时间

　　口腔治疗大多数一次不能完成,需多次复诊,且治疗时操作时间长,复诊及新诊病人往往因候诊时间过长而产生不满甚至引发纠纷。人类社会发展到今天,时间的相对价值和使用效率越来越高,时间就是生命,时间就是金钱。时间是表现完美与卓越的一个因素。尊重病人的时间也就能赢得他们对我们宝贵时间的尊重。如果一个病人按照预约的时间迟到了 20 分钟,很难在剩余的 40 分钟内完成所有的诊疗工作,而不耽误下一个病人。所以,对准时复诊的病人应该表示敬意。

　　行动就是时间,时间就是金钱。通过充分利用时间,提高行动效率,可以用两分钟就完成患者的收尾工作,用不到五分钟的时间来消毒诊室,清洗消毒器械。用塑料薄膜来覆盖台面,治疗椅开关,治疗灯手柄比喷涂消毒液清洗消毒要节省时间。牙科助理可以有效地利用医生为一位病人进行麻醉的时间来安排另一个治疗室,消毒器械,安排下一位病人就座。

　　我们可以合理推估一定会有某些时段,当病人突然出现的数量高于口腔医师服务的容量时,候诊室必然会有一些候诊的病人。口腔诊所病人管理的真正核心是有效地管理病人的时间(time management)。时间安排是一种预先计划好的时间安排方式,以便使口腔医师和牙科护士几乎能完全控制日常的时间表。以尽量减少口腔医师等候就诊病人,就诊病人等候口腔医师的被动局面。不过,单纯的"时间安排"是指将病人姓名输入电脑或写入日程里,口腔医师和护士对安排好的病人一个接一个地进行检查和治疗。这种方法的结果是口腔医师受到时间表的控制,处于一种被动的局面。相反,有效地管理病人的时间要求按不同的规定和原则对病人进行归类,然后再进行合理的时间安排,从而使口腔诊所在最小的工作压力下达到最佳的工作效率。有效管理病人的时间就足以使口腔诊所中几个关键的方面产生巨大的改变,包括经济收入、工作压力、服务质量、顾客满意度和对牙科事业的热情。

病人对口腔诊所的最大不满之一是口腔诊所和口腔医师不爱惜病人的时间。对口腔诊所来说,要精确地履行预约的时间也是一件很困难的事情。值得庆幸的是,大量调查结果表明,精确(实际的)履行预约时间是一回事,认同(察觉)就诊时间又是另一回事,两相比较,病人更加看重的是后者。

第一节　候诊时间

口腔疾病由于诊疗操作的特点,所以每个病人的诊治时间较长,从而容易导致病人的候诊时间长。病人候诊的等候时间不应该超过预定时间的 15 分钟。病人对等候的认同与候诊室的环境也有密切的关系,候诊室除了必须整洁、温馨、安静外,还必须保证没有治疗室传出的声音,如涡轮机的声音和医生病人的交谈等。

时间的长短是绝对的,人对时间的感觉是相对的,明明没有病人却不接诊、没有明确交代的等候、拖延时间又不给予解释、孤独无聊的等候、不公平的等候、等候时的焦虑心情、对自己特别期望的服务的等候,这些因素都会使病人觉得等候的时间比实际等候的时间长。

对急诊病人,应该予以优先,候诊的病人都是能够理解的。但一定要对候诊的病人进行解释。安排熟悉的或重要的病人就诊时,不要干扰正常的就诊次序,否则候诊病人会有"不公平"的感觉。口腔医师的诊治时间发生拖延时,应该及时通知接待护士,由接待护士向正在等候的病人作出道歉、解释,并告知大约还需要等候多长时间。对于配合的病人可给予适当的感谢和奖赏。

当病人进入治疗室的时候,无论病人的等候时间多长,口腔医师和护士都应该对病人的耐心表示感谢,对未能够按时就诊的病人,更应该表示道歉。诊治过程中发生暂停和中断,都应该向病人表示歉意。

【案例】　迪斯尼乐园

著名的迪斯尼乐园在娱乐设施方面非常受人称道,它在客户满意度创造和控制方面也非常独到。无论节假日,迪斯尼往往都会人满为患,排队就成了一个大的问题。迪斯尼为此设计了一个电子等候牌,放置在通道口,上面显示了如果你从此开始排队,大约还需要多少时间。这项设施可以方便那些顾客自由选择等候时间相对较少的项目,同时可以减少排队人员的心理焦躁感。但奥秘还不仅于此,当终于轮到你的时候,你会惊喜地发现,你实际排队的时间比电子等候牌提示要少了10分钟左右。其实,这是迪斯尼的一个巧妙的设计。目的就在"做到的比承诺的多一点",让客户感受到额外的惊喜和收获。

第二节 预 约 制 度

　　口腔医疗服务的不可储存性还表现为口腔医疗服务没有所谓的"存货的控制和管理",它无法将服务像生产企业那样淡季储存和旺季销售。当供过于求时,诊所资产、人员浪费闲置,相反则接待能力不足,失去患者和收入。如诊所出现平日冷清和周末拥挤的问题,这两个问题都直接减少了诊所经营的收入和利润。完善的预约制度是提高效率、节省时间的关键。

　　科学合理地做好预约安排,除非急诊病人,否则一定要确保和病人相处的时间,和他们进行良好的沟通,对他们进行彻底的检查。一定要多花点时间,让他们知道你是真心在乎他们的。必须掌握这样的原则:只有急诊病人才能够随到随看,其他病人都要按预约顺序就诊。假如病人太多,需要等候比较长的时间才能够安排得上一次预约,就应该把理由告诉病人。必须向就诊病人强调,你不愿意让他们坐在接待室里浪费宝贵的时间,不愿意在接待他们的时候匆匆了事,轻易地打发他们。

　　预约服务对口腔诊所来说,可能会造成时间资源的浪费,但坚持电话预约,目的就是尊重病人的时间。随着医患关系的改善,医患相互尊重的氛围就会形成,病人就会逐渐改变就医习惯,就医履约率就会提高。

1. 预约

　　口腔诊所公布预约电话,接受病人两周内的电话预约服务。前台接待人员接到电话应向病人介绍口腔诊所的服务项目,各位口腔医师的专长以及口腔诊所的环境情况。如果病人需要当时预约,接待人员会推荐口腔医师,并且根据病人方便的时间来预约日期和具体时间。在即将就诊的前一天,要求前台会以电话的方式与预约病人联系,再一次提醒及确认就诊时间来保证工作的效率。

　　预约好的病人就诊时先到服务台确认治疗时间和主诊医生,然后由服务台通知医生或医生助手。对于复诊的病人,应在前一次治疗结束时口腔医师和病人共同商量复诊的时间,并且送给病人一张附上时间的预约卡,就诊的前一天仍要电话跟病人确认。如果想让病人尊重我们的时间,我们就必须尊重他们的时间。

　　根据复诊时的操作所需时间对复诊病人进行分段预约,预约时征求病人同意,可为病人方便适当调整具体时间,并告知如按时复诊仍有可能候诊半小时或更长的时间,请病人做好充分的时间准备(图10-1)。

　　对急重症病人、正畸矫形病人初戴矫治器及修复病人戴修复件后第一天进

Appointment Date
约 诊 日 期

Y(年)	M(月)	D(日)	AM上午/PM下午	Dentist(牙医师)

TIANJIN XINAICHI INTERNATIONAL DENTAL CENTER
天津欣爱齿口腔医疗中心

约 诊 卡

Medical Record No.
病历编号 0032800

NO.84TEDA Garden,Jiu Long
Street,Hexi District,Tianjin,China
地址：河西区九龙路泰达园庭商84号
电话：23280060 23285556

Name
姓名 _____

邮编：300203
开发区分部：开发区第三大街擎亨广场
西部211号

Date
登记时间 _____

开发区分部电话：66291079

Appointment Date
约 诊 日 期

Y(年)	M(月)	D(日)	AM上午/PM下午	Dentist(牙医师)

a. 外面　　　　　　　　　　　　　　　　　b. 内面

图 10-1　约诊卡（来源：天津欣爱齿口腔门诊部）

行电话随访。

经治医师因故不能继续治疗时要征求病人同意,转交其他医师接诊,并作好交接工作。

2. 不要过于紧张

口腔诊所要做到妥善地安排好预约的时间表,对诊治时间的估计,宁可宽裕一些,也不要过于紧张。例如口腔诊所不鼓励口腔医师多看病人,不要口腔医师定量,保证口腔医师和病人之间的充分交流。这样的好处很多,一方面减少了因为检查仓促造成的漏诊,另一方面使口腔医师没有思想压力。这样轻松的氛围会使口腔医师很舒心。事实上,在口腔诊所的口腔医师工作强度比以前在国立医院工作要大很多。预约病人不要贪多,要有充足的时间诊治每位病人,使病人不会觉得诊所如同战场,口腔医师都在匆匆地完成预定的任务。要尽可能地满足病人的要求,尽量缩短等待的时间。

作为一种很好的风险管理策略,应该多给初诊病人留一些时间。预约较少的病人也会使口腔医师有充裕的时间诊治病人,这样就不会听到有病人常常抱怨说:"那个医生太忙了,我告诉他我错了,他都没时间听。"我们需要有时间去和病人交流,去了解他们为什么来看病,他们以前接受过什么样的治疗。预约较少的病人会使口腔诊所的环境更安静,减轻病人的焦虑感,应使每位病人都有从容不迫的感觉,这有助于建立良好的声誉。

当事情都按部就班,进行顺利时,就会感到一天的工作是轻松和愉快的,身心比较舒畅,工作满足感也相应地提高了。

3. 特殊病人的管理

初诊病人尽量安排在前一个病人快结束前的5~10分钟,使其不至于觉得此口腔诊所过于清静,存有口腔医师技术是否不好或其他问题等疑虑。新病人最好安排在上午或下午的开诊时间,减少他们等候的可能性,使他们有一个良好的第一印象。预计需要时间比较长的病人(如咨询讨论、治疗复杂等),最好安排在下午下班前,口腔医师能够在没有病人等候的压力状态下精心处理这样的病人。

特殊病人如老人、小孩或诊疗价值较高的病人,都应有其适当的就诊时段,老人、糖尿病的病人最好安排在早上,而小孩、情绪不易掌控的病人,则尽可能地安排到最后一个,如此才不至于影响其他病人的心情,然而价值高的病人则尽量与其配合。口腔内科病人较多且治疗时间长,为配合预约制,可将每天当班的口腔医师分排为复诊医师和初诊医师,既保证了预约病人的就诊,也保证了非预约病人能及时就诊。

4. 失约病人的管理

有预约就会有失约。中山大学附属口腔医院严娟等调查了预约患者5016例,其中失约582例,失约率是11.6%。主治医师预约患者的失约率明显高于主任医师。在预约时段上,10:30~11:30的失约率较高。失约的原因:工作忙(包括应付工作中的突发事情)占62%,忘记时间占14%,记错时间占11%,生活中突发事情占9%。

对那些迟到的病人,你应该在他的预约时间段内结束当天的工作,把做不完的事情留到下一次预约就诊时再做。要让这种病人知道,他的时间是宝贵的,其他人的时间同样是宝贵的,要别人珍惜他的时间,他首先要珍惜别人的时间,包括医生的时间和其他病人的时间。

对病人失约或取消预约,大多数口腔诊所都没有相关的制度。所以遇到病人没有在预约的时间就诊,或临时取消预约,口腔诊所就显得比较被动,浪费了宝贵的时间资源。对这个问题,防胜于治。应该准确无误地将诊所的预约制度告诉病人,预约时间需要双方共同遵守。要让病人清楚地知道口腔诊所有很强的时间观念。像"谢谢您准时到来","今天我们按时完成了治疗项目","请放心,我们一定会在预定的时间内完成治疗的"这样的话,会产生很好的效果。要认识到守时是建立良好信誉的要素,也是培养稳定的病人来源的基础。

在做预约的时候,应该确保病人清楚地知道日期和时间,并提供预约卡。还要告诉病人,如届时无法践约,必须提前至少24小时通知。口腔诊所应该掌握病人的联系电话,在预约的前一天与病人确认。如果预约的工作时间比较长(如超过 2 小时),则应在预约的前两天确认。如果病人在超过预约时间 10 分钟还没有出现,就要立刻打电话与病人联系,向病人表示口腔诊所的关心,而不是责备病人。

如果病人不能按预约时间就诊,可重新预约一次,如果迟到 15 分钟以上,原则上不保留预约服务,要重新预约就诊时间或者按普通就诊者排队候诊。对病人要求改约,除了按照病人要求更改预约外,应该让病人知道,这种做法是不受欢迎的。实际上,病人常常有诸多理由,但如果病人一而再,再而三地改约,则应该重新考虑此人的可信度。

表面看来,病人未来就诊似乎减轻了口腔医师的压力,因为他得到了意外的休息时间。不过,尽管他暂时轻松了,但以后可能会更繁忙。为了重新安排未按预约前来就诊的病人,就不得不将这位病人"勉强塞入"另一天的时间表时,这实际上是增加了口腔医生的压力。

(1) 失约原因

如果病人接连失约,需要问他们对自身的口腔健康是如何承诺的。我们是否真的想要留住那些因为失约而耗费我们资源的病人,尤其是当我们已经花时间做了以下事情:向病人介绍口腔诊所的规则,为什么病人会取消预约或是消失了? 可能有许多原因会造成这种结果,我们的口腔诊所可能只有下面列出的问题中的某一个,而其他口腔诊所可能会占全部所有的问题。真实的情况是病人失约和最后取消预约是在耗费口腔诊所的资源。

在口腔诊所必须要采取措施以消除造成病人取消预约和不再来就诊的因素,这是必要而紧迫的。包括以下原因:①病人口腔医疗账目过高或无力支付;②病人完全不知道当天的治疗花费和关心如何付款;③病人不确定他们正在接受何种治疗或为何接受这种治疗;④治疗方法或未完成治疗的后果未被解释透彻;⑤病人的理解是"这只是检查",因而未予以重视;⑥在过去的治疗中病人可能要等候多时才能得到治疗,所以他们会认为我们是如此繁忙以至于如果他们不来或是在最后时刻取消预约的话我们将会感到轻松;⑦员工缺乏交流技巧。例如当他们对病人说"我们在核实你的检查时间,如果你来不了,请给我们打电话重新预约。"这就向病人传达了一个跟你想要表达意思相反的信息。在先前的治疗过程中,由于病人太容易更改原先的计划,所以他们认为他们能够轻易获得其他时间的预约。

(2) 解决方法

病人未按预约来就诊和取消预约,目前在很多开业口腔诊所的口腔医疗服务中,病人未按预约来就诊的比率高达 4%~5%,这意味着诊所在每 20 年的开业中就会损失一年的口腔医疗服务收入。此外,也有许多口腔医师本身也不按预约的时间出诊,这也导致了严重的经营收入损失。

对失约或临时取消预约,虽然口腔诊所应该有相应的惩罚措施,但执行的时候毕竟有相当的难度,应该根据具体情况作出不同的处理。在接待员的记事本上,应该有上述病人的名单,当他们要求预约时酌情给予不同的对待。当病人比较多时,对反复出现这种情况的病人,不能给予足够的信任,可以委婉地谢绝再度预约。对经常违约的病人,应婉转地谢绝为他诊治;对经常迟到的病人,预约时应留出可能迟到的时间。

对于习惯爽约的患者,可以这样对待,提前一天让前台给他打电话提醒他明天下午 16 点的预约时间,并且让前台告诉患者,医生 17 点要出去办事,来晚的话,就没人给她看病了。

对付病人不按预约时间前来就诊的最后一种办法是:让那些一年有两次不按预约时间来就诊的病人不要再来,因为这些病人明显地是不尊重我们的时间。许多有这个问题的医生必须大胆地着手解决这个问题,无需担心和犹豫。简而言之,除非他们支付改约的保证金否则不予预约。向其解释这笔保证金将在下次就诊时抵消相应的治疗费用。然而,如果他们再次失约的话,这笔保证金将不予归还。确定告知所有病人那些失约两次或在最后时刻改约的病人必须要支付不予退还的保证金。

当然要写一封有礼貌的信给病人,让他们不用再来口腔诊所确实是有些不愉快,也可能会使病人的家庭成员也不再来找我们看病。但是,现在不按预约就诊的病人确实在蚕食着口腔诊所每年 4%~5% 的时间资源。

如果我们了解每小时的营业成本,加上失约的数目和费用,那么当召开下一次会议时,我们就会感觉有动力去总结如何精炼提高与病人的沟通技巧,以消除或减少失约或最后取消预约的发生。

5. 改约延期的管理

口腔诊所应该实现对预约的承诺,不要让病人等候。不到万不得已,口腔诊所不要主动更改预约时间表。一个有经验和有效率的接待护士和椅边工作人员必须清楚某一特定日子的预约时间,以便有较长延期时告知病人,并作出解释和道歉。这样病人可以选择等待还是重新预约。对那些失约两次或是在最后时刻取消约定的病人要执行严格的方针。

如果口腔医生的进程落后于时间表上的进度,应给病人提供等候或改约的选择权。例如护士同病人交流的一个比较好的方法可能是,"张小姐,口腔医师让我代他向您转达歉意,因为他的进程落后于时间表上的进度。他正在完成一个非常棘手和复杂的病例,这个过程比他所预期的时间要长。他让我征求您的意愿,您是否愿意再多等一会儿,若不愿意,我很乐意为您改约另外一天。请问您的意见是什么?"

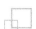

第三节　全天候门诊服务

推出晚间 6~10 点门诊,上班族平时白天没空,加上学生白天上课也没时间,晚上六七点钟去口腔诊所就诊便成了既不影响工作也不影响学习的好办法,口腔诊所可以安排晚间门诊力量,保证每一位来晚间门诊就诊的病人都能看上病(图 10-2)。

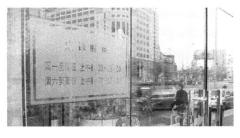

图 10-2　门诊服务时间(来源:天津欣爱齿口腔门诊部)

推出节假日和长假门诊。2011年我国节假日和长假累计为 115 天,对于平日繁忙的上班族和远距离的就诊病人来说,口腔医疗时间成了最大的难题。许多上班族和远距离的就诊病人会选择节假日和长假来进行牙科治疗。

提供全天候的门诊服务,一年 365 天、一星期 7 天、一天 24 小时都可以为病人提供服务。提供全天候的服务,可以增加牙科椅位利用率和固定资产利用率,降低成本。口腔诊所一周的工作日由 5 天变成了 7 天,一年就可增加 100 多个工作日。以时间拓展医疗空间、优化配置医疗资源。节假日和双休日工作的口腔医师要全部实行倒休、轮休,工作程序、人员安排要进行重组。

我们不提倡口腔医师加班工作和全天候的门诊服务,所以口腔医师不要把自己弄得太紧张。牙科医师这个职业在西方国家近年受到额外关注不是因为他们令人眼红的高收入,倒是由于其产生的职业性压力最大和精神崩溃最多而引人注目。即使病人都预约就诊,但预约时口腔医师对病情难以深入了解,因而也无法确定实际诊治时所需时间的长短。问题在于,一旦有一位病人的诊疗时间延长,就将使一天的口腔医师日程都处于紧张的追赶状态。

第四节　病人数量的控制

衡量一个口腔诊所是否优秀,病人数量多少不是一个绝对指标,更不是唯一的指标。对口腔诊所本身来说,当然希望病人多多益善。病人多了,口腔诊所的收益就会好。但对病人来说,他们既希望口腔诊所有比较多的病人,这是口腔诊所声誉优良的具体表现,又不希望看到病人拥挤的现象,他们会担心口腔医师为了应付大量的病人,而无法精心诊治自己的疾病。

有时候可能会遇到这种情况,口腔诊所中的病人需要进行超出原来所预期时间的治疗。如果这时口腔医师的进度表上刚巧有因为失约和最后取消预约所造成的空闲时间,此时就需要口腔医师决定是否继续进行原计划以外的工作。然而,如果躺在治疗椅上的病人未被告知因为进度表的变动而继续进行原计划外的治疗,那么当最后要收取当天计划外治疗部分的费用时,就可能会有潜在的问题出现。若要消除双方的不满,建议对计划外的治疗部分必须取得病人的同意,并将当天预期的额外费用告知病人。

第五节　时间安排的准则

大部分人并没有意识到时间安排体系是口腔诊所开业管理的真正核心。在尝试完善口腔诊所内的任何制度之前,必须对口腔诊所的工作时间进行全面的评估,并将其模式化。乍一看来,为开业口腔医师创建一个模式化的时间表似乎是不可能的事儿。毕竟,口腔医师的工作时间、治疗的速度、提供的服务、疲劳的形式和期望都不尽相同。

假如没有考虑到口腔医师这些差异就创建时间表,那么遭殃的是口腔医师和口腔诊所。目前,仅仅因为不适当的时间安排方式,大部分开业口腔诊所的工作效率和赢利能力只发挥了 50% 的潜力。

根据口腔诊所已经具有的内在潜力来安排工作时间表,使得工作效率大大提高,而同时又能消除死板的时间表所带来的压力。一个能真正提高开业口腔诊所经营效益的时间安排体系会大大减轻工作压力,因为合理的时间安排可以增加工作的效率和可预测性。如果缺乏一个有效的时间安排体系,口腔医师很容易成为时间的"奴隶",而不是做时间的"主人",为了能够合理地支配自己的工作时间,应该采取以下几项准则:

(1) 根据赢利状况来安排工作:尽管口腔诊所能提供许多不同类型的牙科服务,但大部分工作仍然只是简单的牙齿护理。这就是口腔诊所最欠缺效率的时间安排方式,尽管有些病人只需要治疗一颗牙齿,不会占用太长的时间,但是口腔医师应该了解到,并非所有的口腔医疗服务都是一样的,它们的利润率和工作效率很可能大相径庭。

(2) 确定口腔诊所专业方向:把口腔诊所的经营专业方向集中在更有赢利能力的服务上,例如牙科美容,这样会产生更高的利润率、营业额和满意度,而病人的数量又不会太多,不会让口腔医师感到太累。因此,在这些口腔诊所工作的压力通常要低很多,而口腔医师也会对牙科工作保持极大的热情。

(3)设定各种治疗所需的时间:口腔医师能够确实掌握各种治疗的时间,如蛀牙填补、牙周治疗、义齿制作等各种步骤皆能掌握,这时间除了医师的看诊时间外,还包括整个病人从坐上治疗椅到下了治疗椅的清洁工作所需的时间,如此约诊才能有效率。

要怎样来"根据赢利状况安排时间表"呢?答案就是系统地评估所提供的各种服务,并将它们分类。可以根据工作效率的不同来安排时间,赢利能力和利润率最高的服务要安排充足的时间。

【研究报告】 特尔斐法确定口腔医疗需要的总医疗时间权重系数

[来源:李刚 口腔卫生服务现况评价与人力资源预测研究.四川大学博士毕业论文,2004]

研究的程序反复循环,经两个阶段完成。其中包括:①设计问卷调查内容和表格,选定专家进行第一阶段问卷调查,要求专家根据自己的临床经验估计常见口腔医疗需要项目需要总的不同医疗时间,综合第一阶段问卷调查所得出的专家意见,做统计分析后,再设计下一阶段的问卷内容;②每一位专家均会收回第一阶段问卷调查的结果。这样每位专家可参考其他专家的综合意见,以回答下一轮的问卷,对第一阶段专家意见修正值,给出偏高、适中、偏低的判断。要求每位参与第一阶段调查的专家均参与第二阶段的调查。共有27名专家参与每一阶段的调查,每位专家在两轮的问卷调查中,以不记名方式表达个人看法,有两名参与第一阶段调查的专家没有参与第二阶段的调查。确定各类口腔医疗需要项目需要多少医疗服务总时间的标准(见表10-1、表10-2)。

表10-1 第一阶段确定各类口腔医疗需要的总医疗时间权重系数

口腔医疗需要项目	N	第一阶段专家意见(分钟)		修正值(分钟)
		估计值 Mean	SD	
中度的牙结石	27	50.59	17.33	40
浅龋不发展	27	20.33	7.95	20
牙周疾病小范围的,也不发展	27	37.41	26.88	25
需要正畸	27	965.00	390.16	900
需要预防性治疗的口腔情况	27	45.48	31.32	45
需要口腔修复的人	27	128.15	58.58	120
重度龋	27	50.63	27.72	50
重度牙周疾病	27	99.15	50.33	90
慢性牙髓病或根尖周疾病	27	125.93	42.72	120
严重的牙结石	27	84.56	34.52	80
慢性口腔感染	27	35.93	29.30	30

续表

口腔医疗需要项目	N	第一阶段专家意见（分钟）		修正值（分钟）
		估计值 Mean	SD	
需要拔除一个或几个牙齿	27	38.93	17.36	40
口腔颌面损伤	27	105.74	61.59	100
急性冠周炎	27	22.33	11.52	20
急性牙髓病或尖周疾病	27	100.85	59.56	90
急性口腔感染	27	32.33	15.99	30

表 10-2　第二阶段确定各类口腔医疗需要的总医疗时间权重系数标准

口腔医疗需要项目	N	修正值（分钟）	第二阶段专家意见（%）			标准值（分钟）
			偏高	适中	偏低	
中度的牙结石	25	40	20.00	72.00	8.00	35
浅龋不发展	25	20	0.00	96.00	4.00	20
牙周疾病小范围的,也不发展	25	25	20.00	72.00	8.00	20
需要正畸	25	900	12.00	72.00	16.00	900
需要预防性治疗的口腔情况	25	45	56.00	40.00	4.00	30
需要口腔修复的人	25	120	8.00	80.00	12.00	120
重度龋	25	50	12.00	72.00	16.00	50
重度牙周疾病	25	90	40.00	52.00	8.00	60
慢性牙髓病或根尖周疾病	25	120	8.00	76.00	16.00	120
严重的牙结石	25	80	32.00	48.00	20.00	60
慢性口腔感染	25	30	12.00	72.00	16.00	30
需要拔除一个或几个牙齿	25	40	12.00	76.00	12.00	40
口腔颌面损伤	25	100	16.00	68.00	16.00	100
急性冠周炎	25	20	8.00	88.00	4.00	20
急性牙髓病或尖周疾病	25	90	12.00	76.00	12.00	90
急性口腔感染	25	30	8.00	88.00	4.00	30

　　如果当前的病人并不需要特别的口腔医疗,也不应该打发他走而接诊下一位病人,这样做无异于自毁财路。我们应该耐心地和他谈一谈保护好口腔内现有牙齿的重要性,了解他对于自己现有牙齿的看法,比如他想或不想拔除的牙齿及原因。

第六节　时间模式化管理

时间模式化管理的做法是简要地罗列出每天将如何使用每个 10 分钟的治疗时间段,并让负责治疗的口腔医师在治疗每一位病人时都严格遵守。事实上,每个 10 分钟的治疗时间都必须预先将其模式化,这样在为病人安排治疗时间之前,口腔医师可以先浏览一下时间表,并清楚地知道一天的工作应该如何安排。

将约诊的时间段分为 10 分钟,如此可让治疗更有效率。比如说一个牙套的修磨约诊一个小时,可分为 10 分钟的准备及上麻药,20 分钟的修牙印模,20 分钟制作临时牙套,10 分钟黏着临时牙套及椅位清洁。以 10 分钟为单位可让工作安排变得更有效率(表 10-3)。

表 10-3　口腔医师工作时间安排表

时间阶段	工作内容
8:00~8:10	
8:10~8:20	
8:20~8:30	
8:30~8:40	
8:40~8:50	
8:50~9:00	
9:00~9:10	
9:10~9:20	
9:20~9:30	
9:30~9:40	
9:40~9:50	
9:50~10:00	

时间的安排是一门科学。它远远不止是将病人姓名输入电脑里或写在纸上那么简单。时间安排体系控制着口腔诊所的方方面面,决定着口腔医师在多大程度上能够从事牙科美容或选择性医疗。口腔医师日程安排的好坏决定着他们对每名病人所能服务的时间,与病人沟通的方式,以及他们在鼓励病人接受额外治疗方面的成功度。不用说,牙科工作本来可以是令人兴奋且充满乐趣的,口腔医师面临的种种压力其实有很大一部分是多余的。要记住,几乎所有不必要的压力都来自于不合理的时间安排,它会产生多米诺骨牌效应,最终影响到整个口

腔诊所的经营。

【案例】 武汉大学口腔医院六举措为患者省时间

[来源:健康报.作者:蒋明,孙晓言,2012-06-04]

武汉大学口腔医院结合专业特色,从2012年5月20日起实施"为患者省时"工程,具体采取了6项举措。一是省去窗口挂号环节,凭借一卡通平台,患者持卡直接去医生处排队看病。二是实施初诊筛查和复诊定时预约制度。初诊筛查,就是由一位医生负责,将该科室内所有等待的患者先检查一遍,作出初步诊断,安排患者做相关的检查,不属于该科治疗范围的,再给出治疗建议或转诊。复诊预约,是指老病友可与专家约定好时间复诊。三是电子屏显示患者排队情况,患者可以自助选择医生。四是专家通过微博引导患者就诊(目前,该院90%以上的临床科室主任开通了个人微博)。五是医院网站智能查询、搜索,让患者可以准确地找到专家。六是设置8家分门诊,将优质的口腔医疗服务送到社区。

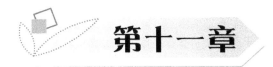

第十一章

老年口腔病人管理

随着口腔医学领域的不断发展、变革与完善,它不仅仅局限于对人躯体疾病的诊治,还需要在精神与心理上给予支持与鼓舞,以增加诊治效果。在口腔门诊中,老年患者占有相当的比例,精神与心理的支持与鼓舞尤显重要。我们在平时工作中除了不断地提高技术质量外,还要重视老年患者的心理因素,使得口腔医疗满意度大大提高。

第一节　老年口腔病人的特点

人体进入老年之后,一个以进行性退化为主要特征的衰老过程伴随而来,在这个过程中,身体各系统器官功能不断下降,机体抗病能力减弱,不仅能引起一系列增龄改变,各种疾病的发病率亦可增高。

一、老年人口腔疾病的特点

老年人是青壮年人的延续,有些老年口腔疾病是在青壮年时得的,而到老年期表现更为明显。因此说,老年口腔疾病不是老年人所特有的疾病,但又与青壮年时期所患口腔疾病有以下不同的特点:

(1) 老年口腔疾病的病因往往不十分明确。

(2) 病程长,恢复慢,有时突然恶化。

(3) 没有明显的症状与体征,临床表现初期不易察觉,症状出现后又是多样化的。

(4) 同一种口腔疾病在不同的老年人身上差异很大。

（5）一个老年口腔病病人往往同时罹患几种疾病。

（6）目前在诊治和控制有些口腔疾病方面，还缺乏特效方法。

（7）老年口腔疾病病人往往还患有多种全身性系统性疾病，如高血压、冠心病、脑血栓、动脉硬化、慢性支气管炎、糖尿病等。

（8）病程长，病情重，治疗相对复杂（牙冠磨损，咬合高度、牙龈高度降低，牙体修复、义齿修复难度增加）。

（9）随着年龄的增长，全身组织器官功能走向衰退（如心、肾功能，血管老化等），机体的耐受力降低。

（10）精神障碍及累加负性情绪。调查表明，有57%的人对生活失去兴趣，有52%的人产生孤独感，44%的人有衰老感，43%的人心理负担为经济困难，34%的人为就医难，29.5%的人为无人照顾。

因此，防治老年口腔疾病不仅靠医师，还必须有护士、老年病人本人及其家属的紧密配合。

二、老年人就医观念的误区

1. 宿命哲学困扰

认为"人老牙应该掉光"。许多老年人认为年纪大了，牙齿松动了、掉了是一种正常现象，所以对有问题后的牙不治疗。有许多老年人有经济能力，但是他们认为把钱花在吃穿上可行，花在牙齿上就不划算。有的患者认为年纪大了，身体其他方面的疾病是最重要的，牙齿嘛，有个洞，是小问题，不要紧的，等疼得受不了再去看医生，再说"牙疼不是病嘛"，能拖则拖，这样往往延误了最佳的治疗时期。

"保全"思想作怪。有的患者则认为"牙是自己的东西，不能拔除，拔一个，全口就会掉光"，所以也可能为了惧怕拔牙而不就医或者就医后有的该拔除的患牙也一律拒绝拔除。

2. 缺乏科学常识

有的老年人对牙病治疗的期望值过低或过高，我国的老年人由于长时间旧观念的积累，对牙齿修复的要求不是很高，他们对牙齿治疗和修复的期望，远远落后于现代口腔技术的发展；而另外有些老年人认为现在科学发达了，什么牙都可以补上，什么先进的技术都可以用在自己身上，而误认为医生不肯给自己修复。

老年人往往忽视了自己的年龄问题，容易与自己年轻时的就诊经历相比较。比如常见的根尖周炎，年轻人半个月可治愈，而老年人全身抵抗力降低时，病程延长，而他们自己却认为复诊次数过多，是医生的技术问题，转而不信任医生。

3. 文化修养差距

由于老年人文化层次参差不齐,所积累的一些观念和看法也各不相同,有的人也许会以老自傲,认为医生应该这样做,那样做,不愿意听从医生的建议。而有的人因年老而自卑自负,认为反正老了,牙病可治可不治,说不准什么时候就入土了,白花钱。有的老年牙病患者总认为医生说得很抽象,宁愿相信病友所说的话,看别人说好便也相信这样做好,看别人镶烤瓷自己也想镶烤瓷的,看别人拔牙自己也要拔牙,有一种盲从或者是攀比的心理。

了解了老年人的种种心理反应,我们在治疗前,当部分患者存在一些心理因素的影响时,应该注意与病人谈心与沟通,进行误区疏导,针对老年人口腔疾病的特点对症治疗,这样往往能很快取得老年病人的信任,使其能认真对待病情,严格遵守医嘱,使我们的治疗能顺利进行。

三、老年口腔病人的心理需要

1. 无痛需要

口腔病的治疗操作常伴有疼痛,由于存在精神紧张和恐惧心理(个人的创伤性牙科经历:困难的拔牙,剧烈的牙疼,痛苦的钻牙等),部分老年人往往对"无痛"的要求特别高,一些高龄老年人甚至要求绝对无痛。

医护人员在接诊老年患者中,特别是患有牙科畏惧症的老年患者,要首先学会对病人进行心理治疗,不仅要针对"病",而且要针对"人"。因此,治疗的成功不仅取决于操作的复杂性和医生的熟练程度,而且取决于病人的心理状态。

2. 安全需要

由于老年人对疾病和治疗的认知功能减退,生活自理能力和社会独立活动能力下降,部分老年人存在不同程度的抑郁症和自尊心降低,表现出精神紧张,烦躁、抱怨、畏惧、焦虑等心理,往往对治疗中是否会出现交叉感染;药物的毒副作用,术中的意外和术后反应等,产生疑虑,若不能从医护人员那里得到令人满意的解释,患者就会长时间持续地处于焦虑不安的警觉状态。

3. 安抚需要

老年人有一种渴望他人同情、安抚的特殊心理。由于其心理的承受能力下降,特别注意别人对自己的态度,希望医护人员和亲友对自己和颜悦色,体贴入微,及时为他们排忧解难。因此,医护人员的言行不仅要得体,而且要恰到好处,既不能敷衍了事,也不能夸夸其谈。

4. 信息需要

一些老年人在诊疗过程中要求掌握与自身疾病有关的知识,了解医生对自己疾病的治疗方案和处理程序以及必要的费用,甚至需要了解所在的医疗机构和医护人员的专业水平和诊疗能力等。

5. 尊重需要

因为老年人口腔疾病本身具有病程长,病情重,治疗相对复杂的情况,希望得到医护人员的特别关注,能在疾病的诊疗过程中享有周全的医护照顾。医生要维护病人的自尊心,热情相接,以礼相待,要面带微笑耐心地倾听病人对病情的诉说,不要随意打断病人的谈话,并在尽可能的时候给予善意的引导和满足病人的要求。对老弱病残者要给予必要的扶持,对需要做其他检查项目要给予必要的解释和说明检查的理由。医生应主动地以和蔼的口吻耐心地询问病情,并做好记录。

第二节　老年口腔病人诊疗中的注意事项

老年人常因患有多种疾病,行动迟缓或受限,加上还有负性情绪,经济困难等社会因素的影响,从而要求医护人员以更加负责的态度,更加强烈的爱心观念,关心、体贴老年病人,视病人如亲人。为老年人营造良好的就医环境,诊疗过程中医护人员的紧密配合,轻声细语感情交流,赢得老年人的欢心与信任,有助于医疗效果的提高。

1. 口腔疾病检查中应注意的事项

虽然大多数口腔疾病往往有组织结构的改变,一般在直视下即能诊断,但是由于老年人口腔器官和组织及细胞都有老化的改变,在解剖形态和功能上都能引起种种退行性改变,常常患有多种口腔疾病和全身性疾病,因此对于老年人要选择最佳的治疗方案,取得最佳的疗效,就必须在检查时,应从全身的观点,对其并发症,包括精神、心理状态以及生活环境,经济条件都必须仔细全面地进行了解。

老年病人进入诊室后,应仔细观察其外貌、行动、言语、表情、步态、精神等情况,在询问病史时应包括既往史、家族史,服药史等,然后测量体温、血压、脉搏、必要时进行心肺和有关项目的检查。

由于老年人记忆力减退,故所回答的问题缺乏真实性,而且也很难确切地回忆起以前的患病情况,又由于老年人不论在形态方面还是在功能方面均呈减少或降低状态,因而症状必然要有所改变。另外,老年人不容易发觉自己的疾病,有时患病毫无感觉,自觉症状较轻,疼痛反应也很轻微。

也有些老年人由于为了达到口腔疾病的治疗目的,而隐瞒自己的系统病史,因此对于老年病人的口腔检查与诊断,要仔细认真,对患有严重系统性疾病的病人,必要时可以请专科会诊,协助治疗,另外向老年人的陪伴人了解老年人的一切健康状况也是必要的。

医生经过仔细检查后,应该根据病人的就诊时间特点、经济条件及其他个性因素科学合理地帮助病人制订诊疗方案。我们提供的必须是正确的、易于理解的、合适的、有利于增强病人信心的信息,当患者充分了解并获得了自己病情的信息后,患者的选择和医生的建议往往是一致的。当然,医生在向病人解释预定方案的时候,不要忘了把诊疗过程中将会遇到的一些诸如诊次间痛或者牙裂等情况,预先告知老年病人,并告诉他们怎样尽量避免这些情况的发生。

2. 口腔疾病治疗时应注意的事项

一些老年病人有复杂的身体健康情况和心理状态,有些甚至有大脑功能紊乱,使用正确的治疗方案往往难以实现。因此,在确定治疗方法时,不但要细心观察目前的情况,还要追查过去的口腔健康状况,以及其心理、生理和目前的经济情况。

老年人不能长时间张口,有些病人颈部发硬,治疗上牙时,不能仰头,防湿,根管扩大,牙周手术均有困难,所以对老年病人诊疗口腔疾病方法选择的原则是采用简单的方法,尽量缩短疗程,疗效应可靠。在小型口腔诊所治疗室一般对老年人不宜进行复杂的拔牙,或其他难度较大,操作时间较长的治疗方法进行处置。

例如一位 70 岁患口底化脓性蜂窝织炎的病人,在切开引流术中发生心搏骤停死亡,说明对老年人施行手术,即便是切开引流那样的简单手术,也要考虑到老年人各系统生理、病理特点,全面衡量,慎重考虑,并做好术前检查和抢救准备。

例如一位老人来到海口某三甲医院口腔科准备洁牙。可令老人万万没想到的事情发生了,就在医生洁了两颗牙,也就两分钟左右的时间,老人下巴竟然脱臼了,结果导致当天下巴连续 3 次脱臼。说明很有可能是因为老人缺钙及缺少胶原蛋白造成下巴脱臼,或者是因为老人有习惯性脱臼的症状。

在拔牙过程中,由于疼痛刺激和恐惧,精神紧张会造成心率加快和心脏负荷增加,一些中老年患者在拔牙术前,有的人平时有心脏病症状但并没在意,甚至有的人平时一点症状也没有,而拔牙时由于紧张、疼痛的应激性反应使体内释放的儿茶酚胺增加,而儿茶酚胺会进一步升高血压,诱发心脑血管系统疾病发病率增加。

需要拔牙的主要人群为老年患者,而这些老年人可能同时伴有高血压和心脑血管系统基础疾病,这是拔牙的特殊类型患者,拔牙前要做好周全准备。在拔牙术前一定要注意控制血压,必要时可以在拔牙前口服异山梨酯减少拔牙前后的心脏病发病率。拔牙时,要消除紧张、恐惧情绪,拔牙后不要急于离开医院,休息观察一会儿,若发生异常,可在医院及时处理。

随着年龄的增长,缺牙人数和缺失牙数均随之而增高的原因,多为龋病与牙周病,但缺失修复人数,仅占缺失者的四分之一,调查其未修复原因,除因经费、设备,医疗等条件原因外,不少老年人有一种想法,认为年事已高,无牙是正常现象,修复义齿,既不必要又麻烦,能对付就对付的看法。从口腔医学卫生观点来说,一般缺牙占全口牙齿的四分之一时,就会严重影响咀嚼功能,从而影响食物的消化及吸收。因此,无论从预防观点或恢复功能观点,均应结合老年人的特点,进行龋病、牙周病等治疗,在修复时亦应根据老年人的具体情况,提供合理的修复体。

第三节 老年口腔病人心理诱导

老年人受到社会的尊重,医生要具有良好的心理素质,懂得与老年患者沟通的技巧,了解老年患者的心理,在接诊时要与老年患者进行 20~30 分钟的交谈,应当注意自己的语言修养,关心和体贴病人,要给他们同情和谅解,像尊重自己的长辈一样尊重他们,做到体贴入微,关心备至,态度和蔼,语言亲切,检查、诊疗操作要轻柔,耐心解释病情以及治疗方案。保护患者的自尊心,使患者感到受人重视,受人尊敬,有独立人格;调动患者的积极性,了解对自己的治疗计划以及义齿戴用可能出现的问题及注意事项,消除顾虑,建立信心。

1. 老年人心理特点

老年人的生理变化与社会经验的积累,使其形成独特的心理特点。

(1) 感觉迟钝:是老年人共有的心理特点之一,老年人由于视觉、听觉器官生理功能的衰退,视力下降,听力衰退,这就决定了老年人的感觉迟钝,接受外部世界的信息比中青年人少得多。反应迟缓也是老年人的一个普遍的心理特点,由于生理的原因,决定老年人反应能力水平的下降,老年人反应时间长,动作灵活性降低,不稳定,协调性差。由于老年人感觉迟钝与反应迟缓,决定了老年人活动能力差,适应能力也较低,因此老年人不宜接受操作复杂的口腔治疗。

(2) 习惯心理巩固化:长年累月的生活习惯与工作习惯,决定了老年人的习惯心理很巩固。一般来说,老年人习惯心理的改变很难,但不是说不能改变,例如老年人吸烟嗜好心理的改变比起中青年人来说困难得多。但是也不能说老年人不能戒烟了。不过对老年人不良习惯心理的改变,要注意方式,不能操之过急。

(3) 恐惧、焦虑、紧张:有的老年人性格固执、怪癖,就诊时易产生焦虑感,其焦虑表现为烦躁、出汗,情绪变化很大,转而对医生缺乏信任感。随着年龄的增长,经济条件与社会条件的下降,那些有牙列缺损或牙列缺失的老年患者,担心义齿修复后不能"物有所值";义齿戴在口内不能很好地运用,义齿使用的寿命不长等,这是老年患者中最常遇到的问题。

（4）个性心理特点：老年人个性心理特点明显。个性心理特点是在社会实践中形成的，例如兴趣、爱好、脾气、性格等比起年轻人与中年人显得个性化。因此，在制订口腔治疗方案时，要尊重老年人的意见，要作耐心的解说。老年人心理特点的个体差异较大，有些老年人虽然到了高龄，但记忆力还是很好，思维还很敏捷、心情开朗、意志坚定。有些老年人更是心情抑郁、意志薄弱，伤感情绪严重。老年人的心理特点受社会因素影响较大，社会向老年人提出新的要求，成为老年人心理上的激励因素，对调动与发挥老年人的朝气蓬勃、奋发向上的心理效应发生很大的作用。

2. 老年病人的心理教育

老年人的性格有以自己为主的主观独断特性，因此在决定拔牙、补牙、镶牙，拟订治疗计划时，均应与病人商量，诊疗中应注意掌握老年人的性格和心理，注意对老年人的态度，使其信赖，加强互相理解和合作。

对于老年病人，应优先诊治，以减少候诊时间，减少静态疲劳。对于老年人在诊疗过程中时而有不安情绪，应给予安慰，使其有安全感而愿意全力合作，尽可能做到无痛操作，否则会遭到老年病人的拒绝。但最终取得病人信任，要靠过硬的技术操作，为老年病人解除其痛苦，如感染的控制、牙痛的消失、咀嚼功能的恢复。以后病人就乐意接受治疗了。

在诊疗过程中，要尽可能地向老年人介绍病情，治疗方法，讲述口腔疾病与全身健康的关系，口腔疾病直接影响身体健康，加速衰老，没有良好的口腔状态就不会保持健康的身体。对于口腔疾病要早发现，早治疗。要向老年人介绍口腔卫生保健方法，比如如何正确刷牙，如何使用和保护义齿等。还应该告诉老年人，对于口腔治疗，比如充填术、牙周治疗、义齿修复等，不是一次即可终身不变的，必要时要求老年人要定期检查，及时发现和治疗出现的新问题。

对老年患者要加强健康教育，消除他们内心的消极因素，调动家庭成员的积极性，让他们了解患者的心理状况以及义齿修复情况，利用亲情，消除患者对义齿的感觉异常心理，增加患者戴用义齿的信心。

良好的医患关系是医疗活动顺利开展的必要基础，从诊断、治疗到预防措施的出现，没有病人的合作是很难做到的，而病人的合作来自于对医务人员的信任，来自于良好的医患关系。

老年人随着生理机制的衰退和社会因素的影响，有着独特的心理特征，尤其是当前社会中一些领域变革的深度和广度，使老人承受着比年轻人大的心理和生理上的双重压力。所以在某种情况下，老年人很可能产生情绪消沉、抑郁、不稳定，我们口腔医生一方面要掌握老年口腔医学知识与技能，另一方面医生又要懂得心理治疗，医生应尊重老年病人，帮助老年人消除对"年老"不正确的看法，不要把老年期看成是病理期，而是生理期，要能疏散他们内心的迷雾，畅通心理障碍,进行心理教育,促进心理健康。

　　在美国流行一个笑话:沃利大叔 64 岁那年智齿松了,他到牙科诊所看牙,在治疗椅上受了四个多小时的罪,等到起身离开时,疼得几乎步子都走不稳了。年轻漂亮的护士见状,关切地问:"要不要我陪你回家?"沃利大叔认真地想了想,说:"今天不行,等哪天我好点了,你来吧。"虽然沃利大叔有所误解,但却说明牙科诊所对老年病人的服务是非常细致的。

第十二章

儿童口腔病人管理

儿童牙病影响生长发育,除了引起面部畸形,严重的会影响生理心理的健康。由于少年儿童的情感发展水平还不够成熟,所以儿童牙病除了生理病理上与成人牙病有所不同外,大部分儿童对牙科治疗都有不同程度的焦虑。

临床统计表明,80%以上的儿童对口腔医疗操作怀有不同程度的害怕和紧张心理,约有5%~10%的儿童由于害怕和紧张而拒绝或逃避诊疗。在口腔诊所,儿童口腔病人占有相当大的比例。儿童不同于成人,对创伤特别脆弱,理解力低,自制能力差,易受各种偏见的影响。所以患儿除怕疼和恐惧外,尚有不合作的态度,表现为操作中反抗的行为,常常不能完成治疗计划,达不到预期的目的。

在临床上往往可以看到一些儿童见了口腔医师非常害怕,拼命抗拒,使做父母的不得不在无可奈何的情况下把孩子带回去,懊丧地看着孩子的口腔疾病不能获得及时的诊疗。临床中,口腔医师也常因儿童病人在诊治中不肯合作,诊治无法顺利进行而大伤脑筋。这样在儿童牙科临床中就引出了"如何诱导儿童接受口腔诊疗"?这样一个极为重要的问题。如何与儿童交流,如何消除儿童对牙科治疗的焦虑,使儿童看牙成为一种愉快的经历,是成功完成牙科治疗的前提。对儿童要有一个良好的诱导,充分理解儿童的心理状态,设法改变儿童本身的畏惧心理,才能使诊疗获得成功。许多成年人害怕看牙,有很大一部分人是由于在儿童期看牙的不愉快经历,在心理上一直留下了挥抹不去的阴影,所以给孩子的看牙营造轻松愉快的感觉就显得尤为重要。

由此可见,儿童口腔病人管理的基本任务就是使口腔医师、牙科护士了解、掌握和利用儿童正常的心理表现,控制和避免儿童在口腔诊疗过程中的不合作心理表现,给予合理的治疗和处理。儿童的治疗成功,取决于医生、护士的合理就诊安排,情绪正面疏导,适当的警告,必要时加以强迫手段;治疗中医护配合应该默契,并应用一些操作技巧,取得儿童的配合,最终绝大部分均可达到治疗目的。

在口腔诊所看不到各种器械,所有的器械都是暗藏式的,安装在漂亮的橱柜里面。儿童躺在牙椅上,抬头可以看到天花板上电视机播放的电视节目。口腔医生给儿童保健牙齿时,要以不痛为首要原则。如果需要补牙,那么一定是要麻醉的,等儿童一觉醒来,所有的牙齿问题都解决了。不需要一趟趟地来回跑口腔诊所,也没有任何痛苦。

第一节　儿童口腔病人的心理特点

每个儿童都有自己不同的性格和对待事物的不同反应,心理表现就有区别。医生要争取了解患儿的性格,与患儿交朋友,这样不但容易进行诊疗中的心理教育,也容易使儿童接受治疗中的刺激。根据我们对牙科患儿临床心理观察,可将患儿分为合作型、中间型和不合作型三类:

学龄前期儿童的一般心理改变过程带有很大的随意性,心理活动也带有很大的不稳定性,易受他人的影响。就诊患儿的情绪、行为障碍往往能从他们的表情、语言、行动上得到体现。

1. 安静型

患儿不多言,比较安静,听话,有一定的耐受能力,多为第一次看牙,没有在牙体治疗中受到疼痛刺激的教训。另一些是年龄稍大的患儿,对于治疗牙齿是有经验的,也有治疗后可使疼痛减轻的体会,所以能够合作。第三种是正畸患儿,经过家长和医生讲解,对治疗的目的和后果表示理解,并予以合作。

这类幼儿,一方面受到幼儿园良好的教育,一方面受到家庭的熏陶,父母对子女的态度是爱而不娇,严格而民主,形成了儿童讲道理,通情达理,较听话,善于与别人相处共事。因此,经父母及医护人员说服诱导后,容易与医生配合。一般情况下,多能较好地合作。

2. 活泼型

这一类型的儿童多在幼儿园,经常过集体生活,或经常受父母的诱导启发,胆子较大,对触目一新的事物或东西怀有强烈的好奇心,对医生、护士、器械以及周围的环境等,都表示出好奇的样子。儿童年龄较小第一次就诊,没有在牙体牙髓治疗中受到疼痛刺激和牙钻刺激的经验,因此表现出好奇心。

这类幼儿一般在治疗中配合较好,好奇、好动、多言,能主动指出或诉说牙痛的具体位置、性质和时间。诊治中只要医生动作轻柔,态度和蔼,尽可能地避免疼痛和药物的刺激,患儿多能合作。有的幼儿则遇有涡轮钻、冲洗、酸等不易接受的操作和异味时,会拒绝接受治疗,不肯与医生配合。

3. 胆怯型

胆怯要比恐惧、忧虑的心理表现轻得多,它的发展有一定的局限性,它是一种偶然发生的心理反应,胆怯的迁移性很强,即对某事物产生害怕心理,而相类似的情况也会有同样的结果。原因多半是小孩和社会接触面狭窄,依赖性强、缺乏独立性、自信心和自尊心。他们进到诊室内,常有声音震颤、手发抖,不敢上前来和医生握手,潜意识地抓住父母的手,四处察看。虽然对治疗的意义能够理解,但对口腔科诊室的环境,尤其是牙科综合治疗机的外观,高速涡轮钻的声音,对其他病人治疗过程的观察产生惊恐。在治疗过程中表现出胆小、畏首畏尾。

大部分患儿能鼓励其合作完成治疗,他们把是否接受治疗作为要挟父母满足他们要求的手段。患儿对医生说,"我不要用这个东西磨,要用那个","不要这个医生,要另一个医生","要上厕所","不打针",治疗牙洞时要求"只磨一次,再磨就不干",对家长说"不给我买玩具就不补牙",等等。

胆怯的患儿如果医生处理不好,他可以从可能合作者转变为不合作者。对待这种类型的小孩,父母只需短时间内给予一定程度的安慰即可奏效。切记不要加大音量和音调恐吓他,不要立刻进行治疗,通过谈话,示范等胆怯消失后再进行治疗,要多表扬和鼓励儿童的勇敢。

4. 恐惧型

恐惧是人类正常心理的一种反应,它并不是先天就生成的,而多数是后天的条件反射,类化和模仿所养成的。最早的恐惧刺激可见新生儿反射性运动的表现,如拥抱反射和颈肢反射等,这是对失重的正常保护性反应,其他还有对较大声响的少数几种反应,而后天学会恐惧的不胜枚举,如恐惧动物、黑暗、生人、出血、打雷、闪电、突然运动的物体、强光等。我们把恐惧分为两种,一种是正常的心理性恐惧,它是一种对真实性恐吓的自我机械性保护反射。另一种是神经性的恐惧,它是对恐吓程度不相符合的高度主观性恐惧表现。

牙科畏惧症心理变化的原因有:

(1) 由于口腔诊所的特殊设备及以往拔牙疼痛、病牙剧痛、钻牙酸痛和口内注射麻药,均给患儿留下了难忘的印象,这些医源性创伤是牙科畏惧症的主要原因。

(2) 从亲人和小朋友处及文艺节目中(如 1987 年春节联欢晚会中电视小品"拔牙"中的特大拔牙钳,就给学龄前儿童留下了可怕的印象),所得到的不良影响,这是辅助原因。

(3) 儿童本身的特点及胆小是内在原因,以上三种原因,对儿童牙科畏惧症的心理变化,起着决定性的作用。

(4) 人们总有这么一种感觉,损伤和疼痛发生在接近头部者所产生的复杂恐惧感要超过四肢和远离头部的部位。当口腔医生拿着口镜、镊子或其他器械放入儿童口腔中时,他们总会有一种威胁和恐惧感。

在活动中表现出胆小、怯懦,对什么事物都充满恐惧感。害怕治疗操作,但迫于疾病的痛苦,父母的督促又不得不接受治疗,内心矛盾重重,一般是只哭不闹。往往医生会在力图消除他们恐惧情绪时潜意识地加重了恐惧。例如口腔医生常说"不会伤害你的",往往小孩就把这句话听成"要开始伤害我了"更加重了恐惧,在这种情况下最好不要用"疼痛、伤害、打针、钻牙、拔牙、出血、切开"等词汇。

5. 焦虑型

儿童的忧虑感是和恐惧感密切相关的,它是恐惧状况下的一种强烈而迅速的情绪新发展。它是一种特殊的主观恐惧感,常对预感感到不祥和担心,或对将来不可知或恶化的发展表现出高度紧张的情绪。有的儿童甚至对一般很普通的生活事件都会感到极大的恐惧。

最常见的现象是,他们的忧虑感存在着对某种情景有高度的"亲和力",遇到这种情景时他的忧虑感会急剧上升。如忧虑拔牙,钻牙操作,常在牙科诊室内大发脾气,不愿听从医生和父母的话,有的可能还会找岔回避接受治疗,如一坐上治疗椅就突然大喊大叫要大小便或要喝水,要回家取手巾,等等。常以固执、倔强不达到目的不罢休的情绪表现出来。有的情况是小孩任性,在家里他们养成了大发脾气来满足自己需要的恶习。有的是由于过分忧虑,而突然甩手阻止医生的操作,然后大发脾气。

这两种情况要求口腔医生能区别开来,因为恐惧性忧虑的发脾气要求口腔医生热情,耐心的讲解和缓慢的操作来处理,而任性状态下的大发脾气则需要口腔医生表示出一定权威力量来控制这种不良的情绪发展,往往这种忧虑情感是和第一次就诊有关,并且应该立即消除掉。

要鉴别两种发脾气,只要询问父母在家中是否有大发脾气的习惯即可。那些对牙科治疗有误解,或接受过粗暴的牙科治疗的患儿,更有可能加重紧张与焦虑的情绪。临床常见一些口腔病患儿,在候诊时表现出坐立不安或痛苦紧张的神态,这就是我们称之的就诊焦虑。

焦虑是一种正常的心理防御反应,轻度的焦虑状态,会使人在心理和生理上对即将到来的考验作好准备,有一定的积极意义。但病人过度持久的焦虑,可伴随恐惧,由此产生自我姑息,而拒绝牙科治疗。

6. 拒绝型

此型表现为哭闹,在治疗过程中表现固执、反抗、不张嘴,甚至甩手捂嘴。多为年龄较小,有过医疗活动中受到疼痛刺激的经验,对于医疗操作已形成条件反射,神经过敏,一听到尖锐的声音,一看到治疗器械,无论用任何方式都不肯合作。

　　这类患儿多见于父母对子女过于溺爱、娇惯、顺从其任性,儿童多表现为脾气倔强,放肆,自我中心,缺乏耐心,不允许别人打破其本身的心理结构。因此,这一类型的儿童,很难与口腔医生配合,疗效较差(指复合树脂斜导面易脱落,疗程延长)。往往于检查时患儿就极不合作,拒坐牙科椅及拒绝进行相应的诊治。在拒绝治疗的患儿中,3~5岁的儿童多于6~7岁的儿童。对不讲道理的孩子,从一开始就应将家长请出诊室,因为很多孩子都是看不到大人的时候挺乖的,看到大人就开始闹。

　　7. 反抗型

　　反抗是儿童心理不愿接受治疗所表现出来的一种逆反心理,它是由多种原因引起的,如恐惧、任性、固执,父母过分保护、溺爱、以我为中心。常常大发脾气,不开口或紧咬器械、偏头、反复恶心、咳嗽,等等。

　　在椅子上乱动,医生护士如何解释,家长如何软硬兼施都不肯合作,又哭又闹,竭力抗拒,他们从进诊室开始就拒绝与口腔医生接触,不论怎样劝说都没有效果。他们不肯张口,不让医生看,不回答问题,蹦、跳、踢、打的动作时有发生。

　　另一种情况是低智能儿童,由于无能力认识事物而使他们对外界环境的高度恐惧感和低能的自我保护性反应,往往他们的反抗是很强烈而危险的,需要充分认识到这一点。

　　以上各型的界限在临床中的一部分病人中是不易划分的,而且各种类型的病人通过心理治疗,牙病诊治之后是可以相互转化的。比如有些儿童开始很安静,但在治疗中刚要开始钻龋洞,却忽然哭闹起来,表示拒绝合作。

第二节　一般性心理治疗

　　心理治疗从广义来说,包括患儿所处的环境和生活条件的改善,周围人(包括医生)的语言作用,特殊的布置,以及医生所实施的专门心理治疗技术等。从狭义来说,心理治疗则专指医生对患儿所实施的心理治疗技术和措施,这包括觉醒状态下的说理治疗和暗示治疗,行为矫正治疗等。至于音乐治疗等,从某种意义来说也是一种心理治疗。

　　关于心理治疗的定义,到目前还没有一致的说法。心理治疗的实施一般要通过医生与患儿之间的一个相互交往过程,即医生通过他的语言(包括语音和语义)、表情、姿势、态度和行为去影响或改变患儿的感受,认识、情绪、态度和行为等,从而减轻或消除导致患儿痛苦的各种紧张因素,消极情绪和异常行为,以及由此而引起的各种躯体症状。总之,通过心理治疗,有助于患儿中枢神经系统功能的恢复和加强,使其精神和躯体状态获得改善而达到治疗的目的。

患儿进入诊室后,医护人员就应根据他们的心理特征及现实表现给予及时的心理治疗。

一般性心理治疗,是一些针对性格类型、合作程度不同的患儿而采取不同的治疗方法。常常是以一种方法为主,另一种方法为辅,或先以一种方法为主,后又以另一种方法为主。灵活应用,才能收到显著的效果,取得患儿的良好合作,减少就诊时间,提高诊疗效果。

一、鼓励法

儿童年龄虽小,可自尊心、好胜心、虚荣心极强。我们医务工作者就是要抓住这一点,利用其积极的一面,使儿童顺利地配合牙科治疗服务。

鼓励是儿童心理教育的基本方法,也是最主要的方法,最易显效的方法,是一种阳性强化法,适合于各种类型的患儿,也是一种首先采用的方法,并且最为简便易行,在临床上效果显著。此法可满足患儿的自尊心、好胜心、虚荣心,提高患儿的意志力,不要认为儿童没有忍耐力,其忍耐力的表现,也就是意志的表现。只要使儿童的意志与理想愿望相吻合时,其意志就会发挥巨大的作用,积极地克服各种困难,表现在对疼痛的忍耐力方面也是惊人的。这就是意志对行为的调节作用,这种调节包括推动人去从事达到预定目的所必需的行为和制止不符合预定目的的行为。在治疗中医生、护士应不时地用语言夸奖、鼓励、表扬儿童,树立战胜疾病的痛苦,忍受治疗中轻微性反应的勇气,鼓励幼儿的语言应该力求精练、准确,例如说:"一进门我就看出来了,这孩子勇敢,真听话。""叔叔阿姨最喜欢听话的小朋友","你最听话,大家都喜欢你,告诉幼儿园阿姨,给你戴小红花",等等。

激发儿童勇敢自豪的心理,鼓起战胜疾病,坚持治疗的勇气和决心,使患儿在鼓励和表扬声中完成治疗。如果是幼儿园的孩子,就应该对其特点给予鼓励。可以讲诸如"幼儿园的孩子可勇敢了。我看出你是个勇敢的孩子"之类的话,让患儿意识到幼儿园的孩子应该是懂道理、勇敢的,同时也使之增强自信心。在治牙过程中,也应不断地给予表扬和肯定,"这位小朋友真是个好孩子,治牙一点儿也不闹,等回去让妈妈把你治牙时的勇敢表现向幼儿园的老师和小朋友们讲一讲,小朋友们都会向你学习,阿姨也会表扬你是个勇敢的孩子。我相信周末评比时,你会得到勇敢的小红花。"听到医生的这段话,儿童会表现得更有忍耐力,更加配合治疗。假如不是幼儿园的孩子,也可以视周围的情况来鼓励患儿,比如说"你看旁边正在治牙的小朋友多勇敢,他一动也不动,好让医生仔细地治疗。你比那个小朋友还要勇敢,是不是?"

使用儿童习惯用语与他们交谈,称赞他们整齐的衣着等,以减轻他们的焦虑、紧张情绪。或者对稍大一点的小孩说："有时我们不得不做一些我们不愿做的事,医生是为了你好",等等。

我们常常遇到这种儿童,他们一上牙椅,就要大小便,或找其他原因不愿张口。这种儿童最需要鼓励和安慰,如再辅以解释,常常能得到良好的效果。个别家长甚至会在诊疗室内打骂自己的孩子,强迫其服从治疗,这时医护人员要站在孩子一方予以制止,给孩子以鼓励和安慰。但不宜过分鼓励,否则易造成幼儿的变态心理,牙痛也说不痛,导致诊疗失误,加重幼儿的病情。例如我们观察有一位患儿由于鼓励过甚,治疗深龋穿髓时,幼儿仍说不痛,治疗后,我们为了检查患儿的心理状态,用针试扎患儿手掌,幼儿仍说不痛。

在治疗结束后,不要让患儿马上走掉,应该把治疗情况与患儿的表现向患儿作一个小结,例如问:"你这次治牙痛不痛啊?"回答:"不疼。""下次治牙还害怕吗?""不怕。"或回答:"治牙疼了。"这时医生就应根据患儿的表现加以肯定:"治牙疼了你也没闹是不是? 你很坚强,阿姨喜欢你,我想下次你再来治牙,会更勇敢的!"对于表现好的孩子,在治疗完毕后都要表扬他们,旨在鼓励和发挥儿童的自我意识,更好地进行自我控制,为以后的治疗打下良好的思想基础。

对于有些初起有些哭闹但经诱导后还能配合治疗的孩子,在分手时,我们也要鼓励他们说:"虽然哭了,但表现还是好的,还是好孩子,下次来就不会哭了,是吗?"在下次复诊时,我们就提醒他"你上次答应我不哭的,能说话算话吗?"这样,往往能争取孩子的信心和配合。

二、奖赏法

即在一种行为之后,继之以强化奖赏,则会增加这种行为的发生。因此,奖赏也是一种起十分重要作用的诱导方法,在基本理论上与鼓励法相近,都属于阳性强化法,适合于各种类型的患儿。

1. 活动奖赏

儿童整天处在活动之中,这些活动行为可以分为两大类,一类属于儿童喜好的活动,如做游戏、去公园、看电视等。另一类为不大喜欢的活动,如看牙病、拔牙等。需注意各个儿童喜欢及不喜欢的活动并不完全一致,一般让喜爱的活动紧跟着一个不喜爱的活动,连续出现,反复多次后,儿童对于不喜爱的活动也能自觉地去做。如看完牙病后,可以去看电影,几次重复后,儿童对牙科诊疗也会变得比较合作。

要利用活动奖赏的原则方法,了解什么是患儿喜好的活动。

2. 实物奖赏

把玩具当做奖励,要求孩子张大嘴巴配合治疗的方法,通常也都是屡试不爽的。包括钱、代币等,这类物质本身毫无价值,但是可以用它换来其他的奖赏,如钱可以换取糖果、饼干、玩具等,奖状会得到小伙伴的赞许,这种奖赏的优点是可以代换、范围大、灵活性大。但这种奖赏必须在能兑换成其奖赏时,才能有增强的作用,否则会失去效益。如果患儿因合作牙科诊疗得来的代币,父母不能给予兑换成所需的其他奖赏,这种代币的奖赏价值则会很快丧失。

与其他行为疗法一样,治疗开始前应先了解清楚患儿的靶行为。同时,对于可能用来进行奖赏的方法,可用于取代不合作行为的合作行为,也应心中有数。

三、试验法

儿童第一次看牙前,应建议家长告诉儿童什么是牙医,为什么要去看牙,要让儿童觉得看牙是件有趣的事。为了让儿童不怕看牙,应建议他们的父母在自己定期洗牙或做口腔保健时,带着自己的孩子一同前往,让他们也坐上牙椅,摸摸或看看自己的牙齿。儿童心理是在外界教育影响下及亲身体验下发生的。根据这一心理特点,让其观摩其他合作儿童的诊疗过程,待其恐惧心理消除后再进行治疗。试验法为一种系统脱敏治疗,主要对于条件性的情绪反应治疗效果较好。根据传统的行为学的观点,焦虑、害怕及其他强烈的情绪反应,乃是一种典型的条件性情绪反应,常伴有或被一些逃避反应所维持,系统脱敏法为一种逐渐地去掉不良条件性情绪反应的技术。

据此原理,利用试验法进行心理诱导是切实可行的,由于患儿好奇心很强,什么都想看看,什么都想摸摸,什么都想问问,利用幼儿对口腔治疗设备和升降椅,气枪、水枪的好奇感,让他们自己试用,让患儿熟悉将要使用的机器和器械。如可让患儿自己使用一下气枪,让机器在患儿手上轻轻转动,使手心发痒而无疼痛,说明在牙齿上也是这样的,等等。用多种方法来帮助患儿消除紧张恐惧感,清除过分机体紧张状态,减少不必要的情绪冲动。缓和对于注射器、电钻头等新刺激物的恐惧、害怕的情感体验,适应医院环境。实际上初诊时,可以只是检查为主,做简单的处理,使儿童感到治疗并不可怕,再制订治疗方案。例如日本儿童牙医通常都会先让孩子在家长的陪同下,坐在治疗椅上练习刷牙。一来这可以帮助孩子学会正确地刷牙,二来也能让他先习惯那张椅子,减轻其恐惧感。

在使用此法诱导时,也可采用模拟治疗原理,即观察学习的原理,通过观察学习,增加和获得良好的行为,减少和消除不良行为。而这种学习不一定是亲身经历的,可通过观察别人的行为受到影响,产生共鸣而获得,从而导致本身行为的改变,在条件允许时,让他们参观无痛的牙科治疗过程,使之逐渐适应诊疗环境,缓解他们的紧张情绪及行为障碍,以便能顺利地接受治疗。儿童心理活动有较大的不稳定性,其情绪很易随外界环境和条件而改变。所以,当患儿不合作时,不必急于求成,可暂不治疗,而改变外界环境和条件,以待其情绪改变,诱导其合作。方法是让其继续候诊,由家长进一步耐心说服,也可让经过治疗的合作儿童向他介绍经验,甚至还可让他观摩其他合作儿童的治疗,待其恐惧心理消除,自愿合作治疗时再进行治疗。

对于初诊儿童来说,口腔治疗室的一切器械都是陌生和恐惧的,所以正确地向他们解释这些器械、机器,对消除其恐惧心理有很大的帮助。具体应该是先向患儿说明治疗的必要性,对于有可能出现响声的机器,如涡轮机,一定要给予示范,首先说明钻头是钻洞的,而不是让他疼痛的;其次医生在备洞或开髓前均应将牙钻在自己的手指甲上先试,再在患儿的手指甲边缘稍加打磨,让其观察这一机器是干什么用的,并不会使其疼,等到钻牙时,他们自然就合作了。

四、惩罚法

对于那些经过上述方法心理诱导后仍不肯合作的患儿,可使用惩罚法,这也是基于操作条件学习原理而建立的一种方法。方法是当某项不良行为出现时,附加一个令人嫌恶的刺激,从而促使这类行为减少的一种方法。如批评、疼痛刺激或撤销奖励等,使患儿担心不合作牙科治疗后会产生的后果,而接受治疗。惩罚的方法要适当,不可过分,以免影响儿童的心理健康,比如告诉患儿"你再不听说,就把你爸爸妈妈赶走,留下你一个人",或说"不听话就给你打针,拔牙"等,但不允许采用打骂、训斥和威逼等简单粗暴的方法。

有些父母对患儿不合作行为十分恼火,在诊室内训斥或打骂患儿,这时医护人员应站在患儿一边,反对家长的做法。因为这些方法会使患儿的心理更加紊乱,不知所措,造成患儿易讲假话,并为今后的诊疗合作投下阴影。惩罚法不是一种很理想的方法,当然如能取得患儿的一时合作,确保疗效,还是可取的。而一旦患儿配合,马上又转为鼓励法、奖赏法等阳性强化,使患儿不过分惧怕医护人员,避免造成下次复诊的困难。

有的孩子一看到拿镊子、探针就哭,硬不张口,若一直劝说不仅浪费时间且显得医生很软弱,有时我们就故意放下他或请他离开诊室,先给别的孩子治疗,有意地冷落他一下。这时他怕医生不喜欢他而不给他治了。特别是家长最害怕请半天假时间白浪费,就会主动催促孩子配合医生,最后孩子会来道歉并要求医生给他重新治疗。这种"欲擒故纵"法,对有的儿童也很灵验,而短时间蒙眼和禁闭,即采用暂时隔离法,就是将阳性刺激物暂时隔离,以达到纠正不合作行为的目的,往往能使拒绝型和反抗型患儿害怕而很快地安静下来,从而服从治疗。

五、强制法

从心理学方面来说,理想的儿童牙科应该是不论什么样的儿童都不需强制固定就能治疗。但这在实际上是做不到的,临床上不可避免地会遇到完全不合作的患儿。对那些用过以上多种诱导方法,仍然不肯合作,表示强烈拒绝的患儿,只好在取得患儿家长理解同意的情况下进行强制的治疗。我们可使用开口器在躯体强制固定下的方法进行治疗,采用此法时宜谨慎,注意正确使用开口器,防止损伤软组织。强制性措施,通常对于年龄越大的患儿,施行就越困难,需要更多的时间,这是最后选择的一种方法。对于完全拒绝型的患儿是适应的。施行此法时,一般需要 2~3 名助手,若医师、护士能够强制患儿,就应请陪同人员回避。此法宜留在最后,或在单间诊室内进行,以免患儿大声哭闹,影响其他患儿产生恐惧心理。

在长期观察中发现,经过强制法完成牙科诊治后,患儿心理有两种变化,一种是患儿经过诊疗后,解除了牙病痛苦,并发现牙科诊疗过程完全不是自己想象的那样恐惧,反而对医师产生了信任,转化为一个合作型的患儿。再次就诊时变得合作、友好。另一种是患儿经过诊疗后,造成了心理创伤,将导致更严重的行为障碍,表现出强烈的敌对意识,不理睬医师或护士,终至诊疗失败。

因此,在儿童与医生之间由害怕到配合矛盾解决过程中,实际是一种心理战术。除万不得已,我们不主张采用强制手段,因为这样会伤害孩子的自尊心,而且也不很安全,涡轮机等器械很可能造成人为损伤。日本医师松野俊夫认为"强制治疗,不要单纯考虑治疗效果,应考虑我们对孩子的发育和成长具有什么样的意义和责任,等考虑后再决定是否强制治疗,不能感情用事。"所以,对强制治疗,要慎重选择病例,不宜随便使用。

第三节　医护人员的素质

根据儿童心理学家的研究,儿童在就诊时是很紧张和害怕的,在将他们引入治疗室和上治疗椅的过程中护士一定不要沉默寡言,这样儿童会感到恐惧,所以接诊的护士医生要运用准确的语言,使自己和儿童尽可能沟通并打成一片,和儿童在无意中成了"亲密伙伴"。如与其亲切交谈,对学龄前儿童谈谈幼儿园的趣事,对学龄儿童谈谈他们的学习情况,儿童一般喜欢得到表扬。医生、护士可顺应这一规律,从接诊开始到诊疗结束,尽可能地与之交谈,不断鼓励表扬,逐渐使他们觉得自己就是勇敢的孩子,治疗中就会很好地配合,并愿主动和医护人员交谈,在操作过程中稍微有些疼痛也能忍耐,并顺从医生的引导,使治疗不至于中断。

1. 服务态度

诊疗儿童牙病时,需要得到病人的合作,才能更好地完成治疗任务。因此,首先要求医生对工作极端地负责任,绝不能勉强敷衍了事地对待,厌烦儿童、缺乏耐心。不下一番工夫,不费一点心血,要想轻而易举地马上取得合作,是不可能的。由于儿童的认识往往停留于表面,他不理解什么是主任、主治医师,谁的诊疗技术高低,而是看我们对他是否和蔼可亲,因此医生、护士的仪表、态度是极为重要的。

以热情的服务来取得病人的信任,要有积极的态度和决心,对待病人像对待自己的孩子一样。使自己和儿童打成一片,使儿童在无意中成了亲密伙伴。称呼要亲热、和蔼,解释要耐心、形象,符合儿童的理解水平,儿童就会马上合作起来,主动和术者交谈,稍微有些疼痛也都能忍耐,有时连自己的玩具、水果也拿来送给医生,为医生唱歌、跳舞。

日本医师片寄恒雄指出:"高明的牙科医师对儿童的处理方法,首先是使自己和儿童打成一片,使儿童在无意中成了'亲密伙伴'。这样便和儿童成了知心朋友,儿童会马上合作起来,主动与术者交谈,稍微有些疼痛也能忍耐。有时连自己分到的食物也拿来送给医师。"

接待儿童病人首先态度要和蔼可亲,当然,必要时也要严格,要亲严结合,有表扬、有批评,像幼儿园的老师那样。儿童在接触一些以往没有尝试过的事物之初,总是有惧怕或信心不足。很多儿童第一次看牙病,总是显得十分害怕,这时家长和牙科医师、护士要耐心帮助和诱导,切不可简单粗暴,加重其恐惧心理,使儿童更加害怕牙科治疗,严重者可导致以后出现"牙科治疗恐怖症"。

应强调的是医护人员的态度和素质对患儿心理有较大的影响。从医学心理学的角度来看,患儿需要被尊重,需要安全感。因此,良好的服务态度能造成医生和患儿之间的融洽气氛,减轻患儿的紧张情绪,有利于治疗工作的进行。反之,生硬和冷漠的态度,则可造成患儿的抵触情绪。临床上常可发现,有时患儿在家中已被说服,到医院后因医护人员的冷漠和粗暴而马上拒绝治疗。

儿童对他们极为感兴趣或害怕的事有着非常强的记忆,所以偶尔的一次撒谎很可能导致儿童以后对医护人员不再信任,以至于不合作。在刚接诊儿童病人时,他们提出一些棘手的问题和要求,对此医生、护士如能给出明确答案,则如实回答;不便回答者,可采取延缓的办法或设法引入别的话题或说"等看了再说",这样既诚实又可能比较容易进入治疗。

医生对患儿是否守信用也是导致患儿是否合作的要点。笔者曾遇到过一个4岁的男孩,在治疗洞前我对他说:"如果磨起来痛的话,你可以举起左手我就停。"他表示愿意。可当涡轮机头刚接触到牙面时,他就高举起左手,停机询问才知道他不是因为痛而举手,只想试试医生的话是否算数,试验结果使他放心,治疗过程进行得很顺利。因此,要取得患儿的合作,必须建立起患儿对医生的信任感。

目前,口腔医生有时忽视对儿童病人过多的接触,而按一般成人病人对待。这样必然增加儿童病人中的不合作比例。反过来耽误治疗时间,扰乱医疗秩序,影响口腔医疗质量和数量。所以注意服务态度,运用儿童心理学规律于临床工作,才能事半功倍。

2. 调节医师自身的心理状态

儿童口腔医师的素养应该是具有母亲般的慈爱、温柔和体贴,像父亲般的严格、宽容,像老师般的耐心、爱护和帮助,并且还要有热情、友好、和蔼、亲切,为患儿解除疾患的医德,要善于和各种小朋友交朋友,尽量掌握一些小孩天真活泼的动作、歌曲和语言,让他们感到医师和他们有着共同的"幼稚"感,建立融洽和睦的关系,具有这样素养的医生是容易被患儿所信任和接受的。

说实话,口腔医师见到儿童牙病病人心里总有些打鼓,怕弄得不可收拾,特别是在病人多的时候。这时就需要进行自我心理调节,使自己更耐心一些,更和蔼一些。否则形于色,露出厌烦或急躁的态度来,使家长和儿童更产生惧怕和不信任的心理,影响了治疗。这是医师的自我修养问题,组成了儿童牙病治疗中的一个环节,也值得重视。由于目前我国口腔医师严重缺乏,口腔科医师工作量过大,客观上使口腔医师容易忽视接待儿童病人的应有态度,因而增加了不少不合作的儿童,反过来又影响了医疗数量和质量,形成恶性循环。

对于不合作患儿不要放弃不管,不应该厌烦,应该积极地进行耐心诱导,仔细治疗。打破这种恶性循环的关键是应学点儿童心理学,按照心理学的客观规律办事。

日本齿科医师山下宰对临床口腔医师诊疗工作提出的 10 项原则是:

（1）医师应视病人的疼痛为自己的疼痛,即与病人有共感的思想。

（2）对病人主诉疼痛应该理解,并从质和量上进行分析。

（3）排除病人的不安和恐惧感。

（4）要理解病人来治疗牙病的目的就是从生理上和心理上排除"疼痛感受"。

（5）同一个人的疼痛阈值可以变化,使病人的情绪反应降低,则病人的耐痛能力可以增高。

（6）对于因牙痛来就诊的病人要从心身两个方面解除其紧张情绪,务必令其全面放松。

（7）在治疗操作时可以给精神紧张的病人戴上面罩,以便减少病人从视力方面得到疼痛信号的信息输入。

（8）消除病人对打针和拔牙钳的恐惧和顾虑。

（9）把敏感的病人另行隔离治疗，以免在同一个大诊室里"一人喊痛，则人人叫喊。"这种现象在社会心理学里称为小群体成员相互依存的模仿作用。

（10）有理智的人比无理智的人耐痛性高，要使病人尽可能地发挥其理智作用。

当遇到不合作儿童时，如果医护人员自身显出紧张状态，儿童不配合的几率就会加大。在这种紧张心情的情况下进行治疗，年龄较大的儿童，就会看透医护人员的心理，从而情绪暴躁起来，这样就更容易引起中止治疗或出事故，所以医生、护士在治疗、操作中应始终保持镇定的态度，自始至终地有条不紊，配合默契。

3. 医师的语言在儿童牙科心理治疗中的重要意义

医师和小孩的交谈是消除儿童不良心理状态的良好办法，当小孩进入到诊室内医生应立即通过观察和简单几句话判断出小孩属于哪一种类型，然后请父母告诉小朋友的爱称，同他握手，说一句"欢迎你，小朋友"。例如事先如果能了解患儿的乳名或爱称，像家人一样称呼患儿，常常能使患儿感到亲切，在整个诊治过程中要不断地和他交谈，通过说道理、讲故事、相互问答的方式使诊治工作顺利进行。语言应根据小孩的年龄、理解能力和词汇掌握的程度来使用，用温和的语调来安慰和奖励患儿，而用强硬的语调来对付那些逆反心理的小孩。边解释边示范，把操作的步骤提前向他解释，最后完成治疗（图 12-1）。

当然，无论用什么方法，都要花比给成人治疗更多的时间，这主要用在

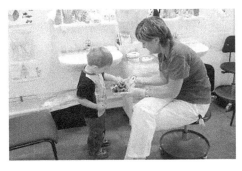

图 12-1　瑞典牙科医生和儿童进行口腔健康游戏

谈话上，我们觉得在患儿治疗中和患儿谈话是必不可少的。因为言语是人的心理活动最重要的外部表现之一，只有在谈话中才能了解儿童的性格特点，决定采取什么方法使儿童配合你，另外也只有通过谈话，儿童才能了解医师的意图接受医生的诱导。儿童其实是很聪明的，他们能直觉地看出这个医师是否和他们的家长一样听凭他们的摆布。当他们觉得医师有办法对付他们时，他们往往就服从你了。虽然这样多花费了一些时间，多说了几句话，但却能在治疗中节约许多时间，沉默无言的治疗过程会使儿童由不安转向恐惧，进而拒绝合作。所以，在治疗前后和治疗过程中，医师应主动和患儿交谈，这对于稳定患儿情绪，顺利完成治疗是十分重要的。一般来说，谈话应占治疗总时间的三分之一。

4. 牙科护士的态度

护理工作是整个口腔医疗工作的重要组成部分,护士首先要热爱自己所从事的工作,并是一个身心健康的人。当病人来就诊时,首先接触的就是护士,给病人的第一个印象是非常重要的。护士教育的奠基人英国南丁格尔女士曾说过:"护士的工作对象,不是冷冰冰的石块、木头和纸片,而是具有热血和生命的人类……其中一个原因就是护士必须具有一颗同情的心和一双愿意工作的手。"接待患儿时,必须有良好的服务态度,不要以为他们是小孩,可以马虎了事,要特别注意语言的修养。用文明的语言,说话要和气、热情、诚恳,服务周到地体贴他们,使这些小病人感到医院里穿白大衣的阿姨,就像幼儿园里的老师一样亲切可亲,第一个印象好了,就可以解除他们的恐惧心理,取得他们对我们的信任,对他们绝不能用粗鲁的或不礼貌的语言说话,以免刺激患儿的幼小心灵,使之失去治疗患牙的信心。患儿进入诊疗室时,护士是他们最先接触到的人,给他们的印象很重要。首先应热情接待,取得信任,用儿童习惯的语言同患儿多交谈,称呼他们的名字以表示欢迎,使他感到医务人员和蔼可亲,乐于接受治疗,愿意详细诉说病情。治疗过程中家长可以不进诊疗室,因为家长在旁陪伴可使患儿失去自信心,不愿合作。但应从父母的谈话中了解患儿的病情及他们的心理和态度,以便做好解释工作,忽视这一点,在工作中也会遇到一些困难。

在助疗过程中,要求牙科护士不仅要具备良好的护理操作技术,还应掌握儿童的心理活动,及时把情绪不安的儿童稳定下来,用自身愉快的情绪,温和的态度去接近他们。有时在治疗过程中,需要护士与其手拉着手,抚摸安慰和鼓励他们,分散其注意力,在诱导下进行治疗,多数能做到与医师的合作(图12-2)。

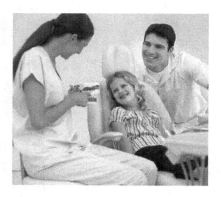

图 12-2　印度牙科护士为儿童讲刷牙
(Selvan Dental Clinic)

倘若遇到极不合作的患儿,需要强行治疗时更离不开口腔护士的配合,否则只能中断治疗。

我们认为护士要在儿童口腔诊疗中充分发挥作用,除了要有很好的业务知识和临床经验外,还要有很好的心理品质。护士在儿童口腔护理工作中必须具备以下几种心理品质:①富有同情心;②有敏锐的观察力;③既热情又冷静;④既耐心又果断;⑤对实习医师和病人都要平等和公正;⑥要善于谅解。

第四节　就医环境和氛围

有些小孩儿来时"哇哇大哭"，一个穿着衣服上印着小熊图案的漂亮护士走过来了，就立刻被它吸引，破涕而笑了。导诊护士应注意就诊安排要紧凑，如让患儿候诊时间过长，会使其感觉乏味、疲劳，对治疗合作起到消极作用。应安排新患儿排在一个治疗感觉良好的病人之后，因见到感觉治疗痛苦的病人后，将对他们是一个恶性刺激，会严重干扰其对口腔治疗护理的配合态度，导致影响他们的行为。

治疗中时间过长，使他们疲劳、乏味之后，良好的合作就很难保持了。而这种治疗时间的缩短，除需医生提高速度之外，还有赖于护士治疗前各种器械的充分准备和熟练的椅旁配合。

例如中山大学光华口腔医学院儿童口腔科在候诊区添置了儿童娱乐设施，每台牙椅配备电视，使儿童能在轻松愉快的氛围中接受口腔诊疗，消除患儿的恐惧心理。在有些小孩看来，来医院必定是件可怕的事情，可看到好玩的玩具，心情马上就轻松多了，于是把这件可怕的事从大脑里"一扫而光"（图 12-3）。

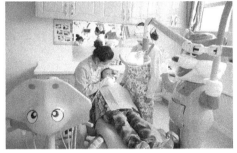

图 12-3　儿童牙科乐园（鄂尔多斯市口腔医院提供）

例如第四军医大学口腔医学院儿童口腔科针对幼儿害怕看牙而不配合治疗的情况，科室开展了人性化的牙病无痛治疗技术。该技术具有治疗速度快、安全性高、无痛苦和无任何副作用等优点。患儿在医务人员的配合下，躺在就诊椅位上，戴着可调节多部影片的眼镜看电影，一边看着自己喜欢的卡通故事片，一边吸入无味的笑气（氧化亚氮），便可在无痛、舒适和愉快中完成口腔疾病的治疗。目前，医院采用无痛技术已为千余名牙病患儿治疗了口腔疾病。

第五节　儿童口腔病人的民事特点

据《民法通则》的有关规定，对无行为能力人和限制行为能力人应设立监护。所谓无行为能力人是指完全没有独立进行民事活动能力的人，根据《民法通则》第 12 条第二款和第 13 条第一款的规定,无民事行为能力人包括两种:一是不满 10 周岁的未成年人;二是不能辨认自己行为的精神病病人。限制行为能力人是指具有独立进行部分民事活动能力的人,也包括两种人:一种由《民法通则》第 12 条第一款规定:"10 周岁以上的未成人是限制民事行为能力人,可以进行与他的年龄、智力相适应的民事活动;其他民事活动由他的法定代理人代理,或者征得他的法定代理人的同意。"另一种由《民法通则》第 13 条第二款规定:"不能完全辨认自己行为的精神病病人是限制民事行为能力人,可以进行与他的精神健康状况相适应的民事活动;其他民事活动由他的法定代理人代理,或者征得他的法定代理人的同意。"监护制度是为了保护无行为能力人和限制能力的人的合法权益而设立的。《民法通则》第 18 条规定:"监护人应当履行监护职责,保护被监护人的人身、财产及其他合法权益,除为了被监护人的利益外,不得处理被监护人的财产。"由此可见,监护人的职责主要有三:代理被监护人进行民事活动和民事诉讼活动;监督教养被监护人,管理被监护人的财产,保护其合法权益;对被监护人的侵权行为及其他不法行为承担财产赔偿责任。在口腔医疗实践中,未尽监护职责的情况主要发生在儿童口腔科或口腔科。

由于儿童属于无行为能力人或限制行为能力人,他们在口腔诊所期间的监护责任临时由法定监护人转移到口腔诊所,在此期间被监护人受到损害或者给别人造成损害,口腔诊所要承担未尽临床职责的民事责任。

【案例】 拔牙不告诉患者医院被判赔三千

[来源:北京晚报 时间:2003 年 1 月 8 日]

据《青岛早报》报道,中学生张某在父亲的带领下去医院做牙齿矫形。医生发现他有一颗埋伏牙后拔掉了它。这一手术带来了并发症:左上门牙牙髓坏死。经鉴定,这一手术不构成医疗事故,但是由于医院侵犯了患者的知情权,法院还是判决张某获得 3000 多元的赔偿。

2001 年 2 月,14 岁的张某到某大医院口腔科做牙齿矫形美容治疗。大夫诊断张某为上颌埋伏牙,将其埋伏的牙齿拔掉。手术半个月后,与手术相邻的上前牙开始变色,而且经常疼痛,经诊断为牙髓坏死。张某及其父母认为,主刀医生在不明确病情的情况下实施手术,伤及正常的血管神经,才导致张某的正常牙髓坏死。他们起诉到法院,要求医院赔偿医疗费、误工费、精神损失费等共计近 7000 元。

这起医患纠纷经过青岛市医疗事故鉴定委员会鉴定,结论是不构成医疗事故。青岛市市北法院近日根据《医疗事故处理条例》有关患者知情权的规定对此案作出一审判决,本案虽不构成医疗事故,但由于医院在给患者实施的医疗服务中存有过错,判令赔偿张某医疗费、精神损失费共计 3043 元。

包律师点评:患者在就诊时的知情权一直是社会关注的重要问题。2002 年 9 月 1 日起施行的《医疗事故处理条例》第十一条规定:在医疗活动中,医疗机构及其医务人员应当将患者的病情、医疗措施、医疗风险等如实告知患者,及时解答其咨询。这明确说明了患者对其疾病以及疾病的诊断、治疗具有知情权,医疗机构及其医务人员有告知的义务。本案中的拔牙不是大手术,虽然痛苦不大,通常是安全的,但是只要进行手术就可能存在危险,医院应当将医疗风险即有可能产生并发症的一些情况明确地告知患者张某,但是医院却没有履行自己的义务。由于医院在提供医疗服务中存在过错,侵犯了患者的合法权益,所以应当承担相应的赔偿责任。

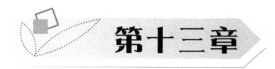

第十三章

牙科畏惧症病人管理

牙科畏惧症,顾名思义,就是对口腔治疗的害怕和焦虑。有人是对治疗中某些环节害怕,如害怕钻牙、害怕打麻药;还有些人对口腔治疗的所有环节都害怕,怕的程度有轻有重,有的人稍觉烦躁不安,有的人心慌出冷汗,面色苍白,血压升高;有的人高声叫喊,躲避或阻挡医生的检查和治疗。这在儿童病人中,表现得尤为突出。

国内为什么与口腔诊所一墙之隔的美容院生意特别好呢? 牙科总是给大多数人一种痛苦、恐惧的消费心理暗示,而美容则是在一种舒服、期待年轻的消费心理中接受服务。对于大多数人来说,口腔诊所是一个不舒服的环境,甚至说是一个极可怕的环境。

随着时代的发展,许多口腔医疗保健事业发达的国家对此问题已非常重视了,采取了许多措施加以预防,有的从心理学角度入手,有的用一些止痛镇静药物,目的是使牙科畏惧症在人群中的发生率下降,使口腔病人能在平静舒坦的心境中得到及时和高质量的牙科治疗。我们通常认为,应该在小时候使用氟化物或者其他预防措施减少儿童患牙病的几率,并注意实施无痛治疗。这样大多数患者,特别是年轻人,相对于有过糟糕经历的人们来说,就会没什么焦虑了。

第一节 牙科畏惧症的原因

牙科畏惧症是一个很普遍的问题,凡是有过口腔诊所求医经历的人,或多或少可能有些畏惧的心理,这常常与首次就医看牙科时的不良感受有关。尽管这让我们沮丧,但是最近的调查显示,不同文化程度的人对于看牙有着不同程度的焦虑,尽管他们并没有遭遇痛苦。这个问题只能靠与患者面对面地交流才能解决了。

牙科畏惧症的存在,贻误了治疗的时机,降低了诊治质量,十分有害。那么,它是怎样产生的呢? 有研究发现,牙科畏惧症的产生与首次不良的牙科经历有关。如口腔诊所环境的恶劣,医生态度的生硬,拔牙前的麻药效果不佳,补牙时钻磨时间过长等,以至于许多人看到牙钳、钩子(探针)就胆战,听到牙钻的声音就心惊,见到注射器就害怕,看见自己的血就发悚……

1992 年一位研究者在美国用电话采访了 676 名居民,在回答"为什么害怕牙医"的问题时,52% 的人回答说:"因为疼痛",可见牙科畏惧症产生的直接原因是口腔治疗中的疼痛感受。当然一些心理上的不良刺激也是不能忽视的。

有人压根儿就没有牙科就医的经历,没有体验过牙科诊治过程中的疼痛等,为什么提起看口腔医生也害怕呢? 这就是所谓牙科畏惧症产生的间接原因了。在一些幽默的漫画和文学小品中,一些不负责任的作者常常把牙医描述成制造痛者的可怕形象——手拿着牙钳或牙钻,漫不经心,毫无同情心的样子,确实可怕、可憎。还有些人从与亲戚朋友的闲聊中,从父母,特别是母亲那里获得了"牙医可怕""看牙剧痛"等错误观念,这些都使牙科畏惧症在人群中传播。概括地说:牙痛初期就医本不会太痛,畏惧使之忌医,延误了时机,成了大病不得不就医时,强烈的疼痛导致其更畏惧。

事实上,口腔医生在患者口腔内工作,确实会带来不可避免的焦虑,毕竟嘴是人生存的必须"工具"。所以,在我们接诊并处理患者时,我们的针、钻等一切尖锐的和钝的工具,都必须小心谨慎地使用,因为口腔环境是脆弱的,是容易受伤的。

第二节　牙科畏惧症的危害

国内外众多的研究表明,牙科畏惧症有不少危害。概括如下:

1. 降低了早期就诊率

当牙齿刚出现冷热痛,或仅有一点牙龈出血时便去找牙科医生,医生检查发现某个牙齿出现了一个浅浅的龋洞或有轻微的牙龈炎,从病人的角度看,疼痛轻甚至无痛,仅花一点钱,就诊一次便能得到效果非常好的治疗,从医生的角度看,操作简单,省时省力;从国家的角度看,节省了材料、器械的消耗,又节约了人力资源。可惜的是许多人因有口腔科畏惧症,有了牙病忍着,殊不知这牙病绝不是熬一熬就能挺过去的,越拖越重,到牙齿大部分"烂掉",疼痛难忍,或牙齿已大幅度摇动时才来看牙,意味着什么呢?花更多的钱,更多的时间,忍受更多的痛苦,消耗更多的人力和物力……更严重的是,获得的疗效将大打折扣。

2. 降低了诊治质量

口腔医师常常要详细地询问疼痛的各种信息,如"什么时候开始痛的?吃东西时痛还是平时也痛?""有无夜间痛?""有无放散痛?"等,其他口腔疾病也是这样,医生往往要非常详细地了解某一种症状的来龙去脉,因为这样才能确定诊断和拟定治疗方案,而口腔科畏惧症病人因焦虑、害怕或紧张,要么夸大症状,要么遗漏了重要的信息,导致医生误诊。诊断有误,治疗方案的选择肯定会出问题。另外在治疗中,口腔科畏惧症病人会突然出现头部躲闪、举手阻挡的动作,不仅严重影响了口腔医师的操作,而且会由于突然的动作,导致高速牙钻及口腔检查器械失控,意外地造成新的创伤。在小儿病人中,常有高声哭闹,拒绝张口等行为,操作质量必定下降。

3. 恶化了医患关系

医生护士遇到一个高度畏惧而哭闹的小病人,往往引来多个哭闹的小病人。医生护士哄这个,安抚那个,对个别拒绝治疗者,还不得不按压四肢,固定头部,用开口器强行开口等。这不仅大大延长了诊治时间,还会使这些儿童对口腔医师更反感,更畏惧,造成恶性循环。

所以,我们可将口腔科畏惧症的危害综合为"三不利",即不利于国家,不利于口腔医师,更不利于病人自己。

第三节 牙科畏惧症的对策

美国有调查结果表明,导致病人不做牙齿治疗的第一大原因不是钱、不是时间,而是恐惧。所以美国将安全有效的镇静手段广泛应用在牙科诊所。牙科畏惧症的存在,使许多牙病早期病人迟迟不去就医,结果丧失了本该得到的良好治疗效果的时机;牙科畏惧症的存在,使许多牙病病人见到牙科大夫后,因紧张而说不清病史。因害怕而不能配合治疗,使口腔医疗质量下降。可以说,牙科畏惧症是牙病就诊行为的大敌,应当重视它。战胜牙科畏惧症需要医患双方的努力。

平和整洁的诊室环境、和蔼亲切的医生面孔,耐心温和的解释语言,娴熟轻巧的操作手法等将给病人一种安宁祥和、安全可靠的心理感受,必要时可使用针麻、电麻以及口服镇静和止痛药物等,这些都是医师该做的。

要指导病人避免受他人"看牙剧痛"夸张说法的恐吓,充分相信现代科学技术,相信口腔诊所的口腔医师,心理上尽量保持镇静,对医师提出的问题要准确详细地回答。对医师的各种操作要尽量配合,对医嘱要遵守,这是病人该做的。如果真正做到了这些,就会发现牙科治疗其实并不那么可怕。

在美、英等发达国家,牙病治疗很早就采用人性化的口腔镇静与镇痛技术。该技术主要采用氧化亚氮吸入、牙椅电影院、TCI 计算机控制镇静镇痛等方法,患者就诊时,躺在就诊椅位上边看电影边吸入氧化亚氮,便可在无痛、舒适和愉快中完成拔牙、补牙、洁牙等口腔疾病治疗。该技术具有镇痛效果好、治疗速度快、安全性高、无需针刺和无任何副作用等优点,适宜对治牙恐惧、对疼痛敏感、操作复杂的阻生牙及多生牙拔除、不能配合的儿童、高血压、心脏病、脑瘫、智障等牙病患者。通常有两种,即氧化亚氮镇静,静脉镇静。氧化亚氮镇静时人是清醒的,静脉镇静时人是睡觉状态。

【资料】 氧化亚氮吸入镇静方法

笑气即氧化亚氮,是没有颜色、有甜味的气体,人体吸入之后会对脑部神经形成刺激,甚至引起不由自主地发笑。氧化亚氮是一种很好的镇痛和镇静剂,相对其他镇静方式而言,其镇静镇痛作用强而麻醉作用弱。根据吸入剂量的多少,氧化亚氮可以起到从镇静到麻醉的不同效果。

在氧化亚氮吸入清醒镇静配合局麻来进行牙科治疗前,治疗中以及治疗后,我们全过程使用心电监护来监测病人的血压、心率、心电图、呼吸及血氧饱和度。

氧化亚氮吸入清醒镇静法操作简便,易于控制,起效和恢复迅速,一般应用后30秒可出现效果,5分钟可达到最大效果,停用氧化亚氮吸入纯氧5分钟后可达到完全复苏。可以通过动态调控来根据需要改变药物浓度,达到需要的状态并减少副作用。

患有高血压、心脏病等心血管病的病人和牙科治疗焦虑患者,以及儿童牙病患者,牙科治疗特别是拔牙时有一定的危险性,心电监护下拔牙可以有效地降低危险的发生。氧化亚氮吸入清醒镇静法安全可靠,氧化亚氮无刺激性,不增加气道分泌物,对呼吸几乎无影响,无肌肉松弛作用,病人自主呼吸,保护性反射活跃;在不缺乏氧气的情况下,氧化亚氮对心脏、血管几乎无影响。

据研究,氧化亚氮具有一定的止痛作用,一般认为体积分数 0.20 的氧化亚氮和体积分数 0.80 氧气的混合气体的止痛作用相当于 15 毫克吗啡的效果;氧化亚氮能够提高痛阈,减轻疼痛,但不完全阻断疼痛,牙科治疗时需要联合局麻。

氧化亚氮具有一定的遗忘作用,病人在完成治疗后不能完全、确切地回忆当时的情况,并且对于时间的长短有一个错误的判断,往往意识不到时间的消耗,认为在很短的时间内配合完成了一个实际上很长的治疗操作。遗忘作用有助于病人术后忘记术中不愉快的经历,利于病人下次就诊保持乐观积极的心态,并且实施复杂、费时间的操作时不必担心引起病人的抱怨和拒绝。

总之,在氧化亚氮清醒镇静法下实施心电监护拔牙术减轻了病人的焦虑和紧张不安,使其在清醒、放松、舒适的情况下配合治疗,对语言指令有反应,张口合作,配合治疗,起效和恢

口腔诊所病人管理

复迅速,在适量用药和操作正确的情况下几乎没有任何副作用,安全性大,对于不愉快的经历有一定的遗忘作用,避免医源性心理创伤,并降低了医生的压力,节约了时间,提高了效率。该法安全、有效、危险性小,在欧美等许多国家的牙科治疗中得到广泛的使用。

在低龄患儿、极度恐惧患儿和智残儿童,牙医恐惧症等病人使用氧化亚氮吸入清醒镇静,使病人在无痛状态下接受治疗,镇静效果佳,患者反应好。

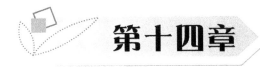

第十四章

病人的转诊和拒绝

　　无论我们怎样努力,总会有一些病人离开我们,这是任何一个口腔诊所都不可避免地会发生的,我们还是要把注意力集中在那些没有离开的病人身上,必要时主动地对一些病人进行转诊和拒绝,学会从容不迫地安排工作和处理问题。谨慎的实践者总是渴望成功,但同时也会为失败作出相应的打算。口腔医疗服务的钱要赚,但是不要做看到钱冲动,做后没处理好的后悔事,更多的时候患者还是弱者,但弱者被逼急了,也就不再是弱者了。很多口腔医生认为大不了做不好退钱了事。其实你换位思考一下,假如你是病人,你愿意被人折腾多次最后仍不满意,仅仅退钱就结束吗? 因此,学会拒绝一些特殊病人和介绍特殊病人转诊也是很有必要的。

第一节　病人转诊注意事项

　　当建立一家新口腔诊所时,必须确定要提供何种牙科治疗,例如预防保健、修复、义齿修复、牙髓治疗、牙周病、口腔外科、正畸治疗和种植,作为一家综合口腔诊所当然希望尽可能地为病人提供全面的牙科护理和治疗。但是必须考虑这样做病人是否能够得到最好的牙科治疗? 应该将哪些复杂的病例转介至其他能够提供更好治疗的口腔诊所呢?

　　在我们的日常工作中,虽然大多数口腔诊所病人的口腔疾病都是常见病,但不可避免地会遇到少数疑难杂症,或因自己能力所限而难以解决的问题。所以当没有把握治愈病人的疾病时,应该把病人转给有经验的口腔医师,进行自我保护,降低医疗风险,这也是对病人高度负责的行为。对复杂的病例,还可实行会诊制,特殊的疑难病症可组织有关的国内外专家共同进行远程会诊。

转诊前,转诊医师要先与接诊医师讨论有关病人的诊断、治疗风险、可供选择的其他方案、转诊的理由,并记录在案。在得到接诊口腔医师同意接诊的答复后,让病人充分了解自己疾病的诊断、治疗方案、预期结果、治疗风险,并拟定知情同意书请病人签署。

在转诊病人的时候,要告诉病人到接诊医师处首次就诊的性质,是单纯的检查、咨询,还是治疗,以便病人有足够的思想和钱款准备。接诊医师接诊病人时往往习惯于在第一次接触病人时先做检查咨询,为了避免发生误解,应该让病人在转诊前对此有所了解。

转诊方式有三,即电话、转诊单和转诊信。电话转诊是最常用的方式,转诊医师应该在打电话时向接诊医师介绍病人的资料。这种做法有不少弊病,口腔医师介绍的情况往往带有比较重的主观色彩,有的时候还会遗漏必要的信息,接诊医师听到的也可能并不全面。但是,转诊医师可以用这种方式向接诊医师额外介绍一些病人的背景资料,对接诊医师全面了解病人的情况有好处。

另一种方式是利用事先印好的转诊单(或表格)。这种方式在大多数情况下是可行的,但有的医师填写不详细,不全面。所以,接诊医师往往要再次与转诊医师联系,进一步了解情况。

第三种方式是书写转诊介绍信,由转诊医师用书面的方式将病人的情况客观地向接诊医师介绍。这是与接诊医师沟通的最好方式,对复杂病例来说更是如此。转诊医师也可以比较有针对性地介绍自己面临的难点,与接诊医师讨论治疗方法。

为了让接诊医师全面准确地了解病人的情况,做出正确的判断,转诊医师要为病人准备好详细的书面转诊报告,报告应包括如下内容:

(1) 转诊医生的姓名。

(2) 病人的姓名和情况,如重要的全身病史、病人的特殊需要(如镇静、心电监护等)、病人的联系方式。

(3) 预约信息:如果已经联系好预约时间,应指明具体的时间;如果还没有确定预约时间,则应说明是由病人与接诊医师联系还是由接诊医师与病人联系;病人希望的预约时间;紧急的预约(转诊医师应该说明紧急就诊的理由)。

(4) 相关的牙科信息:如一般牙科病史、疾病经过、治疗计划、治疗经过、相关的 X 线片、有关的结论。

口腔诊所对于转介进来的病人,应该要清楚病人的来源,对于转诊口腔诊所的互动关系更是不能忽视,利用软件统计可以清楚地知道每月诊所转入病人的比例,对于转入较多病人的口腔诊所要注意关系管理,对于转入较少病人的口腔诊所更是要检讨原因。

此外,在市场找寻一个恰当的业务范围,专注在这个业务范围发展,会使口腔诊所获利更丰。"为大众提供全面服务"并不可行,现在是专业年代。专挑最喜欢、最熟练的口腔疗程来做,将其余的病例介绍给其他专家。这样病人会觉得你是一位工作有成就感、专业技术优良、对业务满怀热诚的口腔医师,他们会介绍身边同样病例的朋友到我们的口腔诊所来。

第二节　拒绝病人注意事项

有的时候,偶然的一件事情就会导致口腔医师拒绝病人,但大多数情况是因一系列事情叠加积累,导致双方无法合作,相互失去信任,两人之间的谈判已经陷入了僵局,大家各自有理,没办法再谈下去了,甚至相互憎恨。在这种情况下,"分开"对双方均有利。就需要引入谈判的第三方,以转移和缓解矛盾。这个第三方需要具有不可动摇的专业权威性,与你还有患者之间不能有任何直接或间接的利益关系。由于种种原因,拒绝为病人诊治是无法避免的。

在拒绝病人前,最好回顾一下与病人交往的历史,找出原因,想出对策,尽量使形势向好的方向转化。如果问题是出于相互沟通不够,则应该直接与病人交谈,把模糊不清的问题澄清。如果是在治疗方案上没有达成一致,口腔医师应该提供多个方案让病人选择。如果病人在缴费问题上有难言之隐,可以做出适当的减免或延期安排。如果问题与治疗效果有关,口腔医师就应该了解病人的担忧,向病人做出详细而清楚的解释。

拒绝病人可以用口头方式,也可以用书面方式,它们各有利弊。但无论用哪种方式,态度一定要平和、专业,必须避免使用可能令矛盾激化的措辞,务必要采用保护病人利益的方式。

在拒绝病人的时候,必须将以下信息清楚地告诉病人:

(1) 将拒绝的理由告诉病人,例如病人拒绝接受医师提出的治疗方案,或病人失去对医师的信心,或病人再三违反诊所的制度(不按预约时间就诊、不按时缴付诊治费用等),或病人恶意中伤口腔诊所的员工。

(2) 告诫病人需要在某一时限内接受某项治疗,如需要充填、根管治疗、冠修复、拔牙等。

(3) 如有可能,应向病人推荐若干个其他口腔医师,以便病人选择。

(4) 让病人知道,他的诊疗记录和 X 线片的副本将会转到接诊医师处。诊所在得到病人的书面要求后,有责任将病人的资料副本寄到病人指定的地方。但口腔诊所应该保留原件。

(5) 向病人承诺,在病人接受新医师诊疗前依然向病人提供必需的急诊服务。

无论如何,口腔医师将病人拒之门外,是令人不愉快的事情,势必会使医患关系恶化。为了避免因此而引发的纠纷甚至诉讼,诊所应该有良好的文档制度,病人的诊治过程和发生的问题均应有详细记录,并应以适当的方式让病人知道。

出于对"治疗价值"和"经济价值"的斤斤计较,挑剔和拒绝"不受欢迎的病人",是眼下某些口腔诊所的一种"流行病"。引起各地专家注意的是,天津医科大学口腔医院这几年从制度上解决了这个问题。他们尊重每位病人的尊严,不但对一些疑难杂症张开双臂,而且在科室安排治疗时间上,并不刻板规定,而是主动适应患者的需求。这里的急诊室更名为"综合科",不仅应急,而且在治疗上无论拔、镶、补,无论中午、夜晚,无论节假日,均安排主治医生应诊。当然,即便 24 小时全院资源开足马力,亦难以满足客观的需要,这还是他们目前的一个难题。但是,这种尽最大力量满足患者要求的制度安排,是一个富有人文关怀的突破。

对于无论乙肝患者还是艾滋病患者,则应提供更多的人文关怀。

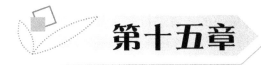

第十五章

病人满意度调查

　　口腔医生接诊病人的基础靠什么？有人说要有高尚的医德,但是离开技术孤立地说医德也不行。因为如果没有技术,医德只是一种愿望,很难发挥实际作用。接诊应该是口腔医生品德和知识、技术、能力、经验等各种积累的高度浓缩结果,所谓"厚积薄发"。很难对不同风格的接诊评定优劣对错,关键在于病人对它的感受和满意度。

　　随着人们生活水平的提高,医学模式的转变,人们对口腔卫生服务的需求也越来越高。病人满意度的调查为评价口腔诊所治疗结果和口腔医疗服务质量的重要指标,病人满意度越来越受到口腔诊所管理人员和口腔医务人员的重视。口腔诊所应尽力满足和超越病人对口腔医疗服务的期望,提高病人的满意度,包括:口腔医疗服务是否符合要求,该要求是否全面反映了病人的期望,符合要求的服务是否能令病人满意。

　　2012 年在中华医学会和健康报社等主办的卫生系统核心价值观与医院文化建设研讨会上,北京大学中国社会与发展研究中心主任邱泽奇教授认为当前的医患冲突是发生在医方和患方两个群体之间,而非医生和患者个人之间。病人满意的是人(医生),不满意的是钱(医疗费用)。

　　口腔诊所对自身的评价与病人对口腔诊所的评价经常不能一致,这反映了口腔医疗服务较难衡量的特点。所以,口腔诊所要特别注重病人意见获取方式和信息利用方法的可信性,使自身和病人对服务评价保持一致,最终达到病人满意。例如北京大学口腔医院门诊部多年来把病人满意与不满意作为衡量医院工作优良劣差的根本标准。坚持在院内开展"双优"服务活动,即医护人员对患者实行优质服务,行政、后勤职能科室对临床一线科室实行优质服务,双向问卷调查,以此在院内形成互动的良性运行机制,用制度规范医疗服务行为。

对于口腔医疗行业来说,内部严格的质量管理,并不能代表可以完全生产出合格的产品——疾病的治疗效果。作为服务产业,其客户——患者对治疗效果的评价是衡量治疗质量的最终标准。在严格的治疗过程管理之外,还专门设立客户服务中心,对于正在治疗中和治疗结束的患者进行电话调查或面对面地沟通,了解他们对医疗服务的评价,发扬优势,整改存在的问题,不断提高服务水平。

第一节　病人满意度

1. 满意度

病人满意的水平,也就是通常所说的满意度,可以划分为三个层次,即不满意,满意,很满意。研究表明,病人的满意度来自于实际感受和期望值之间的比较。通俗地讲,就是我们实际为他(她)所提供的服务和病人在接受服务之前所期望得到的效果之间的比值。当实际感受效果小于期望值,病人的评价是不满意;当实际感受效果等于期望值,病人的评价是满意;而当实际感受效果大于期望值时,则感到很满意。任何病人都带有一定的期望值,即他(她)期望解决的口腔健康问题,期望得到的服务和接待等。病人的期望值来源于过去的经历,来源于家庭、朋友、同事等各种社会关系的意见和介绍,也来源于我们已做的宣传和承诺。

根据三角定律,客户满意度 = 客户体验 - 客户期望值(图 15-1)。

如图 15-1 所示,若结果为正数,即客户体验超过客户期望,是满意的,这个正数数值越大,客户满意度就越高。相反,当差值为负数时,即客户体验低于客户期望,数值越大,客户满意度也就越低。

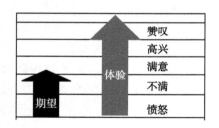

在口腔诊所经营中,如果能有效地管理好病人的期望值,对于提高病人的满意度将起到积极的作用。满意度是一个比较复杂的

图 15-1　三角定律

心理变数,病人满意度既是我们工作的目标,同时也是改进管理和服务的工具。只有掌握了满意度的变化方向,才能调整和改进工作方式和方法,从而赢得病人和赢得市场。增加病人所获得的价值是提高病人满意度的有效方法。在口腔诊所的经营活动中,通过减少病人的货币和非货币成本,通过增加病人所获得的价值,对提高满意度将起到极大的促进作用。

当患者评价医生时,他们往往不会关注价格是否合适,患者最关心的是是否值得花时间,得到让人放心的治疗。通常"我的医生没有伤到我"就说明了器械的先进,好的态度和技术的优秀更使得患者舒适。

目前,做病人满意度调查的主体有三个:一是口腔诊所;二是卫生行政部门;三是社会专职调查机构。调查主体不同,调查的目的、方式和特点也就不同。

2. 美国顾客满意度指数模型

美国顾客满意度指数模型(american customer satisfaction Index,ACSI)是一种衡量经济产出质量的宏观指标,是以产品和服务消费的过程为基础的。对顾客满意度水平的综合评价指数,由国家整体满意度指数、部门满意度指数、行业满意度指数和企业满意度指数 4 个层次构成,是目前体系最完整、应用效果最好的一个国家顾客满意度理论模型(图 15-2)。

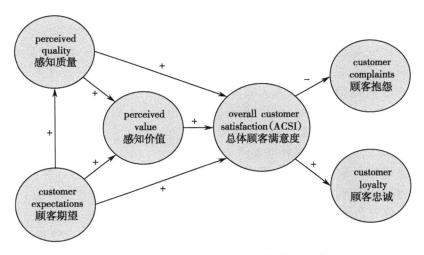

图 15-2 美国顾客满意度指数模型(ACSI)

该模型共有 6 个结构变量,顾客满意度是最终所求的目标变量,预期质量、感知质量和感知价值是顾客满意度的原因变量,顾客抱怨和顾客忠诚则是顾客满意度的结果变量。在上述模型中,总体满意度被置于一个相互影响相互关联的因果互动系统中。其科学地利用了顾客的消费认知过程,将总体满意度置于一个相互影响相互关联的因果互动系统中。该模型可解释消费经过与整体满意度之间的关系,并能指示出满意度高低将带来的后果,从而赋予了整体满意度前向预期的特性。

对顾客满意的相关研究表明,警察、邮政、电话、保险等行业的垄断程度较高,顾客从一家公司转换到另一家公司的成本相对较高,因此顾客满意弹性较低,即顾客满意对顾客忠诚的影响不大;而对于汽车、食品、计算机等行业,顾客从一家公司转换到另一家公司的成本较低,顾客满意弹性较高,顾客忠诚在很大程度上受顾客满意度的影响。

第二节 调查目的

　　口腔诊所病人满意度调查目的就是为了查明就诊病人的真实意见,了解周边社区居民对口腔诊所口腔医疗服务的满意度及其需求意愿,以便为更好地有针对性地开展口腔医疗服务工作提供依据。病人满意度调查是口腔诊所进行口腔医疗质量和服务质量控制与管理的一种测量与反馈的手段。

　　1. 了解病人评价服务质量的意愿

　　服务营销学家认为,顾客的期望服务水平往往并不完全与公司认为的理想服务水平相同。在口腔医疗服务领域,由于信息不对称,使得这种现象更为突出。

　　以往研究发现,大多口腔诊所认为,病人来口腔诊所的主要目的是就医,所以只要保证了较高的治疗水平,也就是保证了较高的服务水平。他们非常关注病人的口腔疾病,而忽视了病人的社会、心理需求。其实,病人对口腔医疗服务不满意,主要不是因为治疗水平,而是表现在口腔医生对病人的解释不够,对病人的隐私保护不够等方面。

　　2. 提高口腔诊所的医疗服务水平

　　服务营销学家认为,符合顾客期望的服务才是最佳的服务;同时既往认可的经历是顾客选择服务时的重要评价条件。例如在经历一次失败的服务后如果能得到及时有效的补救,那么将近67%的顾客会再次选择这一服务。

　　通过病人期望值以及满意度的调查,为口腔医疗服务质量管理提供了基础,而调查后的改进,则会直接起到提高口腔医疗服务质量的作用。

　　3. 评价改进以后的服务质量水平

　　在感知病人的期望以后,怎样提供最满意的口腔医疗服务是口腔诊所质量管理的重要课题。通过前后两次病人满意度的调查,了解服务质量改进的效果以及评价口腔医疗服务水平的改进程度。

　　开展满意度调查是一项长期的工作,要落实到位,不能流于形式,随时掌握病人的需求变化,加强薄弱环节,改进工作,及时消除病人的不满意因素,避免产生负面影响。

第三节 调查方式

　　病人满意度调查的关键是:一是调查表设计要合理科学,符合口腔诊所实际;二是调查对象的选择要符合统计学要求;三是调查的时间和形式要注意实事求是;四是调查结果的统计分析要符合统计学要求。

1. 调查设计

居民调查涉及居民的一般情况、就诊意愿、居民对社区口腔卫生服务的利用和满意情况,以及对口腔卫生服务的需求等,并就居民对社区口腔卫生服务的满意度、口腔卫生服务的需求及其影响因素进行了统计分析(表 15-1)。

表 15-1　病人对口腔诊所的满意度调查表

项目	很满意	满意	一般	不满意	很不满意
医生态度					
医疗质量					
护士态度					
护理质量					
环境感觉					

病人调查涉及就医的方便性方面,包括口腔诊所的就医流程,口腔诊所的病人饱和情况,病人就医等待时间长短。还包括口腔诊所环境方面、医护人员服务态度方面、医疗收费方面、口腔健康指导方面。调查表内容分为病人的基本情况,病人对口腔医生、牙科护士的态度和口腔医疗质量的满意度,以及对口腔诊所服务改进的意见。

为了更好地了解病人对医生、护士的看法,调查表可以设有开放式题目。分别了解病人对口腔医生的服务态度、服务质量和对牙科护士的服务态度、服务质量的具体看法。

2. 调查方法

在社区居民调查中,选取一个较规范的社区为调查对象,在辖区内随机抽取 200 人进行问卷调查。在口腔诊所调查中,选取一个时段的就诊病人为调查对象,随机抽取 200 人进行问卷调查。

对居民和病人的意见都要逐字逐句地记录。调查分两部分进行,即定量和定性调查,前者采用问卷的形式,分为《病人期望值问卷》和《病人满意度问卷》;后者则采取与病人及家属的访谈以及暗访等方法进行调查。

3. 满意度评分方法

$$满意率 = \left[\frac{很满意数}{调查数} + \frac{满意数}{调查数} + \frac{一般满意数}{调查数} \right] \times 100\%$$

病人对口腔诊所的满意度调查内容见表 15-1。

【案例】 口腔诊所病人满意度调查表

尊敬的同志:您好!

感谢您选择我院就诊,为了解口腔诊所的医疗服务情况,使我们的工作不断改进,更能贴近您的需求,麻烦您将医务人员的服务情况如实告知我们(请您在同意的项目前□上打√)。本问卷将由专人办理,且对回答内容予以保密,照顾您的医护人员或其他工作人员且不会看到您的作答,敬请安心,谢谢您的合作与支持。敬祝早日康复。

一、病人一般情况

姓名　　　　　性别

二、满意情况

1. 您初入口腔诊所时,是否得到了医护人员的热情接待

　　□是　□一般　□否

2. 对挂号收费处工作人员的服务

　　□满意　□一般　□不满意　□未接触

3. 您认为口腔诊所是否整洁、规范

　　□是　□一般　□否

4. 医护人员是否在就诊时详细地对您介绍了有关口腔诊所的注意事项

　　□详细介绍　□一般　□没有介绍

5. 护理人员的服务态度如何

　　□和蔼亲切　□一般　□态度生硬

6. 您对牙科护士的技术操作(如静脉穿刺等)是否满意

　　□满意　□有时满意　□不满意

7. 您对口腔医师的诊疗措施是否满意、放心

　　□满意放心　□有时满意　□不满意放心

8. 您的口腔医师服务态度如何

　　□亲切负责　□一般　□冷淡不负责

9. 您的口腔医师诊疗时是否认真、仔细

　　□认真仔细　□一般　□不认真

10. 您的口腔医师能否耐心解答您提出的诊断、治疗方面的问题

　　□耐心　□一般　□不耐心

11. 您有何建议和意见,请文字简述(如写不下,请写反面)。

第四节　改进提高

口腔诊所开展提高病人满意度的培训,进行口腔医生服务流程全程录像录音,协助口腔医生改进提高。口腔诊所制定《口腔诊所服务质量规范手册》、《口腔诊所服务质量管理及评价手册》。口腔诊所在完成内部自查自纠工作后,可开展"监督服务"活动,借助社会力量督促员工的服务意识和服务行为

方面再上一个新台阶。口腔诊所进行第二次《病人满意度问卷》调查,并与第一次调研的结果进行比较,以考察培训成效、服务质量以及顾客满意度的提高程度。

　　美国著名营销学家 Richard·I·Oliver 提出的"期望与实绩"模式是最广泛应用的一种病人满意度模式。根据这个模式,如果病人感觉到的服务质量超过对服务质量的期望,就会感到满意;否则就会不满意。按照病人满意度来评估服务质量,管理者不仅应重视服务过程和服务结果,更应分析、掌握病人的看法及服务过程中影响服务人员和病人相互交往的心理、社会和环境因素。

　　常常发现病人对口腔医生提供的服务不满意,而口腔医生感到自己已经尽力,对病人的不理解感到委屈。因此,调查应着重研究口腔医生、病人对服务质量理解的差异性,以便为病人提供更能满足其需要的服务。应该针对病人、口腔医生对服务质量认识的差异性,制定相应的管理制度,调整口腔诊所的服务重点和服务措施,提供能够满足病人需求的服务。

【附录】　口腔门诊就诊病人满意度调查与分析

[来源:王伊,李刚,高宝迪,等.某口腔医院门诊患者满意度调查与分析.广东牙病防治杂志,2010,18(5):243-244]

　　现在很多医疗机构都以"实现病人满意"作为工作的重心,越来越重视病人在评价和监督医疗服务中的重要作用,并为此千方百计地变换着新方法来提升和改进服务质量,但是不论通过什么样的工作,最后医疗机构都普遍感觉到,这些方式起到的效果并非总是那么明显。于是,测评病人满意度成为口腔医疗机构一个新的热点话题。国内外越来越多的科研工作者正逐渐开始进行基于病人满意度的调查和研究。就诊病人满意度调查是被认为能够获得病人对医疗服务评价的最直接的方法。通过调查能够有效地诊断口腔医疗机构潜在的问题,了解口腔医疗服务方法对就诊病人的影响,保证口腔医疗机构工作效率和最佳经济效益。为了解就诊病人对口腔医疗服务的满意程度,我们于 2009 年 7 月 22~29 日,对口腔医院门诊就诊病人的医疗服务满意度进行了调查,现将结果报道如下。

　　1. 对象和方法

　　1.1　问卷设计:根据社会调查学中调查问卷设计的原则,对应上级卫生部门满意度测评指标,自行设计门诊病人满意度调查问卷中的问题,采用的是结构型问卷形式,口腔医疗就诊病人满意度问卷内容包括:诊疗环境、辅助人员服务态度、接诊口腔医生服务态度、接诊口腔医生医疗质量、口腔医疗费用、口腔医疗设备、口腔医疗服务内容等,并针对每个问题给出满意、较满意、一般、不满意和很不满意5种态度供病人选择。问卷内容经预调查检验具有较高的可信度,其中总表的可信度系数为 0.96 。

　　1.2　调查对象:对 2009 年 7 月 22~29 日在我院口腔门诊就诊的病人,以各科室为单位按挂号人数 1:4 抽查。

1.3 调查方法:本调查为流行病学横断面调查。对抽取口腔医疗就诊病人采用整群调查。组织调查员(在校五年级口腔医学专业见习学生)进行统一的培训掌握调查标准和方法,采用非行政化调查,现场采用一对一的调查方式对口腔医疗就诊病人进行问卷调查,严格执行当面收回。问卷由病人逐项填写或由病人口述家属填写。

1.4 统计学处理:利用 FoxPro6.0 软件建立数据库,SPSS15.0 软件进行统计描述分析(α 值均为 0.05)。$P < 0.05$ 为差异有显著性。计数资料用 χ^2 检验。各单项指标满意率为各单项指标选择满意、较满意、一般的人数之和与全部调查人数的比值。

2. 结果

2009 年 7 月 22~29 日在口腔医院门诊就诊的病人总数为 8077 人, 共调查对象为 1922 人, 完成调查表 1875 份, 问卷应答率为 97.55%, 经对调查表初步审查, 填写合格调查表为 1809 份, 问卷调查表合格率为 96.48%。口腔门诊就诊病人满意度调查结果见表 1、表 2、表 3、表 4。不同性别和不同文化水平就诊病人满意度无明显差异, 不同收入水平和初复诊口腔医疗就诊病人对医疗价格的满意度有明显区别。

表 1　不同性别口腔医疗就诊病人满意度调查结果

项　　目	男 n=766		女 n=1043		合计 n=1809	
	满意人数	%	满意人数	%	满意人数	%
诊疗环境	711	92.8	979	93.9	1690	93.4
辅助人员服务态度	753	98.3	1018	97.6	1771	97.9
口腔医生服务态度	761	99.3	1031	98.8	1792	99.1
口腔医生医疗质量	754	98.4	1029	98.7	1783	98.6
口腔医疗费用	178	23.2	204	19.6	382	21.1
口腔医疗设备	648	84.6	876	84.0	1524	84.2
口腔医疗服务内容	653	85.2	883	84.7	1536	84.9

表 2　不同收入水平口腔医疗就诊病人满意度调查结果

项　　目	高收入 n=460 家庭月收入 >4000 元		中收入 n=712 家庭月收入 = 2000~4000 元		低收入 n=637 家庭月收入 < 1000 元	
	满意人数	%	满意人数	%	满意人数	%
诊疗环境	428	93.0	664	93.3	599	94.0
辅助人员服务态度	452	98.3	692	97.2	627	98.4
口腔医生服务态度	457	99.3	703	98.7	632	99.2
口腔医生医疗质量	455	98.9	699	98.2	629	98.7

续表

项　　目	高收入 n=460 家庭月收入 >4000 元		中收入 n=712 家庭月收入 = 2000~4000 元		低收入 n=637 家庭月收入 < 1000 元	
	满意人数	%	满意人数	%	满意人数	%
口腔医疗费用	119	25.9	130	18.3	133	20.9
口腔医疗设备	394	85.7	598	84.0	532	83.5
口腔医疗服务内容	408	88.7	602	84.6	526	82.6

表3　不同文化水平口腔医疗就诊病人满意度调查结果

项　　目	大专以下 n=782		大专以上 n=1027		合计 n=1809	
	满意人数	%	满意人数	%	满意人数	%
诊疗环境	733	93.7	958	93.3	1691	93.5
辅助人员服务态度	771	98.6	1000	97.4	1771	97.9
口腔医生服务态度	776	99.2	1016	98.9	1792	99.1
口腔医生医疗质量	774	99.0	1009	98.2	1783	98.6
口腔医疗费用	177	22.6	205	20.0	382	21.1
口腔医疗设备	661	84.5	863	84.0	1524	84.2
口腔医疗服务内容	674	86.2	862	83.9	1536	84.9

表4　初、复诊口腔医疗就诊病人满意度调查结果

项　　目	初诊 n=1042		复诊 n=767		合计 n=1809	
	满意人数	%	满意人数	%	满意人数	%
诊疗环境	977	93.8	714	93.1	1691	93.5
辅助人员服务态度	1017	97.6	754	98.3	1771	97.9
口腔医生服务态度	1030	98.8	762	99.3	1792	99.1
口腔医生医疗质量	1025	98.4	758	98.8	1783	98.6
口腔医疗费用	191	18.3	191	24.9	382	21.1
口腔医疗设备	873	83.8	651	84.9	1524	84.2
口腔医疗服务内容	880	84.5	656	85.5	1536	84.9

3. 讨论

顾客满意(customer satisfaction,CS)是当今国际管理界和服务界最具活力的词语,顾客满意经营理念被广泛地引入医疗服务行业中来,并被视为增强医院竞争力的有效手段。随

着医学模式的转变和市场经济的发展,病人对医疗服务的要求越来越高。在第12届国际医疗质量保证大会上,将病人满意度的测量方法及相关理论作为会议讨论的重要内容之一,认为病人满意度可以作为评价医疗质量的有效手段,并明确地提出将病人满意度作为改进工作的重要标准。病人对医疗服务满意度的评价不仅来源于服务态度、医疗质量、医疗费用、医疗设备及医疗服务的内容,同时来源于病人本身,即病人自身的特点,如性别、文化及经济状况等,这些因素都影响病人对满意度的评价。就诊病人满意度是人们由于健康、疾病、生命质量等诸方面的要求而对口腔医疗保健服务产生某种期望,对所经历的医疗保健服务情况进行的评价。卫生部在2005年发布的《医院管理评价指南》里规定:社会对医疗服务满意度≥90%。针对这一要求,我院坚持定期进行病人满意度调查,并随着人们就医观念的变化,不断改进、完善调查问卷内容。同时采取一系列措施,转变医护人员服务理念,增加服务项目,提高病人满意度。梁云霞等调查结果表明口腔科门诊做得好和很好方面总体平均是92.15%,说明患者对本院口腔科门诊的整体水平是认可的,对各项工作较为满意,而满意度依次是环境、技术、消毒、服务和设备。同时针对患者在诊疗时的需求及对工作的不满之处,可以认识到目前还存在的差距和不足。

本次结果调查表明,我院整体评价就诊病人满意度达到90%以上的分别是接诊口腔医生服务态度、接诊口腔医生医疗质量、辅助人员服务态度、诊疗环境。接诊口腔医生服务态度和医疗质量满意度高,主要是因为近年来我院实行精品战略,高度注重高精尖人才的培养、管理及综合素质的提高,树立了良好的医院品牌形象。由于门诊服务随机性大,流动性强,而且由于该院的品牌口碑效应,周边县市的病人慕名而来,门诊就诊病人数量的逐年大幅度增长。长期以来,我院始终把社会效益放在首位,坚持让患者愿意来看病,看得起病,看好病的服务原则,坚持以患者为中心,从而全面改善服务态度和服务质量,要使就诊病人在门诊就诊期间的医疗服务工作有一个良好的结局。但得分最低的是口腔医疗费用的满意度,仅为21.1%,随着医疗的改革,医疗收费显然成为人们关注的问题,其中复诊病人和高收入病人要比初诊病人和低收入病人对口腔医疗费用满意度有明显区别。

提示我们要针对就诊病人对医疗费用的评估,加强医疗费用管理,要求收费工作做到准确、迅速、周到、热情,顾客需求永无止境。提高就诊病人对价格的满意度也不是一味采用降低价格的办法,在不影响系统稳定的前提下,可降低就诊病人对价格的期望值,减少就诊病人不合理超前的需求和评价。加强收费工作的宣传力度,让患者准确地了解我院的收费项目及标准。加强收费工作技术力量,增加收费室技术设备及人员,增设收费的窗口,加强业务技术培训。随着医疗模式及消费观念的转变,医院已经成为服务性行业。病人成为消费者后与医院的关系也发生了微妙的变化。病人有权查阅医疗费用的详细清单及询问医疗服务的价目,坚持从病情出发,严格控制公费医疗开支,做到医疗检查项目、材料、药品明码标价,加强民主监督,增加收费透明度,最大限度地减轻病人和社会负担。如果医疗费用透明度不高,常常造成病人误解并产生纠纷。加强收费综合管理,有利于全面提高患者的满意率,在医疗卫生改革的浪潮冲击下,它不仅能给医院带来良好的社会效益,同时也能争取到更多的就诊病人,给医院带来良好的经济效益。

以病人满意度作为医院管理决策的依据,特别是在绩效管理中更是将病人满意度作为核心指标,各医院之所以这样做是因为许多管理专家认为对于管理者和决策者来说,顾客的满意度是企业未来成败与收益的晴雨表,然而近来西方管理咨询公司研究发现,顾客满意度这个工具所得到的结果并不能代表公司的发展前景,如凯马特濒临破产时,其满意度得分还在提高,而它的销售额却在急剧下降。一个口腔医疗机构可以通过市场调查、问卷、电话咨询、意见箱、座谈会、举报、随访等得到多种方式调查顾客的需求。这里要指出的是这些方式应配合使用,单一的调查方式是绝对不够的,会严重影响调查结果的真实性和有效性。

（参考文献省略）

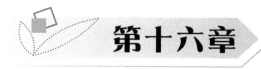

第十六章

建立稳固病人来源

在口腔诊所开业的初期,很多口腔医师都不清楚自己的病人是从哪里来的,尤其是刚刚离开公立医院的口腔医师,长期依赖国家特殊政策的倾斜和照顾,有源源不断的病人,因而错误地以为自己开业后也会有很多病人,结果并非如此美好。事实上,由于人们的传统观念不容易改变、医疗条件不同、医保政策变化,以及交通等因素的变化,都会导致口腔医师与绝大多数以前的病人的关系疏远和断裂。据统计,口腔医师每换一家医疗机构,能继续保持联系的病人不足30%。所以,口腔医师一旦作出开业的抉择,就必须"忘掉过去",必须"从零开始",必须重新定位。

如何吸引新病人的光顾? 这个问题对一些口腔医师来说最感困惑,但有些口腔医师则毫不担心,差别何在? 有些口腔诊所不断有稳定数量的新病人光顾,原因何在? 这些成功的口腔诊所如何经营,令病人光顾后还向亲友推荐呢?

我们应设法了解病人是如何知道口腔诊所的地址,向这些介绍人寄赠感谢卡或小礼物,是增加病人的一种有效办法。对介绍亲戚朋友前来口腔诊所就诊的员工更应表示感谢。一个临床上极富造诣的口腔医师极易形成自己的病源网络,此网络是通过病人、朋友、亲属来不断完善的。新病人的主要来源是通过老病人的介绍,老同事、老朋友的介绍以及有效的社会效应广告来实现的。

第一节　病人的择医行为

择医行为是在人们生活水平提高,重视身体健康质量的前提下产生的。是否具有足够的病人量是口腔诊所运作是否成功的关键所在。提供服务的方式，处理人际关系的技巧，则会成为口腔诊所业务发展，建立稳定病人的基础。今天所做的一切努力，有可能在十年内为口腔诊所赢得崇高的声誉，吸引一批病人接受和重视口腔诊所所提供的优良服务，成为口腔诊所稳定的客户。病人的择医行为可按其行为方式分为固定型、盲目型、选择型、希望型与理智型五大类。

1. 固定型择医行为

多见于老年病人以及儿童病人等。其择医行为的主要特点是需要长期的治疗，需要医生对其病情的掌握了解。儿童口腔保健检查的周期长，找固定的口腔医生看病，熟悉病情，咨询方便，病人易产生信赖感、安全感。

2. 盲目型择医行为

常见于初诊病人，乡村来的病人，对口腔医学知识了解甚少的病人，其主要特点是就诊茫然，对所患的病不知道到哪里就诊。有时见哪里医生病人多，自认为医生技术好，就在哪里候诊；或见哪里医生病人少，不排队，就去候诊；或者凭主观感觉盲目挂号候诊。

3. 选择型择医行为

常见于牙科美容等。其主要特点是病人具有一定的隐私请求。如成人正畸的就医行为多与年龄、文化程度、婚姻状况、职业及社会地位因素有密切关系。不仅求医心切，往往又有羞耻感。既盼望医务人员的帮助，早日康复，又盼望为其保密，故选择就医十分强烈。

随着人民生活水平的提高，对健康质量的要求、公费医疗的管理限制等因素，病人因各种原因患病后，想获得最好的医疗、检查、治疗。病人、家属各自找熟悉的人求医，获得医师的同情，求得就医方便。

4. 希望型择医行为

常见于专家专科门诊，特色门诊的病人，或初诊的病人，进行特殊检查的病人。其主要特点是专家专科门诊，特色门诊接待的病人大多是疑难重症或初诊病人，也有其他诊所转来进行专科检查、治疗的病人。

他们把疾病得以早期诊断和最佳治疗的希望寄予专家的身上。病人很早就来候诊，期望值很高，表现出焦虑不安。

5. 理智型择医行为

常见于有较高的文化水平，有一定的口腔医学知识，对医疗技术水平，医疗质量要求较高的病人。如一些择期种植手术病人等。其主要特点是小心谨慎，首先四处打听，了解口腔医生的技术水平，医疗服务质量，该病的治疗手段，向医务人员咨询有关事宜。有初步印象后再与其他口腔诊所的诊断、治疗方法、费用作比较和权衡，有较大的把握后再就医。

第二节　护士的导医技巧

导医的服务对象是来自社会最广泛阶层的人,却又是有着特定需求的病人或是与口腔医疗有密切关系的人。这就决定了导医服务要树立"以人为本"的服务理念,最大限度地满足服务队形的多层次需求。

导诊护士应该牢固树立和贯彻"以病人为中心"的宗旨,从生物学、心理学、社会学的角度去了解自己的服务对象,掌握每位病人的个体特点及择医时的行为后再进行针对性的导诊,从而减少医患纠纷,增强病人就医信心及减轻其负担,提高口腔诊所声誉和口腔医疗服务水平。

导医作为最前沿的服务人员,应在任何情况下注重自己的一言一行,这样才能体现口腔诊所的整体服务形象,展现口腔诊所优质服务的窗口形象。针对以上所述的择医行为,我们认为应采取以下五种相应的导医技巧。

1. 对固定型择医行为病人的导医

此类病人因经常来院诊治、咨询,对医生、诊室环境较熟悉,病人多能自行去候诊。对就医不便的老年人和儿童应给予帮助。老年病人往往多病共存,就医中注意观察区别本次就诊的主要病情、体征,便于及时作出判断,正确分诊。

2. 对盲目型择医行为病人的导医

对初诊病人应主动询问关心,了解就医的目的,指导就医。对外地、农村的病人,因其对就医环境、程序不熟悉,应带领前往。对一些费用较高的检查项目,可从病人的经济利益出发,根据病情的需要,为病人提供一些参考建议。另外,告知病人应在口腔诊所接受正规的检查、治疗,切不要轻信谣传,从而使病人少花钱,看好病。

3. 对选择型择医行为病人的导医

那些胆怯、敏感或有心理障碍的病人,对医务人员有戒备及逆反心理。导医时应注意保护病人的自尊心,并劝告病人不要受社会上一些不良医疗广告宣传的误导。在医务人员与病人之间架起一座相互沟通、相互理解、相互信任的桥梁。使病人感到在口腔诊所会得到尊重。根据不同情况,给以简明的解释和咨询。从挂号、诊病、检查、划价、交费全程专人导诊服务,一切手续专人代办。

4. 对希望型择医行为病人的导医

该类病人对口腔疾病的发生、发展、治疗措施都存有不少疑问。希望得到这方面的知识与指导。导诊护士应热情接待病人,理解病人的心理,解释细致,对病人提出的疑问应耐心解答,给予帮助。消除病人紧张、焦虑等不安情绪,作好专家、专科门诊、特色门诊的特点介绍,扩大口腔诊所的知名度,把目前拥有的技术手段,诊疗设备,特色医疗项目介绍给病人。告知病人口腔疾病诊疗前应做好哪些准备工作。

5. 对理智型择医行为病人的导医

该型病人一般不易轻信别人的建议、宣传,有自控意识。导医可在病人看、听了解的过程中,适时介绍口腔医生的特长、治疗方法、技术水平。介绍要客观、恰当,不可夸大,语言要明确,解答病人及家属提出的有关诊疗问题,态度要诚恳,实事求是,做好针对性的心理咨询工作。

导医必须以真挚的同情心,关心体贴,安慰鼓励患者,与患者沟通,以消除患者的心理压力,并以端庄的仪表,礼貌的行为,给患者以力量和信心,使患者能在一个整齐、清洁、安静、安全、舒适的环境中就诊。

第三节 寻找新病人

吸引新的病人是所有口腔医师都能具有的愿望。吸引高质量的求诊病人是我们的目标。如果想吸引少数高质量的求诊病人,请考虑从以下几个方面着手:

(1) 与各方面的专家建立联系。经常与他们共进午餐并告诉他们自己所从事的工作,也邀请他们讲述其领域内的新进展。对每一次的推荐都要及时致谢。

(2) 向当地社区内的居民讲解先进的牙科技术和如何选择治疗方法。

(3) 制定每周在驻地社区内结识两位新人的目标。打破常规,邀请他们一起打高尔夫球、共进晚宴或看戏。

(4) 在心中为自己设立一个目标并积极围绕这个目标开展活动。在社区内结识新人,并令人刮目相看。

通常要通过回答分析以下六个方面的问题,在市场中找出属于口腔诊所的目标病人:

(1) who——消费群体。分析口腔诊所目前要为哪些人群提供口腔医疗服务,将来要为哪些人群提供服务,目前来口腔诊所就诊的以哪类人群居多(年龄、职业、性别、收入等)。

(2) why——消费动机。一是分析病人为什么来口腔诊所看病,是因为牙齿不适,定期体检,还是口腔健康咨询;二是明确病人为什么会选择某家口腔诊所就诊,是因为靠近口腔诊所,还是医术高明、服务优良。

(3) what——消费需求。分析病人希望口腔诊所提供什么样的口腔医疗服务,不同的病人群体有哪些不同的医疗服务要求,口腔诊所应为病人制订哪些配套服务。

(4) when——消费时间。分析病人一般选择什么时候来院就诊,病人希望口腔医疗服务集中在什么时间段内,上班时间,下班以后,还是节假日期间。

(5) where——消费区位。一是分析哪些地方最需要口腔医疗服务,是口腔诊所附近地区,城市中心地区,还是农村地区;二是分析病人最愿意到哪些地方就诊,是大医院,区级医院,还是小型口腔诊所。

(6) how many——消费容量。一是分析口腔诊所目前提供口腔医疗服务的能力有多少(门诊人次、手术人次等);二是分析选择到口腔诊所就诊的病人数量有多少,是否达到或超出了口腔诊所的能力。

所要寻求的这些病人应具备的特质是:

关注自己的容貌

关注自己

乐于接受建议

愿意不只为必要的或去修理而花钱

有额外的金钱来支持他们的决定

对自己现在的容貌不满意

人们普遍愿意自己能够看上去漂亮。而口腔医师所能做的最初步骤之一就是增白牙齿,这一要求在优先列表中位于首要位置。当问就诊病人:"你希望自己的牙齿在未来20年中成为什么样子?"第一个回答几乎总是一样的,"我希望它们能更白。"

多家口腔诊所用牙齿美白系统和家用美白工具箱充斥市场,然而家用美白工具箱的弃用率很高,这是因为虽然人们使用率高,但应用起来费时间而且见效慢,人们逐渐丧失了信心。人们都想要美白立即见效,这正是需要口腔诊所提供给他们的。

病人指望牙齿美白能帮助他们达到生活梦想,是获得美丽微笑的最佳途径。他们渴望、兴奋并且愿意为改善容貌而花钱。其实美白并不能解决他们口腔的所有问题,但他们设想着美白后将会有所改变。

第四节 病人细分

需要指出的是,口腔医疗服务市场细分的依据有多种,本文主要列举分析其中的四种:

1. 按不同年龄人群细分

随着社会步入老龄化,中老年人群的口腔医疗服务需求大幅度增加,口腔医疗服务要符合中老年人注重保健养生、追求高生活质量的特点,例如开设老人牙科、修复门诊等。青少年人群工作、学习、生活节奏较快,口腔医疗服务措施要体现高效、方便的特点。例如开设假日门诊等。

2. 按不同收入人群细分

低收入人群的口腔医疗消费支付水平较低,要求口腔诊所为他们提供质优价廉的基本口腔医疗服务,尽可能地降低成本。高收入人群的消费欲望和支付水平较高,口腔诊所可提供特需口腔医疗服务,注重对他们生理健康和心理享受的双重满足。例如开设特需口腔医疗服务中心、开办口腔保健沙龙等。

3. 按不同口腔医疗费用支付手段细分

随着我国医疗保障制度改革的不断深化和商业保险市场的逐渐开放,参保病人队伍迅速扩大,参保病人的口腔医疗费用一般由社会保险机构、企事业单位和个人共同分担或商业保险公司和个人共同分担,对口腔医疗费用具有较为严格的定额限制,要求口腔诊所对口腔医疗费用进行合理、有效的控制。自费病人的口腔医疗费用完全由个人支付,他们对口腔医疗服务措施要求更高的知情权和透明度。

4. 按不同口腔医疗项目细分

口腔医疗服务还要不断地适应疾病谱的变化,随着社会的发展和生活水平的提高,美白牙齿、装饰牙齿、种植牙等出现增多的趋势,口腔诊所要相应地开设专项门诊,优化治疗手段,提高口腔医疗效果等,充分满足不同病人的需求。国际产业结构调整也可能促使污染密集型产业向我国转移,口腔诊所应采取相应的对策。

第五节 优良的技术和病人的感受

卓越的服务必须具备更好、更快、与众不同这三个要素。口腔诊所要达到如上的要求,就要按照如下的条件来努力。关键在于超出一般人的预期,提供超凡的服务。具备了这三个要素,口腔诊所就会建立起良好的声誉和家喻户晓。

1. 必须掌握优良的技术

必需身体力行,将我们自己的口腔医疗工作做到完美无瑕,表现出对专业的热爱和献身精神。病人的赞美之词,如"牙冠真漂亮","大小刚刚好","和真的牙一样","没必要再找其他的口腔医师了"等都会使人产生感同身受的效果。病人都希望口腔医师采用最新的技术和材料。口腔诊所必须要求员工不断学习,吸收和采用最新的技术。先进的设备仪器材料,舒适整洁的环境,都会给病人留下良好的印象,增强对口腔诊所提供服务的信心。

评价对口腔诊所的信任和信心,除了来自口腔诊所的环境和设施以外,还来自诊所员工的仪表。整洁大方得体的外貌和化妆,对一个好的口腔诊所来说,是必不可少的。口腔诊所环境长时间一成不变,会使病人觉得呆板陈旧。更改家具的位置,摆放新的植物,挂上新的海报图片,重新装修都可以使工作环境洋溢活力,使病人和员工精神奕奕。不要在柜顶,台面或墙角堆放杂物,保持口腔诊所环境整齐清洁,会使病人对口腔诊所产生信赖感。

2. 必须关心病人的感受

口腔医师要仔细倾听每一位病人的陈述,理解他们的情绪,要把每一位病人都看成是自己的朋友,在病人进入口腔诊所之后,应牢记他们的姓名,了解他们的背景,细心聆听他们的主诉,让他们有受到重视的感觉。有一个十分重要的观点就是复诊病人永远与初诊病人一样重要,甚至在某种意义上更加重要,其实这个观点很好理解,初诊病人来的目的就是要找你的口腔诊所看病,在受到怠慢时心理承受能力远远大于复诊病人,许多口腔诊所觉得,只要新病人多些,就能做得好上加好。其实如果口腔医师将时间花在确定他想要现有病人在 20 年内拥有健康的牙齿和迷人的微笑上,那么还有大量的工作要做。例如维世达口腔

诊所的建筑设计小细节给就诊病人留下了深刻的印象,在该诊所的牙科诊室里,天花板上有妙趣横生的漫画,专供病人躺到诊疗椅上接受治疗时仰面欣赏。例如在北京华彬齿科诊所里,医生给顾客实施治疗时,让其佩戴了视听电影眼镜,用以缓解其紧张的情绪(图 16-1)。

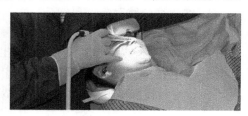

图 16-1　视听电影眼镜(来源:北京华彬齿科诊所)

向一个完全陌生的人推销他不熟悉的东西,是相当困难的,先决条件是要在最短的时间内与病人建立起相互信任的关系,仔细聆听病人对牙科治疗的需求和价值观。在没有建立起上述关系前,不要急于让病人接受某项病人尚不清楚的治疗项目。

每年在元旦、春节或圣诞节寄给每个病人一张贺卡,贺卡之下或信封之上印有口腔诊所的地址、电话号码、传真号码、网址等。因为许多病人可能把挂号卡遗失了,借此机会使口腔诊所与病人继续保持联系。可考虑同时附送给病人两张不同颜色的特价优惠牙齿洁治卡。一张只可以病人自用,另一张必须赠送给他的亲友,可引来新病人,又可以从旧病人的口腔中发现新病(例如没有主观症状的邻面龋等)。如此可增加口腔诊所的收益,又可为大众做口腔保健预防工作。不要忽视那些已经与口腔诊所签约并保持联系的病人。

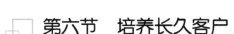

第六节 培养长久客户

许多口腔诊所医师觉得,只要新病人多些,就能做得好上加好。我们紧抱不放的老观念认为:接受治疗的主流来自于新病人。建立一种新的观念来重新看待我们的回头客吧。哪些病人实际上已经请求我们,根据他们的愿望和要求制订出长期治疗计划了? 如果医生将时间花在确定他想要现有病人在 20 年内拥有什么样的牙齿和微笑上,那么还有大量的工作要做。我们的最佳标准是什么? 我们已经给现在的病人提供最好的治疗了吗? 我们确实需要有稳定的新病人群,应建立一种卓有成效的培养长久的客户新模式。

一般而言,新病人(new patient)第一次来口腔诊所的原因,通常是有单一的、明显的症状而前来求诊,而口腔医师也很自然地拍 X 线片,然后跟病人解释原因及治疗,并未让病人参与整个治疗;这样做可以很快地处理问题,却未能建立长久的医患关系。要建立长久的医患关系很重要的一点就是去发现病人想要的是什么,例如美观、牙周的健康状况等,如此一来,范围广泛的仔细检查是非常必要的;病人若觉得参与治疗计划的讨论愈多,就愈容易接受这样的治疗计划,并完成治疗,然后成为口腔诊所长久的病人。

对于新病人在与他们沟通时,要注意到一些事情。例如"基于对你牙齿健康的关心,什么东西是你认为最重要的? "病人优先考虑在做全面检查及治疗计划时要牢记在心什么? 例如若是病人希望能一辈子保有他自己的牙齿,那很自然地在做治疗计划时,我们可以说:"我们可以用很大的填补物,将这颗牙齿的洞补起来,但我们认为这样的处理,这颗牙齿将会裂开而被拔除,如果关心的是健康的口腔状况,那我们建议用更适当的方式来保护这颗牙齿,就是牙套。"这种响应病人需求的回答方式,病人几乎不会拒绝这样的治疗计划;若是因为经济的考虑而拒绝,这种问题通常会被克服,因为病人在乎他自己的口腔状况,只是无法负担昂贵的治疗或是要选择较便宜的、有效率的方式来处理,这时候医师就要协助病人针对其想要优先处理而且能负担得起的治疗。这样一来,很少有病人会拒绝所有的治疗计划。

如果病人着眼点在美观问题,最好也把功能考虑进去,我们可以这样说:"我可以给你一个更有魅力、更有吸引力的笑容,但是如果没有健康的牙周组织那是做不到的。"

如果病人指出,最在乎的是能一辈子拥有自己的牙齿,那我们可以很容易的说:"过了 25 岁,大部分的人丧失牙齿的原因都是因为牙周病,所以我们不只是要解决你现在的牙齿问题,还要让你的牙周组织恢复健康,然后定期检查以维持健康的状况。"

Follow-up 是非常重要的,大部分的计算机软件都有这一类的功能,我们可以将患者分为两类:

accept:已经同意接受治疗。

open:尚未同意但有需要接受治疗。

有些病人已经同意接受治疗,但也希望在治疗开始前先跟家人讨论一下,像这一类未排入约诊表的病人,是不应该被遗漏掉的。每个星期一打开计算机约诊表时,对这些无计划的病人要试图去说服他们,以排入约诊,愈快愈好,时间愈久病人动机会愈弱,然后就不来了。

以上所讨论的是如何使口腔诊所的新病人,都能成为长久的病人,我们发现口腔诊所会有许多病人已经做好诊断、治疗计划,但还未开始治疗,或是治疗尚未完成;把这些病人排入约诊表,就足够让口腔医师忙的,不需要花太多的时间去做营销,来创造更多的新病人。

整体来说,第一个也是最重要的是"地点";第二个动机是"被要求",因为他们知道自己的牙医最清楚他的牙齿状况,所以他们会回诊;第三是"对待病人的态度",就像病人所说的"当我来到这间诊所,我会更喜欢我自己",即是:尊敬、有训练、自重以及和谐一致的总合。而最后一个动机则是"价格",病人认为牙齿健康的价格,值得就可以。

第七节　发展客户忠诚

想获得业务增长吗?未必需要一次传说中危机四伏的远征,去寻找从未被开发的、富饶的新矿藏,如开拓全新市场,或是增加新的技术等。有没有成本更低、不用与陌生的新客户打交道的方法,同样能实现增长战略?这就是发展客户的忠诚。

管理者都谙熟"二八法则":80% 的收入和利润往往来自 20% 的客户。当开发一个客户的边际成本低于边际收益,因而根本无法获得利润时,为何还要在市场上发掘新客户呢?忠诚客户,即维系着口腔诊所绝大部分收入的那两成客户,可能原本就是个富饶且庞大的未来增长之源。很少有口腔诊所真正对这些"主矿脉"开发得充分彻底,管理者在草草挖掘过之后,便对矿道上闪闪发光的矿藏视而不见。那些为口腔诊所贡献了 80% 业务的 20% 的关键客户,是口腔诊所最熟悉、最悉心呵护的忠诚客户。满意的顾客是不够的,重要的是忠诚的顾客,客户忠诚通常表现为:

(1)重复消费。比如客户这次在我们这里做洁齿,下一次还是来我们这里做,并一直保持着这种关系。

(2) 进行其他的消费行为。比如客户做了根管治疗,还继续接受烤瓷冠修复治疗。

(3) 与我们的服务关系持续存在。

(4) 乐于向家人、朋友和同事推荐。

毫无疑问,客户忠诚是我们的追求目标。然而,要建立并维持客户的忠诚也实非易事。客户满意是建立客户忠诚的必要条件,只有在较高满意度的水平上,才有可能建立起客户的忠诚。要维持客户忠诚也需要做出艰苦的努力,这就涉及客户关系的管理。 有人认为,建立和维持客户忠诚是一件很伤脑筋的事情,不如把精力放在吸引新客户上,这样或许会容易一些。然而,事实却并非如此。研究表明,开发新客户的成本远远高于保持现有客户的成本。

美国咨询专家 Barnes 归纳了维持客户忠诚,保持现有客户可以得到如下的收益:

(1) 减少寻找新客户的成本;

(2) 客户对我们服务的支出份额增加;

(3) 彼此间的交往都感到很舒适;

(4) 正面的口头宣传;

(5) 更能容忍我们服务中的小小过失;

(6) 提高工作效率;

(7) 对价格的敏感度较低;

(8) 服务成本相对较低;

(9) 更大的利润贡献潜力。

行之有效的忠诚客户管理计划需要一个缜密设计的结构,推动跨职能的团队通力合作以确定客户策略,以增加决策的开放性和创造力,而不是将这项工作交由口腔医师个人独立完成。

例如山东枣庄市贾俊杰牙科诊所在经营竞争时承诺义齿保终身的制度,在无缝冠时期就这样承诺了,后来进入烤瓷时代因有此承诺贾俊杰牙科诊所招回了一大批回头客,只要是原来在贾俊杰牙科诊所做的无缝冠需更换烤瓷时一律原价抵扣到烤瓷牙收费中,原来无缝冠收费低,抵不了多少费用的,这样的承诺使贾俊杰牙科诊所竞争力大增,把老客户无形之中变成新客户了,还把客户的心留住了。后来也是这样以此类推,镍铬改钴铬,钴铬改全瓷,最后可能都改种植了。口腔医师贾俊杰认为,只要心胸宽广不计小利,让出原来老产品的成本于患者,何愁不会顾客盈门? 社会是发展的,诊所是进步的,只要口腔医疗产品不断地更新换代,这种机会就不会停止。

第八节　约诊方法

许多口腔医师在约诊时总是希望把约诊记录本内所有的空间填满,他们不希望一天工作的时间中有空闲的时间,因此就把各种治疗塞满一天的时间,以为这样最有效率;然而却也常把自己搞得没时间休息一下,忙于应付各种紧急状况或无多大产值的治疗项目,于是一天下来不仅没赚到多少钱,还让自己承受了极大的工作压力。工作团队的成员也承受了极大的压力,甚至以换工作环境来表达他们的不满。

有效率的约诊提供口腔医师一个能够达成每日每月固定收入的目标,并让口腔医师约诊能够依照治疗的项目分类约诊,如此可让口腔医师达到轻松看诊却能轻易达成口腔诊所的盈余目标。

没有目标只是把工作当成日复一日、年复一年地应付病人,无法让我们有效地改变工作态度;订下目标后常常跟员工及病人沟通宣传,比如说我们可以订下这样的愿景:本诊所以照顾所有病人的口腔健康为目标,我们提供最专业最新的牙科技术以提升你的生活品质。

审视团队成员的工作态度,是否每个人都乐于工作,是否有一个常常能激励充实自己的工作伙伴? 拥有理想的成员才有办法进行改造,工作团队的成员皆以自己的工作为荣。

专人负责约诊,时时检查约诊的状况并与目标质量进行比较,如果诊所医师较多,此人也能了解每位医师的约诊习惯。每日排好固定的时间进行高产值的治疗,余下的时间再插入耗时低产值或一些急诊的治疗。如此每日的目标容易达成,医师也不需要忙于应付低产值的治疗而降低生活品质。永远将今日视为最重要的一日。

第九节　推动病人介绍病人

如果口腔诊所的口腔医师满怀热诚,属下的护士又善于与病人相处,下一步就是请病人介绍顾客。不要再以为"优等"病人知道口腔诊所需要更多像他们一样的病人。

成功地请病人介绍病人是每一位口腔医师都可以学到的技巧。与病人谈话时,表达希望对方介绍病人给口腔诊所,最终的目的是令病人这样说:"好呀! 我会向朋友张正雅说她可以拥有心目中的笑容了。她下星期可能会与你联络。"

早上应诊时,应特别选一位能够完成部分疗程的病人。完成疗程最令病人开心,因此,适宜带出一些恭维的说话,例如问病人觉得修整后的牙齿怎么样,曾经和谁提及过这次牙齿治疗,或者表示我们为他完成这次治疗,感到十分愉快。

与病人聊天,目的是提出一些问题,启发病人讲出他乐意为我们引荐的亲友,请病人介绍病人给我们。

想在谈话中成功令病人介绍病人给诊所,口腔诊所的医生或护士必须晓得提出如下问题:

你必定急于想看到自己一副美丽的牙齿吗?

你有没有向人提及你的笑容将焕然一新?

你的同事对你可以拥有焕然一新的笑容有何意见?

你认为你的同事是否都希望拥有灿烂的笑容?

请病人介绍病人是一门高深的技巧,对现今的口腔医师行业非常重要。应该和护士在摄录机前互相练习,直至认为能够达到预期的效果。这种技巧很快会成为我们工作的一部分,那时就会感叹以前我们竟然忽略了如此重要的技巧。

病人信赖我们的医术和待人接物的技巧,才会向亲友推荐我们,因此应该向对方衷心致谢。接待护士与病人初次在电话中的交谈,应该垂询病人是哪位病人介绍来的。

在当天晚上,即使新病人尚未就诊,都应该向介绍人致谢。例如加拿大艾伯塔省的桑彼德医生就这样做,他打电话给那位介绍人表示谢意。桑彼德医生发觉这些通话产生了很大的积极作用,可以让病人(即介绍人)有机会与口腔医师说出为何他乐意向朋友或家人推荐我们。

如果介绍人不是我们的病人,那么我们可以在电话中邀请对方到我们的口腔诊所来参观。如果对方介绍来的病人已经在诊所内,请他一起来看我们为他的亲友诊治的情况。

除了即时打电话向介绍人致谢外,还可以为他订阅一份心爱的杂志,这样明年他们会有十二次机会提到我们。

我们的新病人通常很热衷了解我们口腔诊所的情况,这些病人往往会向亲友推荐我们。试想一下,如果每位新病人都介绍亲友来光顾,那么口腔诊所的这些"优等"病人便会以几何级数递增,因此与他们交谈应该采取哪些态度? 最终的结果会如何?

如果我们对病人缺乏热诚,或者只是假装乐意与病人相处,无论怎样巧妙掩饰,病人都会心中有数。想吸引病人光顾,我们必须表现出对病人的热诚、保持笑容以及与病人维持良好的关系。千万不要错过任何与病人有趣接触的机会。

首先,看看口腔医学院的文凭上,并没有"专业人员不可以涉及商业生意"的条文吧。所有的专业人员都需要商机,这是专业人员要做的事,然而和口腔医疗一样,增加商机也是有正确和错误的方法。

在每一次治疗过程中,整个口腔诊所团队的成员可以和口腔医师一样重要、有价值,但这却很难被记住,而口腔医师不需要靠独自一人完成所有的治疗!一个病人会期待以下三个不同的事情:口腔医师在工作上具有的专业声望,口腔医师和整个团队的自信心,以及口腔医师与团队、与病人沟通时的态度,不是用牙科术语,而是运用病人所熟悉的语言。

美国牙科专家 Walter hailey and Steve anderson 提出获得转介病人的九个步骤:

(1)真诚地问候病人,不是假惺惺的、轻描淡写的,像是"你是大好人",而是要讲一些比较个人的东西,如"傅先生,很高兴再见到你,你的牙齿状况维持的很好,我们很高兴能让你的口腔恢复健康。"

(2)帮病人回顾原先的问题,只要问"你记得第一次见面时,你的牙齿状况吗?"将病人带回原先的状况是非常重要的,因为"服务一旦完成后,服务的价值会快速地消失,这是人性的定律。"当恢复健康,就会忘了当时需要你注意、照顾时的情况。

(3)再次推销我们已完成的治疗。通常用30秒将我们对病人所做的一切再叙述一遍。通常病人会在此时表达感谢之意,尤其是在口腔医师恢复了他的口腔健康的情况下;我们可以说一个契约模式已经建立。

(4)要求帮助,"傅先生,我们决定拓展我们的治疗,我希望这听起来不会太过分,但我们希望有更多像你一样好的病人。"多数人无法拒绝直接要求的帮忙。

(5)解释治疗的目的"你知道80%的人有牙龈的问题吗?一半的人没有固定的牙医,我们相信牙医学最好是个预防医疗科学,帮助人们得到需要的照顾,这也是我们的责任。"

(6)对那些需要找一个好口腔医师的人表达关切。

(7)让病人更容易地想到他可以影响的人,如同事、家庭成员、球友或目前没有喜欢的口腔诊所的人。

(8)问病人如何帮助他们介绍牙科治疗给那些需要口腔医师的人,询问小册子、简介是否有帮助,或其他有形的东西。

(9)确认下一个合乎逻辑的方法,例如我们可以建议过两天后打电话看看病人与可能的新病人的对话或目前的进展。

转介病人(follow-up xalls)的重要性

假设一切顺利,病人已打给未来客户,而且此人也渴望找一个好的诊所,另外,也在等诊所回电,方法是用两通电话追踪客户介绍。

第一通,谢谢目前现有的客户,这比鲜花、巧克力有效,电话是私人的,而且可直接表达感谢,让所有过程有趣而容易进行,除此之外,打电话可以收集信息,不是站在未来客户后面,是为了解未来客户的背景,以能够完全照其需要来提供服务。有了收集的信息后,就可以打给未来客户了。我们有八成的把握,未来客户已被掌握,谈话不用太长。"你知道他越多,他越清楚你的目的",这是一个接触新病人的好技巧。

"您是张小姐吗?我是……我在博雅口腔诊所工作,李先生应该有提到我会打电话给您吧!他跟我们提到您的一些事情,说您刚搬到这个镇上,而且跟他在同一家公司上班,对吗?他提到说,您正在找口腔诊所,所以让我来问问您,您上回看口腔医师是什么时候?'大约一年前!'好的,我确信李先生有跟您说我们诊所的宗旨是让我们的病人恢复完全的健康,所以我想帮您约个时间来做个完整的检查。我们将会对您的口腔健康状况提出一个完整的看法,如果有任何问题也会告诉您我们会如何去处理,而且如果都没有问题,我想您也会想要确定一下,对吧?"

我们知道这个系统是有效的,因为我们已经运作了一段时间。要注意的是,口腔医师或是团队的成员并不会刻意去提起这个话题,相对的他们是轻松的、很专业地提供一个机会让病人走向一条让双方互惠的路。此外,用我们的转介系统还有一个好处,就是能增进团队成员和口腔医师之间的感情,加上能带来更多的业绩,形成团队每一位成员双赢的局面。另外,这个系统也可以不让人家觉得口腔医师太过商业化。

最后,它可以让团体的成员思考一下曝光率的问题,我们的研究显示:九成居民认为,当他们对一件商品或是服务有五成印象时,才会去购买或是消费。而所谓的印象,指的就是明信片、电话、报纸上的文章、地方上电视电台的广告,等等。从市场营销调查的结果,我们要强调一个观点,必须要事前规划一个有效的方法,而且第一次被拒绝时,绝对不可以放弃。一个团队如果第一次被拒绝就认输的话,那么这个事业是无法长久的。这就是为什么我们不建议把要求定得太高的原因。

【理论】 客户关系管理

客户关系管理(customer relationship management,CRM)是近年来得以重视的营销概念,是新经济时代的产物。CRM 的具体目标可归结为"提高客户满意度,降低客户流失率",从而在一对一服务的基础上,获得并保持客户,最终获取客户的终身价值。通过 CRM 系统,诊所可以把各个渠道传来的客户信息集中在一个数据库里,并以此为基础,对客户进行分析,从而采取更加个性化的服务,让客户得到经常性的关怀,在长期的关系发展中获得价值。在当今口腔诊所服务内容日趋同质化的今天,以客户为中心已经成为无法抗拒的选择。客户的选择决定着诊所的命运,因此客户已成为诊所经营最重要的资源之一。完整的客户档案或数据库就是诊所价值的资产。对诊所与客户间可能发生的各种关系进行全面管理,会显著提升我们的经营业绩、降低成本、控制好整个服务过程中可能导致客户抱怨的各种行为。对于长期从事技术工作的人,在接受"营销"这个观念时难免有些不太适应,这需要有一个转变和认识的过程。然而,营销却是成功经营诊所无法回避的法宝。

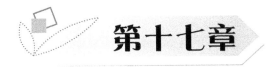

第十七章

口腔诊所病历管理

　　不管是什么行业,要想生存,都必须和客户建立起良好的合作关系,而建立病历档案就是口腔诊所与病人良好合作的方式之一。多数牙医用印好的表格或者调查问卷来进行信息收集。这些表格是很有用的工具,同时在患者完成表格的时候又节省了接诊的时间。口腔诊所要通过恰当的方法把进门的就诊病人登记造册,内容包括病人名字、联系方式、地址等基本资料整理清楚。

　　如果有可能的话,可把病人的生日也记到档案中,以备日后病人过生日时向他(她)发送礼品。如果一个口腔诊所把到自己那里就诊过的病人、提出过意见或建议的病人等都登记备案,这些病人就会感觉他们自己受到了口腔诊所的重视,在日后的不断沟通中自然成为口腔诊所的"回头客"。

一、病历的重要性

　　口腔诊所病历是口腔诊疗工作的全面记录和总结,它反映着口腔疾病诊疗的全过程,是口腔医师进行正确诊断,选择治疗方案和制订预防措施的科学依据,同时反映口腔诊所管理、口腔医疗质量和技术业务水平,也是进行临床教学、科研总结和信息管理的重要资料。而且病历是具有法律效力的医疗文书,在全面学习、贯彻落实医师执业法的今天,加强口腔诊所病历管理,更有着举足轻重的作用。

　　(1) 完整的病历是口腔医疗极为重要的原始资料,同时也是法律性文件。

　　(2) 完整的病历是诊断、治疗、预后判断及预防的重要依据。

　　(3) 完整的病历是就诊病人再患病时协助诊断和治疗的重要参考资料。

　　(4) 完整的病历编写是培养口腔医师的重要环节,从实际出发运用辩证唯物主义方法进行分析、综合和判断能力的重要锻炼方法,是口腔医师最主要的基本功之一,是口腔医师素质、业务水平的重要标志,也是衡量口腔诊所口腔医疗质量、学术水平的主要依据。

由此可见,病历记录是口腔医疗、员工培养等各项工作的主要环节,是口腔诊所学科建设、人才培养、医疗质量、学术和管理水平的综合反映,因此必须以认真负责和实事求是的严谨的科学态度来对待。

《医疗机构病历管理规定》病历至少要保存15年,口腔诊所把病历扫描成胶片,做成微缩光盘,保存几百年都没问题。

口腔诊所通过对病历的检查,有利于提高病历管理质量,提高口腔医疗水平。通过病历总结,有利于口腔医疗科研,有利于新项目、新技术的开展。口腔诊所保管病历,有利于口腔医学的发展,有利于病人的根本利益。

二、病历书写的要求和注意事项

尽量避免问卷问题是无必要的或者过长,甚至使患者在接诊前就有一个敌对的情绪。表明对患者隐私的保护,同时带有一些必要的解释,如"为什么这么问"。在给患者表格时要谦虚地用抱歉的语气,如"我们知道这样会给你添麻烦,但是请务必仔细填写,这样我们就能更好地为你服务。"

注意发现表格的信息跟选择表格问题是同等重要的。如果医生根本无视患者费时费力写下的表格,那么接诊肯定是不成功的。

对患者完成表格给予感谢,同时细读信息。在接诊的时候再把问题问一遍以得到更明确的信息,然后记录下来。

最后,要注意的是表格的信息不一定是完整和准确的。面对面地问诊和检查才是最有效的手段,特别是患者因为疾患的焦虑而忽略了正常的感觉。

(1)病历书写必须采取严肃认真的态度,要准确、及时和客观地如实反映病情。

(2)书写病情要求一律用蓝墨水钢笔书写,字体端正清楚,不可用草书中杜撰怪字书写,文字勿超格。口腔医疗文件是法律根据,是诊疗工作的全面记录和总结,不得随意涂改、伪造、撕毁、挖补、剪贴。

(3)口腔诊所病历必须在采集病史及口腔健康检查后,经过综合分析、加工整理后书写。记录的内容与数字须确实可靠,内容完整,简明扼要,重点突出,文字简洁确切,层次分明,通顺易懂,标点符号正确。避免含糊笼统及主观臆断,对阳性发现应详尽描述,有鉴别诊断价值的阴性材料亦应列入。各种症状和体征,应用口腔医学术语记录,不得用口腔医学诊断名词。对病人自述未确诊的疾病名称应附加引号。与本病有关的疾病或其他科未愈的重要伤病,应在现病史中描述。所述各类事实,尽可能明确其发生日期(或年龄)及地点,急性病要详细询问发病时间及情况。涉及法律问题时(如车祸、工伤、自杀、他杀等),其记录应注明是病人自述或他人代述等字样。已愈或长期未复发的疾病可列入过去病史内,在陈述诊断时,也应将当前存在、尚未痊愈的伤病名称逐一列举,不得遗漏。

（4）疾病诊断和手术名称不得用疾病的症状和体征代替,应按《国际疾病分类》及手术名称分类书写。所用译名一律以人民卫生出版社的《英汉口腔医学词汇》为准,个别名词尚无妥善译名者,可用拉丁文或原文。

（5）任何记录均应注明年、月、日。急诊等记录必须注明时间(24 小时计时法)。各项记录结束,均应签署全名。所有署名必须字迹清楚,不得潦草。

（6）度、量、衡单位须用国家统一规定的公制名称,简化字按已公布的《简化字总表》使用,药名一律用中文、英文或拉丁文,不得用化学分子式。

（7）药物过敏者,应在病历中用红墨水笔注明过敏药物名称。

三、病历书写的内容及格式

口腔诊所病历内容包括:门诊病历、会诊记录、各种辅助检查及治疗的记录,如化验记录单、治疗记录单、修复单等。

书写格式:

1. 一般项目

包括姓名、性别、年龄、民族、职业、出生地、住址等。这些项目对每一个病人都是不可缺少的,他们与疾病的诊断和治疗有着密切的关系。

（1）年龄:牙周炎好发于年轻人,而口腔颌面部恶性肿瘤多见于老年人。

（2）性别:白斑多见于男性,而盘状红斑狼疮多见于女性。

（3）民族:由于长期生活环境的差异,致使体质对疾病的感受性不同。

（4）职业:有些疾病与职业有关,例如汞中毒、氟中毒、牙齿酸蚀症等。

（5）出生地、成长地或久居地。

某些疾病与地区有关,例如水中氟化物过高会引起氟牙症或骨骼系统疾病。

2. 主诉

用病人的语言,简明扼要地描述出病人就诊的主要原因,例如左下后牙冷热刺激痛 5 日。是什么提示患者来看牙医呢? 可能是 "我觉得该来检查一下了" 或者 "我的上前牙有一个洞"。无论如何,主诉必须被记录下来,即使只是短短一行。

3. 现病史

第一次如何发现的,发展情况怎样。患者以前的牙病史和就诊经历会影响我们与患者之间医患关系的建立。根据主诉,详细询问病人病情发展经过和诊治情况。

4. 既往史

有些口腔疾病与病人全身健康状况和生活习惯有较密切的关系(询问记录见前),包括过去的口腔情况、疾病,有无疼痛、不适等情况,过去接受过何种治疗,患者感觉对现在的影响如何,既往或(和)现在牙科疾病的一览表,对于明确患者既往的牙科病史和目前可能已确诊的疾病的显现,都是很有帮助的

(图 17-1、图 17-2、图 17-3、图 17-4、图 17-5、图 17-6、图 17-7、图 17-8、图 17-9、图 17-10、图 17-11、图 17-12)。

PLAZA DENTAL GROUP 1654 E. Capital Expressway, San Jose, CA 95121

Chart #: _____
FOR OFFICE USE ONLY

Patient Information

Patient Name: _____ Date: _____
Last   First   MI

☐ Male ☐ Female   ☐ Married ☐ Single ☐ Child ☐ Other: _____

Social Security #: _____ Birth Date: _____ Driver's License #: _____ State: ____

Phone (Home) _____ (Work): _____ Ext.: _____ Email: _____

Home Address: _____
Street   Apartment #

_____
City   State   Zip Code

Health Information

Date of Last Dental Visit: _____ Reason for this visit: _____

Have you ever had any of the following? Please read this carefully and circle Y for Yes and N for No:

AIDS/HIV	Y N	Head Injuries	Y N	Radiation Treatment	Y N	Penicillin Allergy	Y N
Anemia	Y N	Heart Disease	Y N	Respiratory Problems	Y N	Anesthetic Allergy	Y N
Arthritis	Y N	Heart Murmur	Y N	Rheumatic Fever	Y N		
Artificial Joints	Y N	Hepatitis	Y N	Rheumatism	Y N	Latex Allergy	Y N
Asthma	Y N	High Blood Pressure	Y N	Sinus Problems	Y N	Other Allergies _____
Blood Disease	Y N	Jaundice	Y N	Stomach Problems	Y N	
Cancer ____	Y N	Kidney Disease	Y N	Stroke	Y N	
Diabetes	Y N	Liver Disease	Y N	Thyroid Disorder	Y N	OTHER
Dizziness	Y N	Psychiatric Treatment	Y N	Tuberculosis	Y N	☐
Epilepsy	Y N	Nervous Disorders	Y N	Tumors/Cysts	Y N	☐ _____
Excessive Bleeding	Y N	Pacemaker	Y N	Venereal Disease	Y N	Official Use Only
Fainting	Y N	**Pregnancy**		**ALLERGIES**		Dr/RDH _____
Glaucoma	Y N	Due date: _____		Codeine Allergy	Y N	Date _____

- Have you ever had any complications following dental treatment? ☐ Yes ☐ No
  If yes, please explain _____

- Have you ever been admitted to a hospital or needed emergency care during the past two years? ☐ Yes ☐ No
  If yes, please explain: _____

- Are you now under the care of a physician? ☐ Yes ☐ No
  If yes, please explain: _____
  Name of Physician: _____

- Who may we contact in the event of a medical emergency? Name _____
  Relationship to patient _____ Day Phone _____ Eve Phone _____

- Have you ever taken the medication Fen-Phen or Redux? ☐ Yes ☐ No _____

- What medications, vitamins, or herbal remedies are you taking at this time? _____

- Do your gums bleed when you floss or brush? ☐ Yes ☐ No

- Do you smoke? ☐ Yes ☐ No If yes, how much do you smoke daily? _____

- Have you ever had an addiction to recreational drugs? ☐ Yes ☐ No If yes, explain _____

- Do you have frequent headaches? ☐ Yes ☐ No Do you clench or grind your teeth? ☐ Yes ☐ No

- Does your jaw ever get "stuck", "locked", or "go out"? ☐ Yes ☐ No

- What changes would you like to make to the appearance of your teeth? _____
  _____

- Have you ever had an unfavorable reaction to Nitrous Oxide? ☐ Yes ☐ No If yes, explain: _____

To the best of my knowledge, all of the proceeding answers and information provided are true and correct. If I ever have any change in my health, I will inform the doctors at the next appointment without fail.

X Signature of patient, parent or guardian: _____ Date: _____

PERMISSION TO DENTISTS/HYGIENISTS: I give my consent to use local anesthetic or relaxants for completing necessary dental treatment.

X Signature of patient, parent or guardian: _____ Date: _____

图 17-1　Patient form（来源：Plaza Dental Group，USA）

Referral Information

Whom may we thank for referring you to our practice? ❏ Another patient, friend ❏ Another patient, relative

❏ PacBell Yellow Pages ❏ Evergreen Yellow Pages ❏ Times Newspaper ❏ Other _____

Name of person or office referring you to our practice: _____

Patient Employment

Employer Name: _____ Occupation: _____

Street, City, State, Zip: _____

Employer Phone: _____

Spouse or Guardian Information

The following is for: ❏ the patient's spouse ❏ parent ❏ guardian

Name: _____
❏ Male ❏ Female ❏ Married ❏ Single ❏ Other: _____

Social Security #: _____ Birth Date: _____

Phone (Home): _____ Work): _____ Ext.: _____ Best time to call: _____

Home Street Address: _____

City, State, Zip: _____

Employer Name: _____ Occupation: _____

Street, City, State, Zip: _____

Consent for Services

As a condition of your treatment by this office, all emergency dental services, or any dental services performed without previous financial arrangements, must be paid for in cash at the time services are performed. The practice depends upon reimbursement from the patients for the costs incurred in their care. As a condition of your treatment by this office, services are to be paid when rendered, or definite financial arrangements must be made and approved by Plaza Dental Group prior to commencement of treatment.

Patients who carry dental insurance understand that all dental services furnished are charged directly to the patient and that he or she is personally responsible for payment of all dental services. This office will help prepare the patients insurance forms or assist in making collections from insurance companies and will credit any such collections to the patient's account. However, this dental office cannot render services on the assumption that our charges will be paid by an insurance company.

Plaza Dental Group reserves the right to check credit on the above named patient, spouse and/or responsible party, and signature below authorizes Plaza Dental Group to make credit inquiry of the patient, spouse, or responsible parties. A service charge of 1.5% per month (18% per annum) on the unpaid balance may be charged on all accounts exceeding 30 days, unless previously written financial arrangements are satisfied.

In consideration for the professional services rendered to me, by the Doctor, I agree to pay therefore the reasonable value of said services to Plaza Dental Group, at the time said services are rendered, or within five (5) days of billing if credit shall be extended. I further agree that the reasonable value of said services shall be as billed. I further agree that a waiver of any breach of any time or condition hereunder shall not constitute a waiver of any further term or condition and I further agree to pay all costs and reasonable attorney fees if suit be instituted hereunder.

REGARDING MISSED OR CANCELED APPOINTMENTS: Once I make an appointment, the time will be reserved for me. If I miss or cancel a dental appointment without 48 hours advance notice, I agree to pay $25 for each one-half hour of appointment time reserved. This policy is needed to prevent delays of my treatment as well as other patients. I realize that the delay of a missed or cancelled appointment may jeopardize my dental health.

I grant my permission to you or your assignee, to telephone me at home or at my work to discuss matters related to this form.

I have read the above conditions of treatment and payment and agree to their content.

X Signature of patient, parent, or guardian: _____ Date: _____ Relationship to Patient: _____

X Signature of guarantor of payment/responsible party: _____ Date: _____ Relationship to Patient: _____

图 17-2　Patient form（来源：Plaza Dental Group，USA）

TIANJIN WANQUAN DENTISTRY CLINIC MEDICAL HISTORY FILE
天 津 市 万 全 牙 科 诊 所 病 历 档 案

No.95 Kunming Road Heping District Tianjin   Tel:23378030
天津市和平区昆明路95号   电 话: 23378030

Name 姓名	Sex 性别 M 男 F 女	Date Of Birth 出生年月
Home Address 家庭住址		
Work Office 工作单位		
Home Tel 住宅电话	Office Tel 单位电话	Move Tel 移动电话

MEDICAL HISTORY 既 往 史

I have/had the following:
我有/会有如下:

		Yes 是	No 否
1. Drug Allergies	(药物过敏)	☐	☐
2. Rheumatic Fever	(风湿热)	☐	☐
3. Heart Disease	(心脏病)	☐	☐
4. High Blood Pressure	(高血压)	☐	☐
5. Anemia	(贫血)	☐	☐
6. Abnormal Bleeding	(出血异常)	☐	☐
7. Epilepay/faints	(癫痫/昏厥)	☐	☐
8. Asthma	(哮喘)	☐	☐
9. Diabetes	(糖尿病)	☐	☐
10. Kidney Disease	(肾病)	☐	☐
11. Pregnancy	(怀孕)	☐	☐
12. Infectious Disease	(传染病)	☐	☐
13. Aids	(艾滋病)	☐	☐
14. Hepatitis	(肝炎)	☐	☐
15. Others	(其他)	☐	☐
16. Are You Taking Any Medication?		☐	☐

你正在服用某种药物吗?
Medication Name
药品名称及用途

TO BE FILLED IF PATIENT IS BELOW 18 YEARS O LD
18 岁以下病人填写

Name of Parent/Guardian: 父母/监护人姓名

_____

Relationship to Patient: 与病人关系

Address(if different from above):
地址(如果与上面的地址不同)

_____

I wish to have treatment for my child/my self.
我希望对我孩子/我本人进行治疗

_____

Signature 签字   Date 日期

NOTTOBETAKENAWAY
不 要 携 带 走

Before you see the doctor,we would be grateful for your assistance in filling the form. This is important even if your problem seems very minor;your medical history is vital to eusure that we give the safest and most appropriate treatment for you. Your records will be held in strict confidence.Thank you.

在您与医生见面前,感谢您填好此表格,即使您的情况十分简单,这张表格也非常重要,您的既往病史对于为您制定安全,适当的治疗计划十分重要,此外您的治疗记录绝对保密.

需要时,本诊所可向您提供此病历拷贝.

图 17-3 口腔诊所病历(来源:天津万全口腔诊所)

COMPLAINT
主　诉 _____

_____

DENTAL HISTORY
口腔既往史 _____

_____

DENTAL EXAMINATON
口腔检查 _____

_____

_____

_____

PANORAMIC X-RAY
X光检查 _____

_____

_____

TREATMENT PLAN
治疗计划 _____

_____

_____

_____

_____

The treatment repairs may problem that appear
治疗修复有可能出现的问题 _____

_____

_____

If you agree the treatment the plan _____ Problem for/ all, and comprehending may appearing
若您同意治疗计划第_____条/全部,并理解有可能出现的问题,

Please the signature   Date
请签名 _____   日期 _____
Doctor signature   Date
医师签名 _____   日期 _____

图 17-4　口腔诊所病历(来源:天津万全口腔诊所)

Date 日 期	Treatment Contents 治疗内容	Sign 医 师	Gharge 治疗费

图 17-5 口腔诊所病历(来源:天津万全口腔诊所)

Thank you for selecting us.

To help us meet all your healthcare needs, please fill out this form completely in ink.
If you have any questions or need assistance, please ask us and we will be happy to help.

Welcome

Patient Information (Confidential)

Name _____

SS#/SIN _____ Birthdate _____

Address _____ City _____

Email _____

Check Appropriate Box: ☐ Minor ☐ Single ☐ Married ☐ Separated ☐ Divorced ☐ Widowed

If Student, Name of School/College _____ City _____ ☐ Full Time ☐ Part Time

Patient or Parent/Guardian's Employer _____

Business Address _____ City _____

Spouse or Parent/Guardian's Name _____ Employer _____

Whom May We Thank for Referring You? _____

Person to Contact in Case of Emergency _____

Patient Number _____

Date _____

Home Phone _____

State/Prov. _____ Zip/P.C. _____

Cell Phone _____

State/Prov. _____ Zip/P.C. _____

Work Phone _____

State/Prov. _____ Zip/P.C. _____

Work Phone _____

Phone _____

Responsible Party

Name of Person Responsible for this Account _____

Address _____

Email _____

Driver's License # _____ Birthdate _____

Employer _____ Work Phone _____

Is this Person Currently a Patient in our Office? ☐ Yes ☐ No

Relationship to Patient _____

Home Phone _____

Cell Phone _____

Financial Institution _____

SS#/SIN _____

For your convenience, we offer the following methods of payment. Please check the option you prefer. Payment in full at each appointment.

☐ Cash ☐ Personal Check Credit Card ☐ VISA ☐ MasterCard ☐ I wish to discuss the office's payment policy.

Insurance Information

Name of Insured _____

Birthdate _____ SS#/SIN _____

Name of Employer _____ Union or Local # _____

Employer Address _____ City _____

Insurance Company _____ Group # _____

Ins. Co. Address _____ City _____

How Much is Your Deductible? _____ How Much Have You Used? _____

Relationship to Patient _____

Date Employed _____

Work Phone _____

State/Prov. _____ Zip/P.C. _____

Policy/ID# _____

State/Prov. _____ Zip/P.C. _____

Max. Annual Benefit _____

Do You Have Any Additional Insurance? ☐ Yes ☐ No If Yes, Complete the Following

Name of Insured _____

Birthdate _____ SS#/SIN _____

Name of Employer _____ Union or Local # _____

Employer Address _____ City _____

Insurance Company _____ Group # _____

Ins. Co. Address _____ City _____

How Much is Your Deductible? _____ How Much Have You Used? _____

Relationship to Patient _____

Date Employed _____

Work Phone _____

State/Prov. _____ Zip/P.C. _____

Policy/ID# _____

State/Prov. _____ Zip/P.C. _____

Max. Annual Benefit _____

图 17-6　口腔诊所病历

（来源：Eastwood Dental Office，2326 James Street ，Syracuse，NY 13206）

病历号：＿ ＿ ＿ ＿ ＿ ＿
Medical Record Number

北京昊城口腔诊所病历首页

患者基本信息 Basical Information of Patient

姓名： Name ＿ ＿ ＿ ＿	性别： Sex ＿	出生日期： Date of Birth ＿ ＿ ＿ ＿	国籍： Nationality ＿ ＿ ＿ ＿	出生地： Birth place ＿ ＿ ＿ ＿ ＿ ＿

职业：　　　　　民族：　　　　婚姻状况：　　　　　工作单位：
Occupation ＿ ＿ ＿ ＿　Nation ＿ ＿　Marriage ＿ ＿ ＿　Office Address ＿ ＿ ＿ ＿ ＿ ＿ ＿

家庭住址：　　　　　　　　　　　　　　　　　　　　　　　邮政编码：
Home Address ＿ ＿ ＿ ＿ ＿ ＿ ＿ ＿ ＿ ＿ ＿ ＿ ＿　　　Post Code(P.C.) ＿ ＿ ＿ ＿

通讯地址一：　　　　　　　　　　　　　　　　　　　　　　邮政编码：
Mail Address 1 ＿ ＿ ＿ ＿ ＿ ＿ ＿ ＿ ＿ ＿ ＿ ＿ ＿　　Post Code(P.C.) ＿ ＿ ＿ ＿

通讯地址二：　　　　　　　　　　　　　　　　　　　　　　邮政编码：
Mail Address 2 ＿ ＿ ＿ ＿ ＿ ＿ ＿ ＿ ＿ ＿ ＿ ＿ ＿　　Post Code(P.C.) ＿ ＿ ＿ ＿

联系电话：　　（办公室）　　　　（住宅）　　　　（手机）　　　电子邮件：
Telephone Number　Office ＿ ＿ ＿ ＿ ＿　Home ＿ ＿ ＿ ＿ ＿　Mobile ＿ ＿ ＿ ＿ ＿　E-Mail

身份证号：　　　　　　　护照号：　　　　　　X线号：　　　　　　　模型号：
ID Number ＿ ＿ ＿ ＿ ＿　Passport Number ＿ ＿ ＿　Radiography Number ＿ ＿ ＿ ＿　Model Number ＿ ＿ ＿ ＿

照片号：　　　　　　　　首诊医生：　　　　　　首诊日期：
Photo Number ＿ ＿ ＿ ＿ ＿ ＿　Dentist ＿ ＿ ＿ ＿ ＿　Date ＿ ＿ ＿ ＿ ＿ ＿ ＿ ＿

以上信息更新 Updated Information

工作单位：
Office Adress ＿ ＿ ＿ ＿ ＿ ＿ ＿ ＿ ＿ ＿ ＿ ＿ ＿ ＿ ＿ ＿ ＿ ＿

通讯地址：
Mail Adress ＿ ＿ ＿ ＿ ＿ ＿ ＿ ＿ ＿ ＿ ＿ ＿ ＿ ＿ ＿ ＿ ＿ ＿

电　话：
Telephone ＿ ＿ ＿ ＿ ＿ ＿ ＿ ＿ ＿ ＿ ＿ ＿ ＿ ＿ ＿ ＿ ＿ ＿

电子邮件：
E-Mail

患者诊治记录 Record of Treatment

日期 Date	主要诊断 Chief Diagnosis	治疗项目 Items of Treatment	收费 Fee	医生 Dentist

图 17-7　口腔诊所病历首页（来源：昊城口腔诊所）

患者诊治记录 Record of Treatment

日期 Date	主要诊断 Chief Diagnosis	治疗项目 Items of Treatment	收费 Fee	医生 Dentist

图 17-8　口腔诊所病历继页（昊城口腔诊所）

健康信息记录（由患者本人或亲属填写）
General Health Record (Written by Patient or the Relatives)

尊敬的女士／先生：

　　欢迎您来到昊城口腔诊所，我们很荣幸成为您的口腔保健医生。牙齿需要由专业的医生提供终生的保健和治疗。为了能更好地提供令您满意的医疗服务，我们需要了解您的如下信息，这将有助于我们对您的诊断和治疗。在昊城口腔，您的所有信息均属医密，我们将严格保密。

Dear lady/gentleman:

　　Welcome to City Dental Clinic!We are so honored to be your dentist.Your teeth need treatment and maintenance supplied by specialists all your life.For supplying you more satisfactory treatment and service, we need your information as follows, which will assist us to make the right diagnosis and the best treatment for your diseases.In City Dental Clinic, all your information will be kept confidentially.

姓名： Name _ _ _ _	性别： Sex _ _ _ _	出生日期： Date of Birth _ _ _ _	国籍： Nationality _ _ _ _	出生地： Birth place _ _ _
职业： Occupation _ _ _ _	民族： Nation _ _ _	婚姻状况： Marriage _ _ _ _	工作单位： Office Address	

家庭住址：　　　　　　　　　　　　　　　　　　　　　　　邮政编码：
Home Address _ _ _ _ _ _ _ _ _ _ _ _ _ _ _ _ _　Post Code(P.C.) _ _ _ _

通讯地址一：　　　　　　　　　　　　　　　　　　　　　　邮政编码：
Mail Address 1 _ _ _ _ _ _ _ _ _ _ _ _ _ _ _ _　Post Code(P.C.) _ _ _ _

通讯地址二：　　　　　　　　　　　　　　　　　　　　　　邮政编码：
Mail Address 2 _ _ _ _ _ _ _ _ _ _ _ _ _ _ _ _　Post Code(P.C.) _ _ _ _

联系电话：　　　　（办公室）　　　　　（住宅）　　　　　　（手机）
Telephone Number　Office _ _ _ _ _ _ _　Home _ _ _ _ _ _ _　Mobile _ _ _ _ _ _ _

身份证号：　　　　　　　　　　　护照号：　　　　　　　　　电子邮件：
ID Number _ _ _ _ _ _ _ _ _ _　Passport Number _ _ _ _ _ _ _　E-Mail _ _ _ _ _ _ _

1.您是否患过以下疾病　Have you suffered such diseases?(如有请在□内打勾　If you have,please tick in □)

心脏病 Heart Diseases □　　　　　　　　　　　　　　　高血压病 Hypertension □
血液疾病 Hematopathy □　　　　　　　　　　　　　　　甲状腺疾病 Diseases of Thyroid Gland □
肾上腺功能异常 Abnormal Function of Adrenal Gland □

糖尿病 Diabetes □　　　肿瘤或囊肿 Tumors or Cysts □　　骨质疏松症 Osteoporosis □
青光眼 Glaucoma □　　　哮喘 Asthma □　　　　　　　　癫痫 Epilepsy □
抑郁症 Depression □　　　精神失常 Mental Abnormality □　遗传病 Hereditary Disease □
结核病 Tuberculosis □　　　艾滋病 AIDS □　　　　　　　　肝炎 Hypatitis □

其他 Others _ _ _ _ _ _ _ _ _ _ _ _ _ _

图 17-9　口腔诊所病人健康记录(昊城口腔诊所)

2. 您正服用的药物？ Medicine taking?

_ _

3. 您现在是否已怀孕？ Are you pregnant?

是 Yes □ 否 No □ 孕期 _ _ _ 个月 Have been pregnant for _ _ _ months

4. 请注明您对哪些药物或食物过敏？ What pharmaceutical or food are you hypersentitive to?

_ _

5. 生活方式 Habits：

您是否吸烟？ Do you smoke?

是 Yes □ 吸烟量为 _ _ _ 支／天 Cigarette/Day 否 No □

如已戒烟，请注明戒烟前的吸烟量及持续时间 If you had stopped smoking, please indicate the amount of smoking and the time lasting before.

您是否饮酒？ Alcohol consumption．

是 Yes □ 饮酒量 Quantity/Day 否 No □

是否曾有过量饮酒的经历 Have you consumpted excessive alcohol?

您是否有夜磨牙症？ Do you have the habit of bruxism?	是 Yes □	否 No □
您是否有紧咬牙习惯？ Do you have the habit of clenching?	是 Yes □	否 No □
您是否有吃甜食习惯？ Do you often eat sweety?	是 Yes □	否 No □
您是否有饮用碳酸饮料习惯？ Do you often drink carbonate?	是 Yes □	否 No □
您是否坚持每年一次口腔检查？ Dental inspection anniversary?	是 Yes □	否 No □
您是否有使用牙线或牙间隙刷的习惯？ Habits of using dental floss or interdental brush?	是 Yes □	否 No □

6. 口腔健康状况 Oral Health：

刷牙时牙龈是否出血？ Does gum bleed when brushing teeth?	是 Yes □	否 No □
是否有口臭或口腔异味？ Halitosis or bad breath?	是 Yes □	否 No □
牙齿是否对冷热敏感？ Are your teeth sensitive to temperature?	是 Yes □	否 No □
牙齿是否对压力敏感？ Are your teeth sensitive to pressure?	是 Yes □	否 No □

7. 是否对口腔治疗有恐惧心理？ Do you fear of dental treatment? 是 Yes □ 否 No □

8. 您接受过何种牙科治疗？ What dental treatment have you received?

补牙 Filling Teeth □ 拔牙 Extraction □ 镶牙 Prosthesis □ 种牙 Implant □

牙齿矫正 Orthodontia □ 洗牙 Hygiene □ 其他 Others

9 以往口腔治疗中是否发生过问题？ Problem with any previous dental treatment?

_ _

10. 最后一次口腔检查的日期及内容？ Date and treatment of dental attendance last time?

_ _

11. 您此次就诊的主要原因？ The main purpose of this attendance?

_ _

12. 您是否有自己的私人牙医？ Do you have your private dentist? 是 Yes □ 否 No □

13. 您对牙齿治疗和保健的特殊要求。 The extra requests to the treatment and maintenance for your teeth.

_ _

14. 某些治疗需要随诊，您希望随诊的方式是：Some treatmeats need follow up the patient, which one is most convenient for you?

固定电话 Telephone □ 手机 Mobile □ 短信息 Message □ 电子邮件 E-mail □ 传真 Fax □

患者签名 家属签名
Patient Sig _ _ _ _ _ _ _ _ Relative Sig _ _ _ _ _ _ _ _
接诊人员 日期
Receptionist Sig _ _ _ _ _ _ _ Date _ _ _ _ _ _ _ _

图 17-10 口腔诊所病人健康记录（昊城口腔诊所）

姓名：_ _ _ _ _ _
Name

病历号：
Medical Record Number

病历记录
Medical Record

主诉：Chief Complaint _____

现病史：Current Dentistry History _____

_____

_____

_____

既往史：Past Dentistry History _____

全身情况：General Health _____

_____

口腔检查：Oral Examinatio

口腔卫生 Oral Hygiene	良 □ Good	中 □ Fair	差 □ Poor	

牙周　Periodontal

牙石 +□ ++ □ +++ □　Calculus　　菌斑 Plaque　　色素 Pigment　　牙龈出血 Bleeding

牙松动 Loosening of teeth　　牙周袋深度 Pocket Depth　　附着丧失 Attachment Loss

牙齿：Teeth

四环素牙 □ Tetracycline Teeth　　氟斑牙 □ Mottled Enamel　　变色 Discoloration　　过长 Overerupted　　缺失 Lost Teeth

充填 Filling　　龋坏 Caries

残根 Retained root　　残冠 Retained crown　　劈裂牙 Tooth fracture

符号：
△ 楔状缺损 Wedge-shaped Defect
○ 龋齿 Caries
● 充填物 Fillings
× 缺失牙 Lose Teeth
∪ 阻生牙 Impacted Teeth
Ⅰ度 唇舌向松动 Labial-lingual Loosen
Ⅱ度 唇舌、近远中向松动 Labial-lingual ¢Mesial-distal Loosen
Ⅲ度 唇舌、近远中、垂直向松动 Labial-lingual ¢Mesial-distal ¢ Vertical Loosen

咬合关系：Occlusion Relationship

正常𬌗：□ Normal Occlusion　　深覆𬌗：□ Deep Overbite　　深覆盖：□ Deep Overjet

反𬌗：□ Crossbite　　开𬌗：□ Open Bite　　切𬌗：□ Edge-to-Edge Bite

开口度 Degree of Opening　　1指 □ One-finger　　2指 □ Two-finger　　3指 □ Three-finger

开口型 Type of Opening　　正常 □ Normal　　异常 □ Abnormal

图 17-11　口腔诊所病历记录（昊城口腔诊所）

颞下颌关节：		左	红肿 □	压痛 □	弹响 □	功能障碍 □
Temporo-mandibular Joint		Left	Red Swollen	Tenderness	Clicking	Abnormal Function
		右	红肿 □	压痛 □	弹响 □	功能障碍 □
		Right	Red Swollen	Tenderness	Clicking	Abnormal Function

现有修复的种类：　可摘局部义齿 □　　　　固定义齿 □
Type of Existing Dentures　Removable Denture　　Fixed Denture

种植义齿 □　　　　全口义齿 □　　　　　　　　未修复 □
Implant　　　　　　Full Denture　　　　　　　　No Denture

口腔粘膜：　溃疡 □　　糜烂 □　　　灼痛 □　　伪膜 □　　　结节 □　　　血疱 □
Oral Mucosa　Ulcer　　Erosion　　Burning Pain　Pseudomembrane　Nodules　　Bloody Vesicula

水疱 □　　白色丝绒状斑点 □　　白色斑块 □　　血色条纹 □　　血色斑块 □
Vesicle　　White Velvet-Like Spots　White Patch　　White Streak　　Erythematus

舌　　　　　　　　　　　　　　唇
Tongue　　　　　　　　　　　　Lip

颌面部检查：Maxillofacial Examination　　红肿 □　　　　畸形 □　　　　疤痕 □
　　　　　　　　　　　　　　　　　　　　Swelling　　　　Deformity　　　Scar

其他：Others _____

X 光辅助检查： Radiographic Findings

口内片：
Intra-Oral films _____

曲面体层片：
Panoramic _____

牙科CT 片：
Dental CT _____

照片记录：　　正面面像 □　　侧面面像 □　　口腔内照片 □
Photo Record　Frontal View　Lateral View　Mouth View

模型记录 □
Model Record

诊断：Diagnosis _____

会诊记录：Record of Consultation _____

医生签名：Dentist Sig

日　　期：Date

治疗计划：Treatment Plan _____

医生签名：Dentist Sig

日　　期：Date

图 17-12　口腔诊所病历记录（昊城口腔诊所）

5. 全科治疗病史

为了患者的身体健康,以及牙科医生的自我保护,彻查病史必须获得并且要定期更新。同时要考虑分布广泛的会传染的和有传染性的疾病,也要考虑那些正在使用大量药物来治疗各种各样疾患的老年人群,收集起他们这方面的资料更加关键。

6. 口腔检查

应以主诉和现在病情为重点,全面检查,注意常见多发病,例如龋病、牙周病。一般检查程序是先整体后局部,先颌面部后口腔,先牙体后牙周,按此顺序,可避免遗漏,对拟定治疗计划和研究疾病的发生发展是必要的。

7. 诊断

根据主诉、现病史及检查结果等,通过综合分析,作出诊断。如果患多种疾病,诊断应包括所有疾病。先写首要疾病,再写次要疾病,首先应把主诉的诊断写在最前,次要的疾病写在后。本次治疗疾病在前,择期治疗疾病在后。如第一次不能作出诊断,可写为初诊,写在病历的右下方,并根据病情再进行必要的检查、会诊或观察,明确诊断后,补入诊断栏内。诊断要用统一的病名,便于病历资料的索引。

8. 治疗计划

全面检查后,应按病人口腔疾病的轻重缓急,设计治疗方案。治疗方案并不是一成不变的,应根据病人病情发展变化,及时调整,加以修改和补充。

9. 治疗过程记录

在治疗过程中,每次的治疗记录,都是下次治疗的依据。每次治疗都必须记录日期、部位、前次治疗后病情演变情况,本次治疗采用的方法、使用的药物、剂量以及下次准备进行的治疗,均应依次记录,字迹要清楚,内容简明扼要。最后口腔医生必须清楚地签全名,以示负责。

四、病历管理

病案存储保管方法按病人姓名、疾病分类、病人户口所在地区、就诊科别、病案编号等系统存储。病案归档排列方式分为平卧式、直立式、横立式。

口腔诊所对病人的病历管理,一般可同时采取电脑管理和手写病历管理两种方式。手写病历的优点是使用方便,进行外部单个病人管理,就诊病人看到口腔诊所为他保留的厚厚个案病历,会培养就诊病人对口腔诊所的忠诚度。

目前,有很多口腔诊所实施电脑病历管理以后,取消了手写病历,实际上是一个巨大的损失。电脑病历的优点是便以统计,进行内部整个病人信息管理。我们建议,口腔诊所最好同时采取电脑病历管理和手写病历管理两种方式进行病历管理。

　　以往为了争夺病历以备在之后的法律诉讼中处于主动,有些患者甚至采用了藏匿的手法保存病历。现在新条例规定,不仅涂改病历等行为被严厉禁止,而且医疗机构无正当理由,拒绝为患者提供复印病历资料服务的将被责令改正,甚至相关责任人可能因拒绝患者复印病历、未按要求书写保管封存病历的行为将受到行政或纪律处分。《医疗事故处理条例》给了患者明确的说法:患者有权复印及复制病历等资料,医疗机构应当提供复印或者复制服务,并在复印的病历资料上加盖证明印记,复印的过程应当有患者在场(图 17-13、图 17-14、图 17-15、图 17-16)。

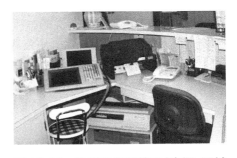

图 17-13　计算机病历管理(来源:西川齿科医院)

　　《医疗事故处理条例》(下称条例)所

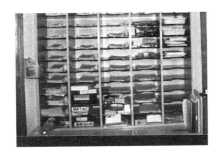

图 17-14　手写病历管理(来源:西川齿科医院)

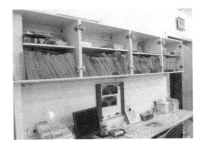

图 17-15　保定陈民口腔门诊部病历区

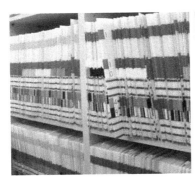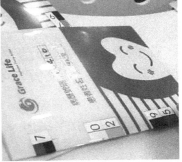

图 17-16　台湾生活牙医诊所按出生年月来标记存放病历

提及的患者有权复印或者复制的资料包括:住院志、体温单、医嘱单、化验单(检验报告)、医学影像检查资料、特殊检查同意书、手术同意书、手术及麻醉记录单、病理资料、护理记录,以及国务院卫生行政部门规定的其他病历资料,这些都属于客观病历,主观病历并不包括在内。因为主观病历是医生们通过对疾病认识的不断提高,而进行的思索、设想、分析、试探、讨论结果有无错误,亦有体会、教训、经验、总结等。不同层次的医生、专家所做的分析是不同的,不定型的,是有可能"百家争鸣、百花齐放",一定程度上说有点"公说公有理,婆说婆有理"的意味。正因为如此,在病历封存后,需由医院保管。实际上这也是一种隐私。不过,它不是经治医生个人的"隐私",而是服务于整体医务人员、包括专家的"隐私"。

【附录1】 病历书写基本规范

[卫生部、国家中医药管理局,卫医政发〔2010〕11号 2010年1月22日公布,自2010年3月1日起实施]

第一章 基本要求

第一条 病历是指医务人员在医疗活动过程中形成的文字、符号、图表、影像、切片等资料的总和,包括门(急)诊病历和住院病历。

第二条 病历书写是指医务人员通过问诊、查体、辅助检查、诊断、治疗、护理等医疗活动获得有关资料,并进行归纳、分析、整理形成医疗活动记录的行为。

第三条 病历书写应当客观、真实、准确、及时、完整、规范。

第四条 病历书写应当使用蓝黑墨水、碳素墨水,需复写的病历资料可以使用蓝或黑色油水的圆珠笔。计算机打印的病历应当符合病历保存的要求。

第五条 病历书写应当使用中文,通用的外文缩写和无正式中文译名的症状、体征、疾病名称等可以使用外文。

第六条 病历书写应规范使用医学术语,文字工整,字迹清晰,表述准确,语句通顺,标点正确。

第七条 病历书写过程中出现错字时,应当用双线画在错字上,保留原记录清楚、可辨,并注明修改时间,修改人签名。不得采用刮、粘、涂等方法掩盖或去除原来的字迹。

上级医务人员有审查修改下级医务人员书写的病历的责任。

第八条 病历应当按照规定的内容书写,并由相应医务人员签名。

实习医务人员、试用期医务人员书写的病历,应当经过本医疗机构注册的医务人员审阅、修改并签名。

进修医务人员由医疗机构根据其胜任本专业工作实际情况认定后书写病历。

第九条 病历书写一律使用阿拉伯数字书写日期和时间,采用24小时制记录。

第十条 对需取得患者书面同意方可进行的医疗活动,应当由患者本人签署知情同意书。患者不具备完全民事行为能力时,应当由其法定代理人签字;患者因病无法签字时,应当由其授权的人员签字;为抢救患者,在法定代理人或被授权人无法及时签字的情况下,可由医疗机构负责人或者授权的负责人签字。

因实施保护性医疗措施不宜向患者说明情况的,应当将有关情况告知患者近亲属,由患者近亲属签署知情同意书,并及时记录。患者无近亲属的或者患者近亲属无法签署同意书的,由患者的法定代理人或者关系人签署同意书。

第二章　门(急)诊病历书写内容及要求

第十一条　门(急)诊病历内容包括:门(急)诊病历首页[门(急)诊手册封面]、病历记录、化验单(检验报告)、医学影像检查资料等。

第十二条　门(急)诊病历首页内容应当包括:患者姓名、性别、出生年月日、民族、婚姻状况、职业、工作单位、住址、药物过敏史等项目。

门诊手册封面内容应当包括:患者姓名、性别、年龄、工作单位或住址、药物过敏史等项目。

第十三条　门(急)诊病历记录分为初诊病历记录和复诊病历记录。

初诊病历记录书写内容应当包括:就诊时间、科别、主诉、现病史、既往史,阳性体征、必要的阴性体征和辅助检查结果,诊断及治疗意见和医师签名等。

复诊病历记录书写内容应当包括:就诊时间、科别、主诉、病史、必要的体格检查和辅助检查结果、诊断、治疗处理意见和医师签名等。

急诊病历书写就诊时间应当具体到分钟。

第十四条　门(急)诊病历记录应当由接诊医师在患者就诊时及时完成。

第十五条　急诊留观记录是急诊患者因病情需要留院观察期间的记录,重点记录观察期间病情变化和诊疗措施,记录简明扼要,并注明患者去向。抢救危重患者时,应当书写抢救记录。门(急)诊抢救记录书写内容及要求按照住院病历抢救记录书写内容及要求执行。

第三章　住院病历书写内容及要求

第十六条　住院病历内容包括:住院病案首页、入院记录、病程记录、手术同意书、麻醉同意书、输血治疗知情同意书、特殊检查(特殊治疗)同意书、病危(重)通知书、医嘱单、辅助检查报告单、体温单、医学影像检查资料、病理资料等。

第十七条　入院记录是指患者入院后,由经治医师通过问诊、查体、辅助检查获得有关资料,并对这些资料归纳分析书写而成的记录。可分为入院记录、再次或多次入院记录、24小时内入出院记录、24小时内入院死亡记录。

入院记录、再次或多次入院记录应当于患者入院后24小时内完成;24小时内入出院记录应当于患者出院后24小时内完成,24小时内入院死亡记录应当于患者死亡后24小时内完成。

第十八条　入院记录的要求及内容。

(一)患者一般情况包括:姓名、性别、年龄、民族、婚姻状况、出生地、职业、入院时间、记录时间、病史陈述者。

(二)主诉是指促使患者就诊的主要症状(或体征)及持续时间。

(三)现病史是指患者本次疾病的发生、演变、诊疗等方面的详细情况,应当按时间顺序书写。内容包括:发病情况、主要症状特点及其发展变化情况、伴随症状、发病后诊疗经过及结果、睡眠和饮食等一般情况的变化,以及与鉴别诊断有关的阳性或阴性资料等。

1. 发病情况：记录发病的时间、地点、起病缓急、前驱症状、可能的原因或诱因。

2. 主要症状特点及其发展变化情况：按发生的先后顺序描述主要症状的部位、性质、持续时间、程度、缓解或加剧因素，以及演变发展情况。

3. 伴随症状：记录伴随症状，描述伴随症状与主要症状之间的相互关系。

4. 发病以来诊治经过及结果：记录患者发病后到入院前，在院内、外接受检查与治疗的详细经过及效果。对患者提供的药名、诊断和手术名称需加引号（""）以示区别。

5. 发病以来一般情况：简要记录患者发病后的精神状态、睡眠、食欲、大小便、体重等情况。

与本次疾病虽无紧密关系、但仍需治疗的其他疾病情况，可在现病史后另起一段予以记录。

（四）既往史是指患者过去的健康和疾病情况。内容包括：既往一般健康状况、疾病史、传染病史、预防接种史、手术外伤史、输血史、食物或药物过敏史等。

（五）个人史，婚育史、月经史，家族史。

1. 个人史：记录出生地及长期居留地，生活习惯及有无烟、酒、药物等嗜好，职业与工作条件及有无工业毒物、粉尘、放射性物质接触史，有无冶游史。

2. 婚育史、月经史：婚姻状况、结婚年龄、配偶健康状况、有无子女等。女性患者记录初潮年龄、行经期天数、间隔天数、末次月经时间（或闭经年龄），月经量、痛经及生育等情况。

3. 家族史：父母、兄弟、姐妹健康状况，有无与患者类似疾病，有无家族遗传倾向的疾病。

（六）体格检查应当按照系统循序进行书写。内容包括：体温、脉搏、呼吸、血压，一般情况，皮肤、黏膜，全身浅表淋巴结，头部及其器官，颈部，胸部（胸廓、肺部、心脏、血管），腹部（肝、脾等），直肠肛门，外生殖器，脊柱，四肢，神经系统等。

（七）专科情况应当根据专科需要记录专科特殊情况。

（八）辅助检查指入院前所作的与本次疾病相关的主要检查及其结果。应分类按检查时间顺序记录检查结果，如是在其他医疗机构所作的检查，应当写明该机构名称及检查号。

（九）初步诊断是指经治医师根据患者入院时情况，综合分析所作出的诊断。如初步诊断为多项时，应当主次分明。对待查病例应列出可能性较大的诊断。

（十）书写入院记录的医师签名。

第十九条　再次或多次入院记录，是指患者因同一种疾病再次或多次住入同一医疗机构时书写的记录。要求及内容基本同入院记录。主诉是记录患者本次入院的主要症状（或体征）及持续时间；现病史中要求首先对本次住院前历次有关住院诊疗经过进行小结，然后再书写本次入院的现病史。

第二十条　患者入院不足24小时出院的，可以书写24小时内入出院记录。内容包括：患者姓名、性别、年龄、职业、入院时间、出院时间、主诉、入院情况、入院诊断、诊疗经过、出院情况、出院诊断、出院医嘱，医师签名等。

第二十一条　患者入院不足24小时死亡的，可以书写24小时内入院死亡记录。内容包括：患者姓名、性别、年龄、职业、入院时间、死亡时间、主诉、入院情况、入院诊断、诊疗经过（抢救经过）、死亡原因、死亡诊断，医师签名等。

第二十二条 病程记录是指继入院记录之后,对患者病情和诊疗过程所进行的连续性记录。内容包括:患者的病情变化情况、重要的辅助检查结果及临床意义、上级医师查房意见、会诊意见、医师分析讨论意见、所采取的诊疗措施及效果、医嘱更改及理由、向患者及其近亲属告知的重要事项等。

病程记录的要求及内容:

(一)首次病程记录是指患者入院后由经治医师或值班医师书写的第一次病程记录,应当在患者入院8小时内完成。首次病程记录的内容包括:病例特点、拟诊讨论(诊断依据及鉴别诊断)、诊疗计划等。

1. 病例特点:应当在对病史、体格检查和辅助检查进行全面分析、归纳和整理后写出本病例特征,包括阳性发现和具有鉴别诊断意义的阴性症状和体征等。

2. 拟诊讨论(诊断依据及鉴别诊断):根据病例特点,提出初步诊断和诊断依据;对诊断不明的写出鉴别诊断并进行分析;并对下一步诊治措施进行分析。

3. 诊疗计划:提出具体的检查及治疗措施安排。

(二)日常病程记录是指对患者住院期间诊疗过程的经常性、连续性记录。由经治医师书写,也可以由实习医务人员或试用期医务人员书写,但应有经治医师签名。书写日常病程记录时,首先标明记录时间,另起一行记录具体内容。对病危患者应当根据病情变化随时书写病程记录,每天至少1次,记录时间应当具体到分钟。对病重患者,至少2天记录一次病程记录。对病情稳定的患者,至少3天记录一次病程记录。

(三)上级医师查房记录是指上级医师查房时对患者病情、诊断、鉴别诊断、当前治疗措施疗效的分析及下一步诊疗意见等的记录。

主治医师首次查房记录应当于患者入院48小时内完成。内容包括:查房医师的姓名、专业技术职务、补充的病史和体征、诊断依据与鉴别诊断的分析及诊疗计划等。

主治医师日常查房记录间隔时间视病情和诊疗情况确定,内容包括:查房医师的姓名、专业技术职务、对病情的分析和诊疗意见等。

科主任或具有副主任医师以上专业技术职务任职资格医师查房的记录,内容包括:查房医师的姓名、专业技术职务、对病情的分析和诊疗意见等。

(四)疑难病例讨论记录是指由科主任或具有副主任医师以上专业技术任职资格的医师主持、召集有关医务人员对确诊困难或疗效不确切病例讨论的记录。内容包括:讨论日期、主持人、参加人员姓名及专业技术职务、具体讨论意见及主持人小结意见等。

(五)交(接)班记录是指患者经治医师发生变更之际,交班医师和接班医师分别对患者病情及诊疗情况进行简要总结的记录。交班记录应当在交班前由交班医师书写完成;接班记录应当由接班医师于接班后24小时内完成。交(接)班记录的内容包括:入院日期、交班或接班日期、患者姓名、性别、年龄、主诉、入院情况、入院诊断、诊疗经过、目前情况、目前诊断、交班注意事项或接班诊疗计划、医师签名等。

(六)转科记录是指患者住院期间需要转科时,经转入科室医师会诊并同意接收后,由转出科室和转入科室医师分别书写的记录。包括转出记录和转入记录。转出记录由转出科室医师在患者转出科室前书写完成(紧急情况除外);转入记录由转入科室医师于患者转入后24小时内完成。转科记录内容包括:入院日期、转出或转入日期,转出、转入科室,患者姓名、性别、年龄、主诉、入院情况、入院诊断、诊疗经过、目前情况、目前诊断、转科目的及注意事项或转入诊疗计划、医师签名等。

（七）阶段小结是指患者住院时间较长,由经治医师每月所作病情及诊疗情况总结。阶段小结的内容包括:入院日期、小结日期,患者姓名、性别、年龄、主诉、入院情况、入院诊断、诊疗经过、目前情况、目前诊断、诊疗计划、医师签名等。

交(接)班记录、转科记录可代替阶段小结。

（八）抢救记录是指患者病情危重,采取抢救措施时作的记录。因抢救急危患者,未能及时书写病历的,有关医务人员应当在抢救结束后6小时内据实补记,并加以注明。内容包括:病情变化情况、抢救时间及措施、参加抢救的医务人员姓名及专业技术职称等。记录抢救时间应当具体到分钟。

（九）有创诊疗操作记录是指在临床诊疗活动过程中进行的各种诊断、治疗性操作(如胸腔穿刺、腹腔穿刺等)的记录。应当在操作完成后即刻书写。内容包括:操作名称、操作时间、操作步骤、结果及患者一般情况,记录过程是否顺利、有无不良反应,术后注意事项是否向患者说明,操作医师签名。

（十）会诊记录(含会诊意见)是指患者在住院期间需要其他科室或者其他医疗机构协助诊疗时,分别由申请医师和会诊医师书写的记录。会诊记录应另页书写。内容包括:申请会诊记录和会诊意见记录。申请会诊记录应当简要载明患者病情及诊疗情况、申请会诊的理由和目的,申请会诊医师签名等。常规会诊意见记录应当由会诊医师在会诊申请发出后48小时内完成,急会诊时会诊医师应当在会诊申请发出后10分钟内到场,并在会诊结束后即刻完成会诊记录。会诊记录内容包括:会诊意见、会诊医师所在的科别或者医疗机构名称、会诊时间及会诊医师签名等。申请会诊医师应在病程记录中记录会诊意见执行情况。

（十一）术前小结是指在患者手术前,由经治医师对患者病情所作的总结。内容包括:简要病情、术前诊断、手术指征、拟施手术名称和方式、拟施麻醉方式、注意事项,并记录手术者术前查看患者相关的情况等。

（十二）术前讨论记录是指因患者病情较重或手术难度较大,手术前在上级医师主持下,对拟实施手术方式和术中可能出现的问题及应对措施所作的讨论。讨论内容包括:术前准备情况、手术指征、手术方案、可能出现的意外及防范措施、参加讨论者的姓名及专业技术职务、具体讨论意见及主持人小结意见、讨论日期、记录者的签名等。

（十三）麻醉术前访视记录是指在麻醉实施前,由麻醉医师对患者拟施麻醉进行风险评估的记录。麻醉术前访视可另立单页,也可在病程中记录。内容包括:姓名、性别、年龄、科别、病案号,患者一般情况、简要病史、与麻醉相关的辅助检查结果、拟行手术方式、拟行麻醉方式、麻醉适应证及麻醉中需注意的问题、术前麻醉医嘱、麻醉医师签字并填写日期。

（十四）麻醉记录是指麻醉医师在麻醉实施中书写的麻醉经过及处理措施的记录。麻醉记录应当另页书写,内容包括:患者一般情况、术前特殊情况、麻醉前用药、术前诊断、术中诊断、手术方式及日期、麻醉方式、麻醉诱导及各项操作开始及结束时间、麻醉期间用药名称、方式及剂量、麻醉期间特殊或突发情况及处理、手术起止时间、麻醉医师签名等。

（十五）手术记录是指手术者书写的反映手术一般情况、手术经过、术中发现及处理等情况的特殊记录,应当在术后24小时内完成。特殊情况下由第一助手书写时,应有手术者签名。手术记录应当另页书写,内容包括一般项目(患者姓名、性别、科别、病房、床位号、住院病历号或病案号)、手术日期、术前诊断、术中诊断、手术名称、手术者及助手姓名、麻醉方法、手术经过、术中出现的情况及处理等。

(十六)手术安全核查记录是指由手术医师、麻醉医师和巡回护士三方,在麻醉实施前、手术开始前和病人离室前,共同对病人身份、手术部位、手术方式、麻醉及手术风险、手术使用物品清点等内容进行核对的记录,输血的病人还应对血型、用血量进行核对。应有手术医师、麻醉医师和巡回护士三方核对、确认并签字。

(十七)手术清点记录是指巡回护士对手术患者术中所用血液、器械、敷料等的记录,应当在手术结束后即时完成。手术清点记录应当另页书写,内容包括:患者姓名、住院病历号(或病案号)、手术日期、手术名称、术中所用各种器械和敷料数量的清点核对、巡回护士和手术器械护士签名等。

(十八)术后首次病程记录是指参加手术的医师在患者术后即时完成的病程记录。内容包括:手术时间、术中诊断、麻醉方式、手术方式、手术简要经过、术后处理措施、术后应当特别注意观察的事项等。

(十九)麻醉术后访视记录是指麻醉实施后,由麻醉医师对术后患者麻醉恢复情况进行访视的记录。麻醉术后访视可另立单页,也可在病程中记录。内容包括:姓名、性别、年龄、科别、病案号,患者一般情况、麻醉恢复情况、清醒时间、术后医嘱、是否拔除气管插管等,如有特殊情况应详细记录,麻醉医师签字并填写日期。

(二十)出院记录是指经治医师对患者此次住院期间诊疗情况的总结,应当在患者出院后24小时内完成。内容主要包括:入院日期、出院日期、入院情况、入院诊断、诊疗经过、出院诊断、出院情况、出院医嘱、医师签名等。

(二十一)死亡记录是指经治医师对死亡患者住院期间诊疗和抢救经过的记录,应当在患者死亡后24小时内完成。内容包括入院日期、死亡时间、入院情况、入院诊断、诊疗经过(重点记录病情演变、抢救经过)、死亡原因、死亡诊断等。记录死亡时间应当具体到分钟。

(二十二)死亡病例讨论记录是指在患者死亡一周内,由科主任或具有副主任医师以上专业技术职务任职资格的医师主持,对死亡病例进行讨论、分析的记录。内容包括:讨论日期、主持人及参加人员姓名、专业技术职务、具体讨论意见及主持人小结意见、记录者的签名等。

(二十三)病重(病危)患者护理记录是指护士根据医嘱和病情对病重(病危)患者住院期间护理过程的客观记录。病重(病危)患者护理记录应当根据相应专科的护理特点书写。内容包括:患者姓名、科别、住院病历号(或病案号)、床位号、页码、记录日期和时间、出入液量、体温、脉搏、呼吸、血压等病情观察、护理措施和效果、护士签名等。记录时间应当具体到分钟。

第二十三条　手术同意书是指手术前,经治医师向患者告知拟施手术的相关情况,并由患者签署是否同意手术的医学文书。内容包括:术前诊断、手术名称、术中或术后可能出现的并发症、手术风险、患者签署意见并签名、经治医师和术者签名等。

第二十四条　麻醉同意书是指麻醉前,麻醉医师向患者告知拟施麻醉的相关情况,并由患者签署是否同意麻醉意见的医学文书。内容包括:患者姓名、性别、年龄、病案号、科别、术前诊断、拟行手术方式、拟行麻醉方式,患者基础疾病及可能对麻醉产生影响的特殊情况,麻醉中拟行的有创操作和监测,麻醉风险、可能发生的并发症及意外情况,患者签署意见并签名、麻醉医师签名并填写日期。

第二十五条 输血治疗知情同意书是指输血前,经治医师向患者告知输血的相关情况,并由患者签署是否同意输血的医学文书。输血治疗知情同意书内容包括:患者姓名、性别、年龄、科别、病案号、诊断、输血指征、拟输血成分、输血前有关检查结果、输血风险及可能产生的不良后果、患者签署意见并签名、医师签名并填写日期。

第二十六条 特殊检查、特殊治疗同意书是指在实施特殊检查、特殊治疗前,经治医师向患者告知特殊检查、特殊治疗的相关情况,并由患者签署是否同意检查、治疗的医学文书。内容包括:特殊检查、特殊治疗项目名称、目的、可能出现的并发症及风险、患者签名、医师签名等。

第二十七条 病危(重)通知书是指因患者病情危、重时,由经治医师或值班医师向患者家属告知病情,并由患方签名的医疗文书。内容包括:患者姓名、性别、年龄、科别,目前诊断及病情危重情况,患方签名、医师签名并填写日期。一式两份,一份交患方保存,另一份归病历中保存。

第二十八条 医嘱是指医师在医疗活动中下达的医学指令。医嘱单分为长期医嘱单和临时医嘱单。

长期医嘱单内容包括:患者姓名、科别、住院病历号(或病案号)、页码、起始日期和时间、长期医嘱内容、停止日期和时间、医师签名、执行时间、执行护士签名。临时医嘱单内容包括:医嘱时间、临时医嘱内容、医师签名、执行时间、执行护士签名等。

医嘱内容及起始、停止时间应当由医师书写。医嘱内容应当准确、清楚,每项医嘱应当只包含一个内容,并注明下达时间,应当具体到分钟。医嘱不得涂改。需要取消时,应当使用红色墨水标注"取消"字样并签名。

一般情况下,医师不得下达口头医嘱。因抢救急危患者需要下达口头医嘱时,护士应当复诵一遍。抢救结束后,医师应当即刻据实补记医嘱。

第二十九条 辅助检查报告单是指患者住院期间所做各项检验、检查结果的记录。内容包括:患者姓名、性别、年龄、住院病历号(或病案号)、检查项目、检查结果、报告日期、报告人员签名或者印章等。

第三十条 体温单为表格式,以护士填写为主。内容包括:患者姓名、科室、床号、入院日期、住院病历号(或病案号)、日期、手术后天数、体温、脉搏、呼吸、血压、大便次数、出入液量、体重、住院周数等。

第四章 打印病历内容及要求

第三十一条 打印病历是指应用字处理软件编辑生成并打印的病历(如 Word 文档、WPS 文档等)。打印病历应当按照本规定的内容录入并及时打印,由相应的医务人员手写签名。

第三十二条 医疗机构打印病历应当统一纸张、字体、字号及排版格式。打印字迹应清楚易认,符合病历保存期限和复印的要求。

第三十三条 打印病历编辑过程中应当按照权限要求进行修改,已完成录入打印并签名的病历不得修改。

第五章 其他

第三十四条 住院病案首页按照《卫生部关于修订下发住院病案首页的通知》(卫医发

〔2001〕286号)的规定书写。

第三十五条　特殊检查、特殊治疗按照《医疗机构管理条例实施细则》(1994年卫生部令第35号)有关规定执行。

第三十六条　中医病历书写基本规范由国家中医药管理局另行制定。

第三十七条　电子病历基本规范由卫生部另行制定。

第三十八条　本规范自2010年3月1日起施行。我部于2002年颁布的《病历书写基本规范(试行)》(卫医发〔2002〕190号)同时废止。

【附录2】　电子病历基本规范(试行)

〔卫医政发〔2010〕24号文件　2010年4月1日开始实施执行〕

第一章　总则

第一条　为规范医疗机构电子病历管理,保证医患双方合法权益,根据《中华人民共和国执业医师法》、《医疗机构管理条例》、《医疗事故处理条例》、《护士条例》等法律、法规,制定本规范。

第二条　本规范适用于医疗机构电子病历的建立、使用、保存和管理。

第三条　电子病历是指医务人员在医疗活动过程中,使用医疗机构信息系统生成的文字、符号、图表、图形、数据、影像等数字化信息,并能实现存储、管理、传输和重现的医疗记录,是病历的一种记录形式。

使用文字处理软件编辑、打印的病历文档,不属于本规范所称的电子病历。

第四条　医疗机构电子病历系统的建设应当满足临床工作的需要,遵循医疗工作流程,保障医疗质量和医疗安全。

第二章　电子病历基本要求

第五条　电子病历录入应当遵循客观、真实、准确、及时、完整的原则。

第六条　电子病历录入应当使用中文和医学术语,要求表述准确,语句通顺,标点正确。通用的外文缩写和无正式中文译名的症状、体征、疾病名称等可以使用外文。记录日期应当使用阿拉伯数字,记录时间应当采用24小时制。

第七条　电子病历包括门(急)诊电子病历、住院电子病历及其他电子医疗记录。电子病历内容应当按照卫生部《病历书写基本规范》执行,使用卫生部统一制定的项目名称、格式和内容,不得擅自变更。

第八条　电子病历系统应当为操作人员提供专有的身份标识和识别手段,并设置有相应权限;操作人员对本人身份标识的使用负责。

第九条　医务人员采用身份标识登录电子病历系统完成各项记录等操作并予确认后,系统应当显示医务人员电子签名。

第十条　电子病历系统应当设置医务人员审查、修改的权限和时限。实习医务人员、试用期医务人员记录的病历,应当经过在本医疗机构合法执业的医务人员审阅、修改并予电子签名确认。医务人员修改时,电子病历系统应当进行身份识别、保存历次修改痕迹、标记准确的修改时间和修改人信息。

第十一条　电子病历系统应当为患者建立个人信息数据库(包括姓名、性别、出生日期、民族、婚姻状况、职业、工作单位、住址、有效身份证件号码、社会保障号码或医疗保险号码、联系电话等),授予唯一标识号码并确保与患者的医疗记录相对应。

第十二条　电子病历系统应当具有严格的复制管理功能。同一患者的相同信息可以复制,复制内容必须校对,不同患者的信息不得复制。

第十三条　电子病历系统应当满足国家信息安全等级保护制度与标准。严禁篡改、伪造、隐匿、抢夺、窃取和毁坏电子病历。

第十四条　电子病历系统应当为病历质量监控、医疗卫生服务信息以及数据统计分析和医疗保险费用审核提供技术支持,包括医疗费用分类查询、手术分级管理、临床路径管理、单病种质量控制、平均住院日、术前平均住院日、床位使用率、合理用药监控、药物占总收入比例等医疗质量管理与控制指标的统计,利用系统优势建立医疗质量考核体系,提高工作效率,保证医疗质量,规范诊疗行为,提高医院管理水平。

第三章　实施电子病历基本条件

第十五条　医疗机构建立电子病历系统应当具备以下条件:

(一)具有专门的管理部门和人员,负责电子病历系统的建设、运行和维护。

(二)具备电子病历系统运行和维护的信息技术、设备和设施,确保电子病历系统的安全、稳定运行。

(三)建立、健全电子病历使用的相关制度和规程,包括人员操作、系统维护和变更的管理规程,出现系统故障时的应急预案等。

第十六条　医疗机构电子病历系统运行应当符合以下要求:

(一)具备保障电子病历数据安全的制度和措施,有数据备份机制,有条件的医疗机构应当建立信息系统灾备体系。应当能够落实系统出现故障时的应急预案,确保电子病历业务的连续性。

(二)对操作人员的权限实行分级管理,保护患者的隐私。

(三)具备对电子病历创建、编辑、归档等操作的追溯能力。

(四)电子病历使用的术语、编码、模板和标准数据应当符合有关规范要求。

第四章　电子病历的管理

第十七条　医疗机构应当成立电子病历管理部门并配备专职人员,具体负责本机构门(急)诊电子病历和住院电子病历的收集、保存、调阅、复制等管理工作。

第十八条　医疗机构电子病历系统应当保证医务人员查阅病历的需要,能够及时提供并完整呈现该患者的电子病历资料。

第十九条　患者诊疗活动过程中产生的非文字资料(CT、磁共振、超声等医学影像信息,心电图,录音,录像等)应当纳入电子病历系统管理,应确保证随时调阅、内容完整。

第二十条　门诊电子病历中的门(急)诊病历记录以接诊医师录入确认即为归档,归档后不得修改。

第二十一条　住院电子病历随患者出院经上级医师于患者出院审核确认后归档,归档后由电子病历管理部门统一管理。

第二十二条　对目前还不能电子化的植入材料条形码、知情同意书等医疗信息资料,可以采取措施使之信息数字化后纳入电子病历并留存原件。

第二十三条 归档后的电子病历采用电子数据方式保存,必要时可打印纸质版本,打印的电子病历纸质版本应当统一规格、字体、格式等。

第二十四条 电子病历数据应当保存备份,并定期对备份数据进行恢复试验,确保电子病历数据能够及时恢复。当电子病历系统更新、升级时,应当确保原有数据的继承与使用。

第二十五条 医疗机构应当建立电子病历信息安全保密制度,设定医务人员和有关医院管理人员调阅、复制、打印电子病历的相应权限,建立电子病历使用日志,记录使用人员、操作时间和内容。未经授权,任何单位和个人不得擅自调阅、复制电子病历。

第二十六条 医疗机构应当受理下列人员或机构复印或者复制电子病历资料的申请:

(一)患者本人或其代理人;

(二)死亡患者近亲属或其代理人;

(三)为患者支付费用的基本医疗保障管理和经办机构;

(四)患者授权委托的保险机构。

第二十七条 医疗机构应当指定专门机构和人员负责受理复印或者复制电子病历资料的申请,并留存申请人有效身份证明复印件及其法定证明材料、保险合同等复印件。受理申请时,应当要求申请人按照以下要求提供材料:

(一)申请人为患者本人的,应当提供本人有效身份证明;

(二)申请人为患者代理人的,应当提供患者及其代理人的有效身份证明、申请人与患者代理关系的法定证明材料;

(三)申请人为死亡患者近亲属的,应当提供患者死亡证明及其近亲属的有效身份证明、申请人是死亡患者近亲属的法定证明材料;

(四)申请人为死亡患者近亲属代理人的,应当提供患者死亡证明、死亡患者近亲属及其代理人的有效身份证明,死亡患者与其近亲属关系的法定证明材料,申请人与死亡患者近亲属代理关系的法定证明材料;

(五)申请人为基本医疗保障管理和经办机构的,应当按照相应基本医疗保障制度有关规定执行;

(六)申请人为保险机构的,应当提供保险合同复印件,承办人员的有效身份证明,患者本人或者其代理人同意的法定证明材料;患者死亡的,应当提供保险合同复印件,承办人员的有效身份证明,死亡患者近亲属或者其代理人同意的法定证明材料。合同或者法律另有规定的除外。

第二十八条 公安、司法机关因办理案(事)件,需要收集、调取电子病历资料的,医疗机构应当在公安、司法机关出具法定证明及执行公务人员的有效身份证明后如实提供。

第二十九条 医疗机构可以为申请人复印或者复制电子病历资料的范围按照我部《医疗机构病历管理规定》执行。

第三十条 医疗机构受理复印或者复制电子病历资料申请后,应当在医务人员按规定时限完成病历后方予提供。

第三十一条　复印或者复制的病历资料经申请人核对无误后，医疗机构应当在电子病历纸质版本上加盖证明印记，或提供已锁定不可更改的病历电子版。

第三十二条　发生医疗事故争议时，应当在医患双方在场的情况下锁定电子病历并制作完全相同的纸质版本供封存，封存的纸质病历资料由医疗机构保管。

第五章　附则

第三十三条　各省级卫生行政部门可根据本规范制定本辖区相关的实施细则。

第三十四条　中医电子病历基本规范由国家中医药管理局另行制定。

第三十五条　本规范由卫生部负责解释。

第三十六条　本规范自 2010 年 4 月 1 日起施行。

【附录3】　医疗机构病历管理规定

〔卫生部、国家中医药管理局，卫医发〔2002〕193 号　2002 年 8 月 2 日公布，自 2002 年 9 月 1 日起实施〕

第一条　为了加强医疗机构病历管理，保证病历资料客观、真实、完整，根据《医疗机构管理条例》和《医疗事故处理条例》等法规，制定本规定。

第二条　病历是指医务人员在医疗活动过程中形成的文字、符号、图表、影像、切片等资料的总和，包括门（急）诊病历和住院病历。

第三条　医疗机构应当建立病历管理制度，设置专门部门或者配备专（兼）职人员，具体负责本机构病历和病案的保存与管理工作。

第四条　在医疗机构建有门（急）诊病历档案的，其门（急）诊病历由医疗机构负责保管；没有在医疗机构建立门（急）诊病历档案的，其门（急）诊病历由患者负责保管。

住院病历由医疗机构负责保管。

第五条　医疗机构应当严格病历管理，严禁任何人涂改、伪造、隐匿、销毁、抢夺、窃取病历。

第六条　除涉及对患者实施医疗活动的医务人员及医疗服务质量监控人员外，其他任何机构和个人不得擅自查阅该患者的病历。

因科研、教学需要查阅病历的，需经患者就诊的医疗机构有关部门同意后查阅。阅后应当立即归还。不得泄露患者的隐私。

第七条　医疗机构应当建立门（急）诊病历和住院病历编号制度。

门（急）诊病历和住院病历应当标注页码。

第八条　在医疗机构建有门（急）诊病历档案患者的门（急）诊病历，应当由医疗机构指定专人送达患者就诊科室；患者同时在多科室就诊的，应当由医疗机构指定专人送达后续就诊科室。

在患者每次诊疗活动结束后 24 小时内，其门（急）诊病历应当收回。

第九条　医疗机构应当将门（急）诊患者的化验单（检验报告）、医学影像检查资料等在检查结果出具后 24 小时内归入门（急）诊病历档案。

第十条　在患者住院期间，其住院病历由所在病区负责集中、统一保管。

病区应当在收到住院患者的化验单（检验报告）、医学影像检查资料等检查结果后 24 小时内归入住院病历。

住院病历在患者出院后由设置的专门部门或者专(兼)职人员负责集中、统一保存与管理。

第十一条　住院病历因医疗活动或复印、复制等需要带离病区时,应当由病区指定专门人员负责携带和保管。

第十二条　医疗机构应当受理下列人员和机构复印或者复制病历资料的申请:

(一)患者本人或其代理人;

(二)死亡患者近亲属或其代理人;

(三)保险机构。

第十三条　医疗机构应当由负责医疗服务质量监控的部门或者专(兼)职人员负责受理复印或者复制病历资料的申请。受理申请时,应当要求申请人按照下列要求提供有关证明材料:

(一)申请人为患者本人的,应当提供其有效身份证明;

(二)申请人为患者代理人的,应当提供患者及其代理人的有效身份证明、申请人与患者代理关系的法定证明材料;

(三)申请人为死亡患者近亲属的,应当提供患者死亡证明及其近亲属的有效身份证明、申请人是死亡患者近亲属的法定证明材料;

(四)申请人为死亡患者近亲属代理人的,应当提供患者死亡证明、死亡患者近亲属及其代理人的有效身份证明,死亡患者与其近亲属关系的法定证明材料,申请人与死亡患者近亲属代理关系的法定证明材料;

(五)申请人为保险机构的,应当提供保险合同复印件,承办人员的有效身份证明,患者本人或者其代理人同意的法定证明材料;患者死亡的,应当提供保险合同复印件,承办人员的有效身份证明,死亡患者近亲属或者其代理人同意的法定证明材料。合同或者法律另有规定的除外。

第十四条　公安、司法机关因办理案件,需要查阅、复印或者复制病历资料的,医疗机构应当在公安、司法机关出具采集证据的法定证明及执行公务人员的有效身份证明后予以协助。

第十五条　医疗机构可以为申请人复印或者复制的病历资料包括:门(急)诊病历和住院病历中的住院志(即入院记录)、体温单、医嘱单、化验单(检验报告)、医学影像检查资料、特殊检查(治疗)同意书、手术同意书、手术及麻醉记录单、病理报告、护理记录、出院记录。

第十六条　医疗机构受理复印或者复制病历资料申请后,应当在医务人员按规定时限完成病历后予以提供。

第十七条　医疗机构受理复印或者复制病历资料申请后,由负责医疗服务质量监控的部门或者专(兼)职人员通知负责保管门(急)诊病历档案的部门(人员)或者病区,将需要复印或者复制的病历资料在规定时间内送至指定地点,并在申请人在场的情况下复印或者复制。

复印或者复制的病历资料经申请人核对无误后,医疗机构应当加盖证明印记。

第十八条 医疗机构复印或者复制病历资料,可以按照规定收取工本费。

第十九条 发生医疗事故争议时,医疗机构负责医疗服务质量监控的部门或者专(兼)职人员应当在患者或者其代理人在场的情况下封存死亡病例讨论记录、疑难病例讨论记录、上级医师查房记录、会诊意见、病程记录等。

封存的病历由医疗机构负责医疗服务质量监控的部门或者专(兼)职人员保管。

封存的病历可以是复印件。

第二十条 门(急)诊病历档案的保存时间自患者最后一次就诊之日起不少于15年。

第二十一条 病案的查阅、复印或者复制参照本规定执行。

第二十二条 本规定由卫生部负责解释。

第二十三条 本规定自2002年9月1日起施行。

【案例】 病案管理制度

[来源:天津爱齿口腔门诊部 ISO9000 管理制度汇编]

1. 病案管理的流程:填写→收集→摆放。

2. 病案的管理办法及标准:

2.1 病案填写

① 初诊病人应在前台填写好病案首页内容,包括姓名,年龄,通信地址及联系电话等,对自己的身体状况及某些疾病既往史也应填写清楚。对没有填写能力的儿童应由家长代替填写并签字。

② 病案书写应字迹清晰,规范,不得擅自涂改。

2.2 病案标识与收集

① 每份病案都有门诊号码进行标识,并按排列顺序插入病案盒统一摆放在病案柜中,保证插入顺序无误。

② 病人的X线口含片应装入片袋中粘贴在病案上。

2.3 病案借阅

① 每天早上各诊室护士要把当天所需的病案登记在病案借阅记录本中,由前台工作人员进行统一查找并送入各诊室;下班之前必须归还当日所借病案并作登记,再由前台插入病案盒中。

② 严格执行有关病案借阅制度,认真履行登记,对病案的安全保管负责。

2.4 病案保存

① 病案的保存时间不少于15年。

② 严格遵守保密制度,不准利用工作之便擅自扩大病案的利用范围,不准泄露病案的秘密内容,不得擅自销毁档案材料。

③ 非本院职工查阅病案档案时,应经领导批准。

④ 查阅病案时,查阅人员要对所查档案的安全和保密负责,不得向无关人员泄露。

⑤ 定期进行病案的检查,防止档案虫蛀和霉变。

2.5 电子病案

① 各诊室医护人员应及时输入电子病历内容,输入内容应与填写病历内容相符。

② 定期检查电脑,保证程序运行准确无误。

③ 顾客(病人)需要打印病历时,需前台负责人同意并通知主治医师,给予打印。

④ 目前暂由前台工作人员将顾客(病人)全景 X 线片及口含片采用扫描技术输入该顾客(病人)档案中以备查用。

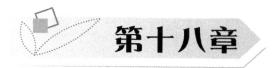

第十八章

口腔诊所急救管理

　　口腔诊所承担着绝大多数口腔疾病的诊治任务,病人就诊时一般身体状况良好。口腔医疗常规操作对病人的创伤相对不大。但在口腔医疗过程中,可能出现一些急症情况。而口腔诊所没有综合医院完善系统的急诊抢救设施,口腔医生所掌握的内科知识有限,一旦出现紧急情况,可能抢救不能达到理想的效果。可影响口腔诊所的医疗安全工作。所以,口腔诊所急救管理十分重要。

　　口腔专业医生在本科学习期间,急诊急救医学并没有作为独立的课程来学习,在急诊科的日常门急诊工作中,也以诊治口腔牙齿疾病为主,包含一些颌面部的急性创伤救治。因此,在口腔急诊的临床工作中,在面对突发的、危及病人生命安全的全身性疾病救治时,片面性比较强,不能综合考虑病人的全身性因素对局部疾病的影响,对应急病人的抢救意识淡漠,缺乏急救知识,全身协调用药的思考不成熟。因此,对口腔专业医生急诊急救知识的学习、院前紧急救援能力的培养、建立起口腔专科医院急诊科紧急医疗救援体系是很重要的。

　　口腔诊所对于其他医科的应急能力较差,一些口腔医师往往只偏重于牙科,只限于牙病的治疗处理,而忽视了对“全科”知识与基本技能的掌握。一旦遇上意外急诊病人,抢救便无从谈起了,从而给病人的生命造成威胁。更有甚者不少口腔诊所都缺少氧气设备(如氧气袋等),甚至连基本的抢救药品(如肾上腺素、毛花苷 C、尼可刹米等)都缺乏,以至于出了事又无能力解决。

　　例如前不久,某口腔诊所的年轻医师为一位病人拔牙,行普鲁卡因肾上腺素局麻后约 2 分钟后,病人渐感胸闷、呼吸困难、四肢无力,这位医师一时手足无措,由于口腔诊所无氧气等基本抢救设施,将病人送到医院抢救。到医院时病人呼吸已相当急促,口唇发绀,脉搏微弱,出现休克症状。经医院紧急抢救,病人脱离了危险。据了解,那位口腔医师虽经正规的医学系统培训,但由于缺乏基本的抢救知识与应急能力，又缺乏基本的抢救设备与药品（如肾上腺素等），对于突然出现的"药物过敏性反应"等急症束手无策。

口腔诊所除了加强口腔医师的口腔医学继续教育外，还应添置基本的抢救设施与药品。同时也希望口腔诊所的口腔医师在加强本专科学习的同时也掌握一些"全科"的急救处理知识与基本操作技能，以备不测。急救技术在口腔诊所的各种场合均可出现，作为口腔医师和牙科护士，应掌握心跳呼吸骤停抢救的基本知识和方法，才能达到预期的目的。

口腔诊所应该建立完整的医疗急救制度；医护人员应有扎实的医学基础和急救知识、训练有素的急诊急救能力；同时应具备必须的抢救设施及药品；才可能在危害生命的事件发生时，尽快地、有效地抢救病人的生命，保证医疗安全。我们的目标是提供优质安全的服务；建立合理的医疗服务流程，提高应急应变能力，以人为本，使人民满意。

口腔诊所应和附近距离最近的具有良好急救能力的医院和诊所建立业务协作关系，从而提高应急处理能力，减少口腔诊所意外事故，挽救病人的生命，让口腔诊所真正成为给病人提供方便、安全、有效治疗的口腔医疗服务场所。

据专家估计，21世纪口腔患者中老年人的比例将要大幅度上升。老年人常伴有多种全身疾病，如高血压、糖尿病和其他心脑血管疾患，民营口腔诊所的医生要具备处理全身疾病及一般危重症的知识与技能。口腔诊所应配备小型氧气瓶和常用的抢救药品，治疗中一旦出现意外，可就地抢救并及时与急救部门联系。就地抢救一方面可提高救治成功率，另一方面可免除或减轻医疗责任。若没有抢救措施，一旦出现问题，诊所将要承担责任。

第一节　口腔诊所急救技术

口腔诊所急救技术中最重要的为心肺复苏（CPR）技术，作为口腔医师，应掌握心跳呼吸骤停抢救的基本知识和方法，才能达到预期的目的。掌握心肺复苏急救是口腔医师所必备的条件之一，现场心肺复苏对在口腔诊所中，病人发生的意外如窒息、休克、心源性猝死等有着重要意义，且为进一步专业医疗救护创造有利条件。

严格按照"2011年美国心脏学会（AHA）心肺复苏与心血管急救指南"的标准加强心肺复苏程序培训，使用呼吸机、除颤仪等抢救治疗仪器的操作技能。当患者意外发生意识丧失时，首先需要判断患者有无反应，有无喘息，轻拍患者，并大声问"你还好吗"。如判断患者无反应时，应立即开始初级心肺复苏，判断患者无反应到心肺复苏开始时间最好控制在10秒钟内完成。在不延缓实施心肺复苏的同时应打急救电话(120)通知当地急救医疗系统。平时应与当地急救医疗系统建立友好联系。

一、初级心肺复苏

2011 年 AHA 的 CRP 和 ECC 指南将成人和儿童患者(不包括新生儿)基本生命支持中的"气道 - 呼吸 - 胸外按压"步骤更改为"胸外按压 - 气道 - 呼吸",其重要意义是缩短了开始胸外按压的时间,这也意味着所有人要重新学习心肺复苏术。

1. 胸外按压

胸外按压是建立人工循环的主要方法,胸外按压时,血流产生的原理比较复杂,主要是基于胸泵机制和心泵机制。通过胸外按压可以使胸内压力升高和直接按压心脏而维持一定的血液流动,配合人工呼吸可为心脏和脑等重要器官提供一定含氧的血液,为进一步复苏创造条件。

人工胸外按压时,患者仰卧平躺于硬板床或地面上,头部与心脏在同一水平,以保证脑血流量。如有可能应抬高下肢,以增加回心血量。术者紧靠患者胸部一侧,为保证按压力垂直作用于病人胸骨,术者应根据抢救现场的具体情况,采用站立地面或脚凳上,或采用跪式等体位。按压部位是胸骨下 1/3 段,双乳头之间,用一只手掌根部放在胸部正中双乳之间的胸骨上,另一手平行重叠压在手背上,保证手掌根部横轴和胸骨长轴方向一致,保证手掌用力在胸骨上,避免发生肋骨骨折,不要按压剑突,手指并拢、分开或互握均可,但不得接触胸壁(图18-1)。

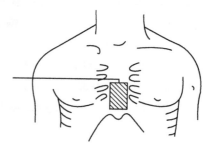

图 18-1　胸外心脏按压正确部位

按压方法

成人　术者双肘伸直,借身体和上臂的力量,向脊柱方向按压,使胸廓下陷至少 5cm,而后迅即放松,解除压力,让胸廓恢复原来位置,如此有节奏地反复进行。按压与放松的时间大致相等,放松时掌根部不得离开按压部位,以防位置移动,但放松应充分,以利血液回流。按压频率 80~100 次 / 分(图 18-2)。有效胸外按压是做到直至心脏骤停有效循环恢复或复苏终止,尽可能减少按压中断,任何不必要的胸外按压中断都会使心肺复苏的成功率降低。

小儿　使患儿仰卧于诊疗桌上,足部略抬高以增加回心血量。术者以一手掌根部置于患儿胸骨中下部垂直向脊柱方向施力,使胸廓下陷;如是婴儿,则用一手托住患儿背部,另一手以示、中指进行按压。按压频率,年长儿 80 次 / 分,

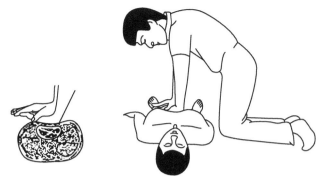

图 18-2　胸外心脏按压的手法与姿势

婴幼儿及新生儿 100 次 / 分。

2. 开通气道

仰面抬颈法　病人去枕,术者位于病人一侧,一手置病人前额向后加压,使头后仰,另一手托住颈部向上抬颈(图 18-3)。

仰面举颏法　术者位于病人一侧,一手置病人前额向后加压使头后仰,另一手(除拇指外)的手指置于下颏外之下颌骨上,将颏部上举。注意勿压迫颌下软组织,以免压迫气道(图 18-4)。

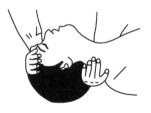

图 18-3　仰面抬颈法

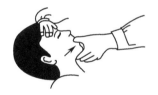

图 18-4　仰面举颏法

托下颌法　术者位于病人头侧,两肘置于病人背部同一水平面上,用双手抓住病人两侧下颌角向上牵拉,使下颏向前、头后仰,同时两拇指可将下唇下拉,使口腔通畅(18-5)。

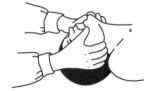

图 18-5　托下颌法

3. 人工呼吸

人工呼吸是用人工方法(手法或机械)借外力来推动肺、膈肌及胸廓的运动,使气体被动进入或排出肺脏,以保证机体氧气的供给及二氧化碳的排除。人工呼吸是对呼吸受到抑制或突然停止的危重病人的首要抢救措施之一。

口对口人工呼吸　术者以置于前额处手的拇、食指轻轻捏住病人的鼻孔,深吸一口气,将嘴张大,用口唇包住病人口部,用力将气体吹入,每次吹气后即将捏鼻的手指放松,同时将头转向病人胸部,以吸入新鲜空气并观察病人被动呼气(图 18-6)。为防止病人肺泡萎缩,在开始人工通气时,要快速足量连续向肺内吹气 4 口,且在第 2、第 3、第 4 次吹气时,不必等待呼气结束。吹气频率,成人 14~16 次 / 分,儿童 18~20 次 / 分,婴幼儿 30~40 次 / 分。

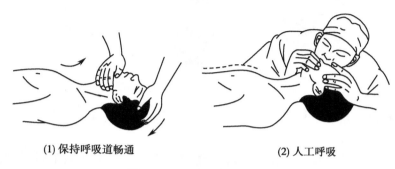

(1) 保持呼吸道畅通   (2) 人工呼吸

图 18-6　口对口人工呼吸法

口对鼻人工呼吸　　适用于口部外伤或张口困难的病人。术者一手将病人额部向后推,另一手将颏部上抬,使上下唇闭拢,术者深吸一口气将口唇包住病人鼻孔,用力吹气。吹气后放开病人口唇使气呼出。其余操作与口对口吹气相同,但吹气阻力较口对口为大。

仰卧压胸人工呼吸　　①病人仰卧,背部垫枕,使肩及枕部略低。头偏于一侧;②术者跨于病人两股外侧,屈曲两肘关节,将两手横放于肋弓上部,手指自然分布于胁部肋骨上,拇指向内;③将体重支于两手,使身体向前,逐渐加压力于胸部。2 秒后放松两手,术者直跪起,经 2 秒后,再按上述方法反复施行(图 18-7)。

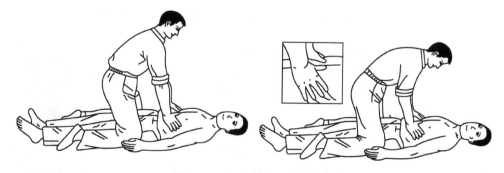

图 18-7　仰卧压胸人工呼吸法

俯卧压背人工呼吸　　①病人俯卧,一臂伸于头前,一臂曲垫于面下,头侧向一方;②术者跨跪于病人两腿外侧,以掌压于病人下背部,手指自然地放在肋内上,小指正好处于最低肋骨上;③术者两臂垂直,使身体徐徐前倾,以身体重力逐渐加压于病人,至术者两肩与掌垂直为宜,保持此姿势 2 秒;④将身体逐渐退回原姿势,使压力放松,经 2 秒后,再按上述方法反复施行(图 18-8)。

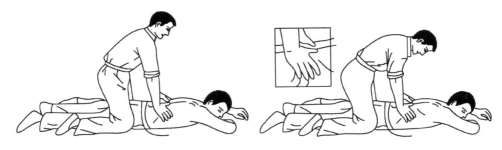

图 18-8　俯卧压背人工呼吸法

人工呼吸有效指征是看到病人胸部起伏,呼气时听到或感到病人有气体逸出。以上人工呼吸仅适用于短时间急救之用。时间长者,须行气管插管或气管切开及人工呼吸机维持呼吸。

注意事项:

(1) 病人应置于空气流通的平地上或硬板上,衣服应松开,并注意保证呼吸道通畅。

(2) 吹气应有足够的气量(800~1000ml),以使胸廓抬起,一般不超过 1200ml。吹气过猛过大可造成咽部压超过食管开放压,从而使气体吹入胃内引起胃胀气。

(3) 如遇牙关紧闭者,行口对鼻人工呼吸时为克服鼻腔阻力,吹气时用劲要大,时间要长。

(4) 病人尚有微弱呼吸时,人工呼吸应注意与病人的自主呼吸同步进行。

(5) 仰压、俯压、举臂压胸人工呼吸操作时,术者姿势要正确,力量适中,频率 14~16 次 / 分为宜,节律均匀,且操作不可中断。同时可配合针刺人中、十宣等穴位。

按压与通气的协调:

一人操作　现场只有一个抢救者,吹气与按压之比为 2:15,即连续吹气 2 次,按压 15 次,两次吹气间不必等第一口气完全呼出。2 次吹气的总时间应在 4~5 秒之内。

两人操作　负责按压者位于病人一侧胸旁,另一人位于同侧病人头旁,负责疏通气管和吹气,同时也负责监测颈动脉搏动。吹气与按压之比为 1:5(图 18-9),为避免术者疲劳,两人工作可互换,调换应在完成一组 5:1 的按压吹气后间隙中进行。在按压过程中可暂停按压以核实病人是否恢复自主心搏。但核实过程和术者调换所用时间,均不应使按压中断 5 秒钟以上。

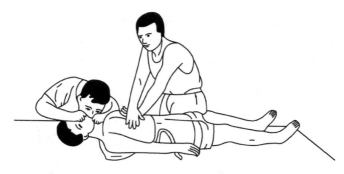

图 18-9　胸外心脏按压与口对口人工呼吸(两人操作)

按压有效标志:

(1) 可触知颈动脉搏动(由吹气者监测)。

(2) 动脉血压收缩压 > 8kPa。

(3) 意识改善,瞳孔对光反应恢复。

4. 除颤

心脏除颤器能释放高能量短时限的脉冲电流,通过心脏使全部心肌纤维同时除极,中断一切折返通道,以消除异位心律,重建窦性心律,急救时主要是用异步除颤消除心室纤颤。由于室颤是非创伤心搏骤停患者中最常见的心律失常,可以在专业急救救护到达之前,进行一段时间心肺复苏(例如 5 个循环或者大约 2 分钟)后,如果具备 AED 自动电除颤仪,应联合应用 CPR 和 AED,由于 AED 便于携带,容易操作,能自动识别心电图并提示进行除颤,非专业人员也可以操作。因此,对口腔诊所就诊的意外室颤患者的抢救极为重要。

需准备的物品:除颤器(有直流电与交流电两种)、导电膏或盐水纱布。

方法:

(1) 做好心电监护以确诊室颤。

(2) 接通电源。有交流电源(220V,50Hz) 时,接上电源线和地线,并将电源开关逆时针方向转一挡至"交流"位置;若无交流电源,则用机内镍镉电池(15V),将电源开关顺时针方向转一挡至"直流"位置。电源指示灯亮约 2 分钟,示波器即可出现图像。

(3) 按下胸外除颤按钮和异步按钮,准备除颤。

(4) 按下充电按钮,注视电功率数的增值,当增加至所需瓦秒数时,即松开按钮,停止充电。

(5) 电功率的选择,成人首次电击,可选用 2000W·s 若失败,可重复电击,并可提高电击能量,但最大不超过 360W·s。

（6）将电极板涂好导电膏或包上蘸有生理盐水的纱布。将一电极板置于病人胸骨右缘第2、第3肋间，另一个置于心尖部。电极板须全部与皮肤紧贴（图18-10）。

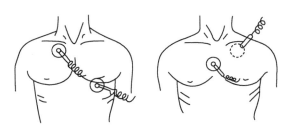

图18-10 胸外电击除颤电极板位置

（7）嘱其他人离开病人床边。术者两臂伸直固定电极板，使自己身体离开床缘，然后双手同时按下放电按钮，进行除颤。

（8）放电后立即观察心电示波，如除颤未成功，可加大瓦秒数值，再次除颤，同时寻找失败原因并采取相应的措施。

（9）使用后，电极板擦拭干净放回除颤器箱内，如系应用盐水纱布作为导电物，应擦干后换上新纱布备用。

二、高级心肺复苏

高级心肺复苏即指高级生命支持系统，是在基础生命支持的基础上，应用辅助设备、特殊技术等建立更为有效的通气和血运循环，主要措施包括气管插管建立通气、除颤转复心律成为血流动力学稳定的心律、建立静脉通路并应用必要的药物维持已经恢复的循环。心电图、血压、脉搏、血氧饱和度、呼气末二氧化碳分压测定等必须持续监测，必要时还需要进行又创血流动力学监测，如动脉血气分析、动脉压、中心静脉压、肺动脉压等。

1. 通气与氧供

如果患者自主呼吸没有恢复应尽早行气管插管，充分通气的目的纠正低氧血症，予吸入氧浓度100%。如果没有呼吸机通常用面罩，建议球囊维持通气，如有呼吸机，潮气量为6~7ml/kg或500~600ml，然后根据血气分析结果进行调整。

2. 电除颤、复律与起搏治疗

心脏骤停时最常见的心律失常是心室颤动。及时地胸外按压和人工呼吸虽可部分维持心脑功能，但极少能将室颤转为正常心律，而且迅速恢复有效的心律是复苏成功至关重要的一步。

电除颤、复律：终止室颤最有效的方法是除颤，时间是治疗室颤的关键，每延迟除颤1分钟，复苏成功率下降7%~10%。电除颤虽然列为高级复苏的手段，但如有条件应越早越好，并不拘泥于复苏的阶段，提倡在初级心肺复苏中即行电复律治疗。此外心脏骤停与无脉电活动电除颤均无益。

起搏治疗：对心脏停搏患者不推荐使用起搏器治疗，而对有症状心动过缓患者则考虑起搏治疗。

3. 药物治疗

心脏骤停患者在进行心肺复苏时应尽早开通静脉通道。周围静脉通常选用肘前静脉或颈外静脉,手部或下肢静脉效果较差尽量不用。

肾上腺素是心肺复苏的首选药物。可用于电击无效的室颤及无脉室速、心脏骤停或无脉性电生理活动。常规给药方法是静脉推注 1mg,每 3~5 分钟重复一次,可逐渐增加剂量至 5mg。血管升压素与肾上腺素相同也可作为一线用药,只推荐使用一次 40U 静脉注射。严重低血压者可以给予去甲肾上腺素、多巴胺、多巴酚丁胺。

复苏过程中产生的代谢性酸中毒通过改善通气常可得到改善,不应过分积极补充碳酸氢盐纠正。心脏骤停或复苏时间过长者,或早已存在代谢性酸中毒、高钾血症患者可适当补充碳酸氢钠,初始剂量 1mmol/kg,在持续心肺复苏过程中每 15 分钟重复 1/2 量,最好根据动脉血气分析结果调整补给量,防止产生碱中毒。

给予 2~3 次除颤加 CPR 及肾上腺素之后仍然是室颤/无脉室速,考虑给予抗心律失常药物。利多卡因,给予 1~1.5mg/kg 静脉注射,如无效可每 3~5 分钟重复一次,如果总剂量达到 3mg/kg 仍不能成功除颤,下一步可给予胺碘酮。胺碘酮首次 150mg 缓慢静脉注射(大于 10 分钟),如无效可重复给药总量达 500mg,随后 10mg/(kg·d)维持静脉滴注。

对于一些难治性多形性室速、心室扑动及难治性心室颤动,可使用静脉 β 受体阻滞剂。美托洛尔每隔 5 分钟,每次 5mg 静脉注射,直至总剂量 15mg。有急性高钾血症触发的难治性室颤的患者可给予 10% 葡萄糖酸钙 5~20ml,注射速率为 2~4ml/min。

缓慢性心律失常、心室停顿的处理不同于室颤。给予基础生命支持后,应尽力设法稳定自主心律,或设法起搏心脏。常用药物为肾上腺素每隔 3~5 分钟静脉注射 1mg 及阿托品 1~2mg 静脉注射。上述治疗的同时应积极寻找可能存在的可逆性病因,并给予相应治疗。

最后心肺复苏要求加强团队协作,胸外按压、气道管理、人工呼吸、心律检测,电除颤和药物使用多数由专业急救人员或训练有素的救援团队完成。复苏开始时只有一个施救者,应立即求救团队其他成员到达。因此,口腔诊所即应当注重对急救者的培训也应当注意团队建设,其中每个成员各司其职共同实施心肺复苏任务。同时紧急救援教育和再培训的质量与频度是提高复苏有效性的关键要素,因此要频繁地进行技能培训,培养一支优秀的急救团队。

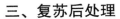

三、复苏后处理

心肺复苏后的处理原则和措施包括维持有效的循环和呼吸功能,特别是脑灌注,预防再次心搏骤停,维持水、电解质和酸碱平衡,防止脑缺氧和脑水肿、急性肾衰竭及继发感染等。

【附录】　心跳、呼吸骤停的常见原因及急救原则

触电:脱离电源、CPR 、除颤。

高温中暑:降温、供氧,急性心力衰竭和心律失常致心搏骤停——CPR、除颤

吸入有害物:脱离有毒场所、保持气道通畅、解毒措施,必要时 CPR

心脏性猝死:

心绞痛、心肌梗死:氧气、硝酸甘油

仅呼吸停止者:人工呼吸,12 次／分,1 次／5秒,有脉搏者不可作胸外按压

心搏骤停:心前区叩击法。因大部分成人突然非创伤性心搏骤停,最初心律失常为室颤需解除。

方法:握拳,用小鱼际肌侧方在胸部胸骨中下1/3处叩击

1~2 次后测颈动脉搏动,仍无搏动时——CPR

心律失常:药物使用＋电除颤

1. 现场心肺复苏效果判断　见表1。

表 1　现场心肺复苏效果判断

体征	有　　效	体征	有　　效
瞳孔	由大变小	神态	眼球活动,睫毛反射,对光反射出现
面色	由紫绀转红润	自主呼吸	有,微弱仍应坚持口对口呼吸
颈动脉	每一次胸外心脏按压可摸到	毛细血管	再充盈或恢复自主活动

判断 CPR 是否有效,主要根据:

(1) 瞳孔功能恢复;

(2) 毛细血管再充盈或恢复自主活动;

(3) 动脉内测压舒张压 5.3KPA,然而现场不易做到。

(4) 以瞳孔功能恢复情况为主并结合其他各项的变化综合判断。

2. 终止现场心肺复苏的指征

(1) 自主呼吸心跳已有良好恢复;

(2) 已行现场心肺复苏术后10~20分钟无效;

(3) 病人适合并有条件进行剖胸心肺复苏术应及时作剖胸心肺复苏术;

(4) 有医师到场,确定病人已死亡;

(5) 抢救者筋疲力尽,无法继续抢救(被迫停止)。

3. 确定病人真正死亡条件

脑死亡:

(1) 深度昏迷,对任何刺激无反应;

(2) 自主呼吸停止;

(3) 脑干反射全部或大部消失,包括:瞳孔对光反射、角膜反射、吞咽反射、睫毛反射(脊髓反射除外)

(4) 无心跳。

(5) 已做心肺复苏 30 分钟以上。

(6) 同时具备上述三个条件,可认为病人真正死亡,终止复苏。

第二节　椅位晕厥的诊断防治

　　晕厥是临床常见症状,据文献报道,因晕厥就诊者占急诊人数的 3%,占总住院人数的 6%,正常人群中至少有 23% 的人在一生中发生过 1 次晕厥。晕厥的发生随年龄增加而增多,70 岁以上老人发生率为 6%。

　　晕厥(syncope)是一种突发性的由于大脑一过性供血不足所引起的短暂性意识丧失,可导致突然昏倒,并在短时间内康复,若超过 15~20 秒可发生抽搐。在口腔诊所诊疗中,经常会遇到治疗中病人意外的晕厥,即便无论口腔医师在诊疗中如何小心,晕厥发生的可能性还是存在的,这是因为牙科操作的复杂性、诊疗时间的延续性、眼前操作的恐惧感,以及持续张口的劳累感而诱发。例如复杂拔牙常常持续 1~2 小时以上,无疑都是对病人精神与体力的考验,紧张和劳累是大多数病人的感觉,而正是由于紧张和劳累常常是病人潜在疾病的诱发因素,或是病人已患疾病的加重因素。作为口腔科医师必须熟悉地掌握晕厥的诊断及处理。由于牙科诊疗中发生的晕厥或是由于口腔医师操作失误,或是病人存在潜在的疾病所致,所以采取针对性措施,预防晕厥的发生就成为可能。

一、晕厥的诊断

　　晕厥是一种由各种不同原因产生临床常见的征群,正常每 100g 脑组织血流量为 45~55ml/min 左右。当脑血流量骤减至 30ml/min 则可发生晕厥,大约低灌注 10s 就可引起晕厥,有两种情况可引起脑的低灌注,外周血管紧张性突然丧失或心输出量突然减少。见于急性心功能不全、静脉回流不全、严重血容量不足,各种刺激通过反射而产生广泛的周围小血管扩张等,另外血液化学成分的改变或神经组织本身的病变亦可引起晕厥。晕厥是人体一时性大脑普遍性缺氧所致的短暂意识障碍,是某些疾病表现出的一组症候群。在临床上老年人发生晕厥所占的比例较大。引起一时性普遍性脑供血不足的主要因素是:血压急剧下降;心脏排出血量突然下降;供应脑部血流的动脉发生急性较广泛的缺血等。

　　晕厥发作时,由于血容量大幅度减少或心输出量急剧下降,使内脏和皮肤小血管收缩作用不能及时发生,导致血压下降,血量再分配得不到保证,所以脑部的血量得不到最低限度的供应,导致意识障碍。另外,各种神经精神刺激(恐惧、焦虑、饥饿、生气等)、大脑局部血液循环障碍、血液化学成分的异常等都会引起血压显著降低或脑血管扩张,使脑血流量减少而导致晕厥。

　　晕厥的诊断根据是发作突然,意识丧失时间短,不能维持正常姿态甚至倒地,短时间内康复。病因诊断应依据详细的病史、各类晕厥的特点、伴随症状及所做检查等。 根据晕厥的病因,临床上可分为反射性、心源性、脑源性、血源性和其他原因所致的晕厥,其中以反射性晕厥最常见,心源性晕厥最为严重。但是有 40% 的病人诊断比较困难。

　　有的病人在发作前有前驱症状,表现为面色苍白、恶心、呕吐、出虚汗、眩晕、四肢发冷、浑身无力等;接下来是晕厥期:病人意识丧失、肌张力消失、突然倒地、血压下降、瞳孔散大、对光反射减弱、角膜反射和腱反射消失,以及遗尿等。晕厥期通常为数秒钟,若意识丧失时间更长,则可能发生四肢抽搐现象。晕厥期后病人表现为:意识恢复,仍面色苍白、全身软弱无力,不愿讲话或活动,或者有恶心、打哈欠、过度换气、心动较缓、头痛等,对周围环境能够正确理解。

1. 反射性晕厥

　　反射性晕厥的常见类型包括:单纯性晕厥、颈动脉窦性晕厥、直立位低血压性晕厥、仰卧性低血压性晕厥、排尿性晕厥、咳嗽性晕厥、吞咽性晕厥、舌咽神经痛性晕厥。

　　在口腔治疗中出现的晕厥多见于单纯性晕厥,又称血管迷走性晕厥或血管抑制性晕厥,是最常见的反射性晕厥类型,其大部分是由精神因素造成的。以年轻体弱的女性为多见。主要是病人对口腔治疗怀有不安,恐惧、创伤剧痛、晕针、焦虑、紧张等引起,在高温、通气不良、情绪紧张、精神疲乏、站立过久、饥饿、妊娠及各种慢性疾病情况下特别容易发生。这些刺激作用于大脑皮层,影响下视丘,通过自主神经胆碱能作用反射性引起脑小血管扩张,外周阻力突然锐减,血压急剧下降,脑部缺血而导致一过性晕厥。

　　发作前病人常有疲乏、头晕眼花、出汗、恶心、打哈欠、腹部不适等。临床表现是脸色明显苍白,嘴唇略有青紫,出冷汗、眩晕、心慌、脉搏先快后慢,微弱甚至摸不到,即刻躺卧,症状一般缓解或消失。否则症状发展,即出现头晕、眼前发黑、站立不稳、意识丧失而倒地,此期肌张力降低,但括约肌功能多保持,约经几秒钟或几分钟意识即恢复,醒后有头痛、全身无力等不适。症状发作早期可有脉搏快、血压稍高,以后脉搏减慢,血压暂时性下降。如不及时处理,可导致意识丧失,四肢松弛,有时出现抽搐或大小便失禁。但应注意与心源性晕厥鉴别。

2. 心源性晕厥

心源性晕厥包括：心律失常、阵发性心动过速、反射性心跳停搏、心肌梗死和瓣膜性心脏病、先天性心脏病、房室传导阻滞、长 Q-T 间期综合征、左心房黏液瘤和左心房血栓形成。心源性晕厥的常见原因包括机械性、心电性和混合性 3 个方面。机械性原因有主动脉狭窄、其他瓣膜狭窄、心肌肥大、心肌病、心房黏液瘤、肺动脉高压、肺栓塞、大面积心肌梗死和心包填塞。心电性原因有缓慢性心律失常、心脏传导阻滞、室上性心动过速、室性心动过速、心室纤颤和起搏器功能衰竭。混合性原因有血容量减少等。

对每一个晕厥的病人的诊断和评价都应个体化，大约 50% 的病例通过询问病史和查体就可以诊断，另外的 25% 经询问病史和查体后进行特殊检查可以诊断。

二、晕厥的鉴别诊断

在口腔医疗中，由于病人的紧张和疲劳，诱发更为严重的内科急症，如心律失常、心绞痛、脑出血、药物过敏的可能性也是存在的。晕厥的诊断应注意与心律失常、心绞痛、脑出血、药物过敏鉴别，也应与休克、昏迷鉴别。

1. 心律失常

在口腔医疗中有的病人因精神紧张，疼痛，手术应激或其他因素诱发心律失常，如偶发室性期前收缩，窦性心动过速，室上性心动过速，而患有心脏病的病人还可出现房颤、频发多源室性期前收缩、室性二联律、阵发性室速等，恶性心律失常若不及时处理，可危及生命。

主要表现心慌、胸闷、气短、全身无力，有的因心率超过 200 次 / 分，持续时间长，且有血流动力学的改变，出现血压下降、头晕、恶心、呕吐、心绞痛，甚至呼吸困难、昏厥。听诊和摸脉搏可发现是期前收缩，或是心动过速，或是心房纤颤。心电图是诊断心律失常最可靠的方法，进行心电图或心电监护可明确是哪种心律失常。

2. 心绞痛

一般心脏病病人是可以安全拔牙和进行口腔治疗的，然而有的病人可因精神刺激、手术应激等因素而随时发生意外，心绞痛在口腔治疗中也有发生。心绞痛是由于心肌暂时性缺血缺氧所导致的以发作性胸痛或胸部不适为主要临床表现的临床综合征，常见原因为冠状动脉粥样硬化，少数为冠状动脉口狭窄，主动脉瓣狭窄或关闭不全等。

典型心绞痛发作是突然发生的位于胸骨体上段或中段之后的压榨样，闷胀样或窒息性疼痛，可波及大部分心前区，亦可放射至左肩，左上肢前内侧，偶可伴有濒死的恐惧感，往往迫使病人立即停止活动，重者出汗。疼痛持续 1~5 分钟，很少超过 15 分钟。休息或含用硝酸甘油后数分钟内可消失。有的不典型心绞痛仅有左前胸不适，或疼痛位于上腹部，或放散至颈、咽、下颌或右前胸。 一般发作时表情焦虑、面色苍白、出冷汗、心率增快、血压升高。 发现心肌缺血及诊断心绞痛最常用而有价值的无创伤性检查方法是心电图。心绞痛发作时，在以 R 波为主的导联中 ST 段压低 0.05~1mm 以上，缓解和恢复，有时仅出现 T 波倒置，T 波改变虽然对心肌缺血的特征性不如 ST 段，但如与平时心电图有明显差别，也有助于诊断。

3. 脑出血

一般高血压病人是可以安全拔牙和进行口腔治疗的，然而有的病人可因精神刺激、手术应激等因素而随时发生意外，脑出血在口腔治疗中也有发生。脑出血系指非外伤性脑实质内的动脉、毛细血管或静脉破裂而引起的出血，以高血压动脉粥样硬化出血为常见。85% 的脑出血是高血压脑动脉粥样硬化的结果，老年高血压病人在牙科治疗中可引起血压波动，特别是在精神紧张或过度疲劳等因素影响下，更易促发脑出血。

脑出血好发于 50~65 岁，病人多数有高血压、头痛病史，起病急骤，在活动状态下血压明显升高，突感剧烈头痛、呕吐、偏侧肢体无力、活动受限、意识障碍、失语进行性加重，常于数小时达到高峰。头颅 CT 扫描可显示出血灶，腰椎穿刺示颅内压力增高，多有血性脑脊液。

4. 药物过敏

在口腔医疗中使用药物，特别是局部麻醉剂，可引起过敏性反应。过敏反应与药物性质、用药次数和病人内在因素有关，如过敏体质的病人易发生过敏反应。 过敏反应是抗原抗体反应而激动过敏物质的活性所引起，这些过敏物质可以使毛细血管扩张，渗透性增加，使平滑肌收缩，抑制心脏跳动，使瞳孔缩小等。

病人使用某种药物后出现皮疹，局部或全身发痒，黏膜糜烂，这为轻度过敏反应。 病人用某种药后立即或 20 分钟至 1 小时左右出现过敏性休克症状，如喉头和支气管水肿及痉挛引起胸闷、气短、呼吸困难、窒息感、发绀等，心悸、面色苍白、出冷汗、四肢厥冷、脉弱、血压急剧下降等，头晕、乏力、眼花、神志淡漠或烦躁不安、大小便失禁、昏迷，甚至抽搐等，也可出现皮疹或紫癜。 根据病情缓急轻重，不一定都出现上述症状，以呼吸循环系统症状较为普遍。

三、晕厥的处理和预防

晕厥是急性突发的短暂的意识丧失，不遗留神经功能缺损，也不需要药物复苏。本症多发生于精神容易疲劳的春夏节，寒冷的冬季少见。晕厥的治疗主要是对因治疗，确定晕厥的原因对其治疗和预后都很重要。当病人脸色苍白、出冷汗、神志不清时,立即让病人蹲下,再使其躺倒,以防跌撞造成外伤。发生此症应停止口腔治疗,调节牙科治疗椅子,将病人平卧或头部放低、脚抬高、松开衣扣,测血压、脉搏,观察意识状态,确定晕厥性质。

对于常见的单纯性晕厥病人的治疗较为简单,应立即冷敷额部,注意室内换气、针刺人中、内关穴,则很快恢复,吸入醋或阿摩尼亚,使其苏醒。恢复后可给少量水或热茶或糖开水。若面色苍白、出冷汗、眩晕、脉搏微弱、久不缓解时,可皮下注射尼可刹米。 血压降低,恢复迟缓,静脉推注高渗葡萄糖液和维生素C 及肌苷就可收到良好的疗效。必要时可皮下注射肾上腺素 0.3~0.5mg。非心源性晕厥的预后大多良好。

对于心源性晕厥病人应立刻转入内科,对于心源性晕厥治疗是特异地针对确切的病因,例如心瓣膜病可进行手术或心导管治疗,心律失常可用药物治疗或射频疗法,心肌缺血可进行药物治疗或各种血管再通技术,心脏传导阻滞和窦房结功能能衰竭可安装永久性起搏器。

晕厥的再次发生很常见,在一个研究中,有433名病人参加,共观察30个月,晕厥的再发率是 34%,心源性、非心源性、原因不明晕厥的再发率分别是 34%、36% 和 43%。

作为口腔医师,在给病人制订口腔诊疗计划时,应对病人的病史与全身健康状况、心理状态、适应能力有所了解,对于一些有心脏病和高血压的病人,特别是女性病人,或精神紧张病人,或空腹病人,或身体极度衰弱的老年病人,要采用必要措施,如动态心电和血压监测,服用镇静剂,避免空腹治疗,减少候诊静力疲劳等,以预防晕厥的发生。在口腔诊疗过程中,要尽量避免疼痛和防止不必要的刺激,避免疲劳和通气不良,对病人一定要体贴关心,耐心地做好解释工作,消除病人的一切顾虑,并应具备口腔诊所发生晕厥的诊断思维和处理技能,必要时请内科医师协助。

第三节　口腔诊所急救药箱

口腔诊所急救药箱是病人急救的必需物品。急救箱的内容准备恰当,病人突发意外应急抢救,能及时治疗,省工、省钱、又节时。过去我们常常遇到一些病人突发意外未得到及时救治的严重教训。因此,我们倡议由口腔诊所自制一个急救箱(包),这是十分必要的,也是可行的。

急救箱(包)做成 40cm × 20cm × 25cm 大小即可。应选择质地较硬的旧皮包、帆布包、纸箱用来做急救箱(包),并用三合板或硬纸板将箱(包)底垫平,分成三格,以便有序地放置急救用品。

1. 药品

(1) 硝酸甘油片(nitroglycerin tablets):此药的作用是直接松弛血管平滑肌,使周围血管扩张,使心脏负荷量减少,因而使心绞痛得到缓解。本品用于冠心病心绞痛的治疗及预防,也可用于降低血压或治疗充血性心力衰竭。

［用法用量］ 成人一次用 0.25~0.5 毫克(半片~1 片)舌下含服。每 5 分钟可重复 1 片,直至疼痛缓解。如果 15 分钟内总量达 3 片后疼痛持续存在,应立即就医,在活动或大便之前 5~10 分钟预防性使用,可避免诱发心绞痛。

［不良反应］ ①头痛:可于用药后立即发生,可为剧痛和持续性;②偶可发生眩晕、虚弱、心悸和其他体位性低血压的表现,尤其在直立、制动的病人;③治疗剂量可发生明显的低血压反应,表现为恶心、呕吐、虚弱、出汗、苍白和虚脱;④晕厥、面红、药疹和剥脱性皮炎均有报告。

［禁忌］ 禁用于心肌梗死早期(有严重低血压及心动过速时)、严重贫血、青光眼、颅内压增高和已知对硝酸甘油过敏的病人。还禁用于使用枸橼酸西地那非(万艾可)的病人,后者增强硝酸甘油的降压作用。

［注意事项］ ①应使用能有效缓解急性心绞痛的最小剂量,过量可能导致耐受现象。片剂用于舌下含服,不可吞服。②小剂量可能发生严重低血压,尤其在直立位时。舌下含服用药时病人应尽可能取坐位,以免头晕而摔倒。③应慎用于血容量不足或收缩压低的病人。④诱发低血压时可合并反常性心动过缓和心绞痛加重。⑤可使肥厚梗阻型心肌病引起的心绞痛恶化。⑥可发生对血管作用和抗心绞痛作用的耐受性。⑦如果出现视力模糊或口干,应停药。剂量过大可引起剧烈头痛。

(2) 盐酸肾上腺素(epinephrine hydrochloride):主要适用于因支气管痉挛所致严重的呼吸困难,可迅速缓解药物等引起的过敏性休克,亦可用于延长浸润麻醉用药的作用时间。各种原因引起的心脏骤停进行心肺复苏的主要抢救用药。

［用法用量］ ①心脏骤停:稀释后心内注射或静注,0.1~1 毫克/次,必要时可每隔 5 分钟重复;②过敏性休克:皮下注射或肌注,初量为 0.5mg。随后静注 0.025~0.05mg,如需要可每隔 5~15 分钟重复给药 1 次。

［注意事项］ 慎用于器质性心脏病、高血压、冠状动脉病变、糖尿病、甲状腺功能亢进等病人。

(3) 盐酸利多卡因注射液(lidocaine hydrochloride injection):为局麻药及抗心律失常药,在低剂量时,可促进心肌细胞内 K^+ 外流,降低心肌的自律性,而具有抗室性心律失常作用;在治疗剂量时,对心肌细胞的电活动、房室传导和心肌的收缩无明显影响;血药浓度进一步升高,可引起心脏传导速度减慢,房室传导阻滞,抑制心肌收缩力和使心排血量下降。主要适用于急性心肌梗死后室性早搏和室性心动过速,亦可用于洋地黄类中毒、心脏外科手术及心导管引起的室性心律失常,对室上性心律失常通常无效。

[用法用量] 1)常用量:①静脉注射:1~1.5毫克/(千克·体重)(一般用50~100mg)作首次负荷量静注2~3分钟,必要时每5分钟后重复静脉注射1~2次,但1小时之内的总量不得超过300mg。②静脉滴注:一般以5%葡萄糖注射液配成1~4mg/ml药液滴注或用输液泵给药。在用负荷量后可继续以每分钟1~4mg速度静滴维持,或以每分钟0.015~0.03mg/kg体重速度静脉滴注。老年人、心力衰竭、心源性休克、肝血流量减少、肝或肾功能障碍时应减少用量。以每分钟0.5~1mg静滴。即可用本品0.1%溶液静脉滴注,每小时不超过100mg。

2)极量:静脉注射1小时内最大负荷量4.5毫克/(千克·体重)(或300mg)最大维持量为每分钟4mg。

[不良反应] 可引起低血压及心动过缓。血药浓度过高,可引起心房传导速度减慢、房室传导阻滞以及抑制心肌收缩力和心输出量下降。

(4)美托洛尔注射液(metoprolol tartrate injection):是一种选择性的β_1受体阻滞剂,主要用于室上性快速型心律失常。

[用法用量] 开始时以1~2mg/min的速度静脉给药,用量可达5mg(=5ml)。这一剂量可在间隔5分钟后重复给予患者,直到取得满意的效果。总剂量达10~15mg(=10~15ml)通常足以见效;推荐的静脉给药最大剂量为20mg(=20ml)。

[禁忌证] 二度或三度房室传导阻滞,心源性休克,严重心动过缓(心率小于60次/分)收缩期血压小于12kPa,心功能不全,病态窦房结综合征及孕妇禁用。哮喘病、糖尿病、甲状腺功能亢进患者及肝肾功能损害者慎用。

[不良反应] 个别病例有低血压、心动过缓、头晕不适感。

[注意事项] ①美托洛尔静脉内给药,必须缓慢,每分钟0.5~1mg速度注射,并在心电图与血压的密切观察下使用。②静脉注射时易引起严重的心动过缓与低血压,甚至虚脱和心脏停搏,必须十分谨慎,应严格掌握适应证、剂量和注射速度,出现明显的心动过缓与低血压时即须停止注射,可用阿托品1~2mg静脉注射,必要时可使用升压药,如阿拉明(间羟胺)或去甲肾上腺素,亦可用高血糖素1~5mg静注。③糖尿病病人使用美托洛尔应特别小心,因为β阻滞剂可以掩盖心动过速及低血糖。④疑有甲状腺功能亢进病人,未确诊前,不宜使用。⑤本药治疗结束时,不要突然停药,尤其在重症心绞痛病人突然停药会诱发室性心动过速和猝死,应逐渐地减量停药。

(5)盐酸麻黄碱(ephedrine hydrochloride):是拟交感神经药,研究表明,麻黄碱对心血管系统、中枢系统、平滑肌系统以及其他方面均有重要作用,对血管收缩作用温和而持久,血管舒张作用微弱,但能扩张冠状血管增加冠脉流量,其中高血压作用缓慢而持久,可维持数小时。

[适应证] ①防治腰麻时出现的低血压;②预防支气管哮喘发作和轻度哮

喘的治疗；③治疗荨麻疹和神经血管性水肿等过敏性疾病；④治疗鼻黏膜充血肿胀引起的鼻塞。

［不良反应］　常有震颤、心悸、过量可中枢兴奋、失眠、出汗、发热感和血压升高。对前列腺肥大者可引起排尿困难。

［注意事项］　①禁用于高血压、冠心病、甲状腺功能亢进病人，哺乳期妇女慎用；②长期反复使用，易产生耐受性；③与单胺氧化酶抑制药(如帕吉林)合用，可引起血压过高，故二者忌配伍。

［制剂］　盐酸麻黄碱　①片剂：15mg、25mg、30mg；②注射剂：30mg/ml、50mg/ml。

［用法用量］　①口服：成人每次 25mg，每日 3 次。小儿每次 0.5mg/kg~0.75mg/kg，每日 3 次。②皮下注射或肌肉注射：成人每次 15~30mg，1 次极量为 60mg。小儿每次 0.5~0.75mg/kg。③静脉给药：成人 15~30mg 加入 5% 葡萄糖液 40ml 中缓慢静脉注射。④滴鼻：用 0.5%~1% 的溶液，治疗鼻黏膜充血肿胀引起的鼻塞。

2. 器械

一套针灸针，2 把镊子，1 把剪刀，2 把止血钳。用前必须消毒。消毒方法：①煮沸消毒法：煮沸 20~30 分钟；②烧灼消毒法，酒精灯烧灼，亦可将酒精倒入瓷盘中，将用具放入盘内，点燃消毒；③或用"84"消毒液消毒。

体温表 1 个，血压计 1 个，压舌板 1 个，手电筒 1 个，止血带 1 条。用前用 75% 酒精消毒。

3. 敷料

无菌纱布、棉棍、棉球、绷带、三角巾等。这些物品都用三层布包裹好，用高压灭菌 15 分钟。灭菌后放在干燥清洁处备用。

参考文献

1. 曾力,王永平,陶连德.择医行为与导医技巧[J].中华护理杂志,1999,34(11):695

2. 徐丽辉,乔卫平,顾虹艳,等.口腔门诊档案计算机管理临床应用探讨[J].口腔医学,2000:20(1):45

3. Fitzpatrick R. Surveys of patient satisfaction I-Important general considerations [J].BMJ,1991,302:887-889

4. Bake R,Streatifield J. What type of general practice do patients refer？ Exploration of practice characteristics influencing patient satisfaction [J].British Journal of General Practice,1995,45:654-659

5. Blatchford WA. Attracting the right patients [J]. APDN,2001,(April-June):24-25

6. Blatchford WA. Gathering new patients [J]. APDN,2003,(Jun-Aug):16-17

7. Blatchford WA.Sales success—The patient drives the conversation [J]. APDN,2003,(September-November):16

8. Blatchford WA.A practice ideal-creating new dental paradigms [J]. APDN,1999,(October-December):12-13

9. Blatchford WA. Create a demand for excellence by asking questions—a major step in case acceptance [J]. APDN,1993,(october):39-40

10. Blatchford WA. From where do new patients come？[J]. APDN,1993,(July):7-8

11. Blatchford,WA.Dental Ethics:Diagnosis paralysis [J]. APDN,2000,(July-September):39-41

12. Blatchford WA. Making dentistry Profitable [J]. APDN,1992,(October):25-28

13. Blatchford WA.Minimal dentisyry:membership in crown of the year club [J]. APDN,2000,(January-March):16-17

14. 于秦曦.除了医疗还有服务[J].中国口腔医学信息,2002,11(11):261-264

15. 李刚.口腔医师与病人沟通的技巧[J].北京口腔医学,2002,(3):153-155

16. 姜学林.医疗语言学初论[M].北京:中国医药科技出版社,1998,165

17. 张国芳,余晓平.试论医务人员在医患交谈中的主导地位[J].医学与社会,2000,13(6):49-50

18. 周绍辉.与病人沟通的艺术[J].中华医院管理杂志,1998,14(1):61-62

19. 王光护，孙少宣．美容牙科的医患沟通[J]．中华医学美容杂志，1998，4(4):235-236

20. 李刚．口腔科门诊的临床口腔健康教育[J]．临床口腔医学杂志，1993，(3):185

21. 吴成才．牙科门诊候诊室的管理[J]．中华牙医学会讯，2001，(12月号):22-29

22. Crowley PM.Is your front desk an efficient operations center? [J]. clinical management @ dentalxchange.com.2000,8:4-6

23. Yearsly P.Essentials to good patient communication [J].clinical management @dentalxchange.com.2000,8:7-9

24. Rubin AM，Rials SJ，Marinchak RA，et al.The head-up tilt table teat and cardiovascular neurogenic syncope [J].Am Heart J,1993,125(2Pt l):476-482

25. Kapoor WN，Hamalill SC，Gersh BJ.Diagnosis and natural history of syn cope and the role of invasive electrophsilogic testing [J].Am J Cardiol,1989,63:730- 734

26. Kappoor WN. Work-up and management of patients with syncope [J].Med Clin North Am，1995,79(5):1153-1171

27. Njemanze PC. Cerebral circulation dysfunction and hemodyramic abnormalities in syncope during upright tilt test [J]. Can J Cardiol,1993,9:238-242

28. 丁小蓉．口腔科诊疗中内科急症的诊断治疗和预防[J]．牙体牙髓牙周病学杂志，1997,7(3):72

29. 盛美春，卢东民．老年高血压患者在牙科治疗中引起血压波动的恐惧因素分析[J]．口腔医学，1999,19(1):44-45

30. Kappoor WN.Work-up and management of patients with syncope [J]. Med Clin North Am，1995,79(5):1153-1171

31. Uwe Zoske[德国]．一对一会诊.Dental Tribuse,The World`s Dental Newspaper [J].China Edition，2004,4(3):6-7

32. William Cheung. 热情服务[J]．亚洲牙科医学,2005,(2~4月):17-19

33. William Cheung,Samantha Law. 增强随访和就诊介绍的实践[J]．亚洲牙科医学，2004，(2004年11月~2005年1月):22-23

34. 李刚．中国口腔医疗服务会员制的现状和发展[J]．中华口腔医学网通讯，2005,1(4):7-8

35. 邝泽洪．有效的病例演示[J]．牙科展望，2003，(1):16-17

36. Klaus-Dieter Thill[德国]．电话交流[J]．Dental Tribuse,The World's Dental Newspaper.China Edition,2004,4(3):6

37. Peter smtss.相信我,我是牙医[J]．Dental Tribune 中国版,2004,(11-12):8

38. Roger P.Levin[美国]．开业管理的关键:由你掌握的时间安排体系[J]．Dental Tribuse,The World's Dental Newspaper . China Edition，2004,4(3):9

39. Blatchford WA. Handling the money question [J]. APDN,1996,(January-March):34-41

40. Blatchford WA.Millennium marketing:making a practice difference [J]. APDN,1999,(July-September):34-36

41. Coury TL,Miranda FJ,Biggs JT.Management of the dental office:an objective-based educational program approach [J]. Quintessence Int,1982,13(6):685-90

42. Glotzer DL,Psoter WJ,Rekow ED.Emergency preparedness in the dental office [J].J Am Dent Assoc,2004 ,135(11):1565-70

43. Management of cardiac patients in the dental office［J］. Dent Today,2001,20(9):43

44. Malamed,Stanley F.Robbins,Kenneth Medical Emergencies in the Dental Office［M］. 5th Edition.Publisher(s):Elsevier Science Health Science div,1999

45. Malamed,Stanley F.,Dds:O'Connor, Sedation:A Guide to Patient Management［M］. 4th Edition.Publisher(s):Elsevier Science Health Science div,2002

46. Gagliardi,Lori.Dental Health Education:Lesson Planning and Implementation［M］. Publisher (s):Prentice Hall,1999

47. Byers MM. "Engage" your patients for a better dental office experience［J］. J Mich Dent Assoc,2005,87(11):22

48. De St Georges J. How dentists are judged by patients［J］.Dent Today.2004,23(8):96,98-99.

49. Gorter RC,Eijkman MA,Brake JH.Job stress and health in dentists［J］.Ned Tijdschr Tandheelkd,2001 ,108(2):54-8

50. 李刚 .牙科诊所开业管理［M］.西安:第四军医大学出版社,2006

51. 李刚 .口腔医疗过程中的医患沟通[J].继续医学教育,2006,(22):95-99

52. 王明怡,黄淇敏 .医疗服务顾客满意度的概念与评估[J].中华医院管理杂志,2004,20(1):46-48

53. 李春盛,杨铁成译 .2005 美国心脏学会心肺复苏与心血管急救指南 .中华急诊医学杂志 .2006,15(3):278-280

54. 田文茜,安俊红,侯秀英 .儿童牙病治疗中医护配合的技巧 .护理研究,2007,21(6):下旬版:164

55. 苏嘉平 .欧美牙科临床医患常用沟通技巧介绍 .口腔医学杂志,2004,2(2):102-103

56. Levin R. Measuring patient satisfaction［J］.J Am Dent Assoc.2005,136(3):362-3

57. 蔡湛宇,陈平雁 .病人满意度的概念及测量[J].中国医院统计,2002,12(4):236

58. 姬军生 .病人满意度调查是医疗质量考评的重要内容[J].中华医院管理杂志,2004,20(1):49-50

59. Roman KM.Nine non-clinical issues that increase liability:business practices do affect patient satisfaction［J］.Tex Dent J.2000,117(4):28-34

60. 马淑华 .12 届国际医疗质量保证大会简介[J].国外医学管理学分册,1995,(4):171-172

61. 解光明,季从容,钱昌富 .可摘局部义齿修复前心理干预影响患者满意度的问卷调查[J].广东牙病防治,2007,15(10):468-470

62. Berg A,Horev T,Zusman SP. Patient satisfaction,quality indicators and utilization of dental services in Israel［J］. Harefuah,2001,140(12):1151-1155

63. 张波,闫双银,苍盛 .病人服务满意度调查的实践和体会[J].中国医药导报,2007,4(13):121-122

64. 梁云霞,杨朝霞,蔡素玲,等 .口腔门诊患者满意度与就医需求调查研究,医学临床研究,2007,24(10):1764-1768

65. 李穗华,池逊 .广东省中医院门诊病人就医满意度调查［J］.中医药管理杂志,2000,10(2):57-58

66. 陈维政,刘云 .工作满意度与工作绩效的相关性［J］.中国劳动,2003,21(6):28-31

67. 安春青,侯燕,兰燕,等 .电话回访式口腔健康教育在牙周病患者中的作用[J].中国医药

导报,2010,7(24):134-135

68. 梁坚强,武东辉,李曼煜,等.基层口腔专科医院急救预案的建立[J].岭南急诊医学杂志,2011,16(2):145-146

69. 王米兰,沃中东.加强医患沟通落实知情同意[J].中国卫生事业管理,2009,26(8):526

70. Watt RG.Motivational interviewing may be effective in dental setting［J］.Evid Based Dent,2010,11(1):13

71. 郑宇同,李建英,郑东翔.写好口腔专业门诊病历的重要性[J].中国病案,2011,12(8):13-15

72. 李薇,胡勉强.门诊病历科学管理探讨[J].医学信息,2007,20(7):1153-1156

73. 孙丽波.浅谈老年患者的口腔护理[J].中华老年口腔医学杂志,2008,6(2):101

74. 陆再英,钟南山.内科学.第7版.北京:人民卫生出版社,2008,229-236